国家卫生和计划生育委员会"十二五"规划教材
全国高等医药教材建设研究会"十二五"规划教材
全国高等学校教材
供卫生信息管理专业及相关专业用

卫生信息与决策支持

第 2 版

主　编　周　怡

副主编　周金海　熊志强　叶明全

编　者（以姓氏笔画为序）

丁国武　兰州大学医学院　　　　　余　芳　新乡医学院

于　琦　山西医科大学　　　　　　周　怡　广东药学院

车立娟　上海中医药大学　　　　　周金海　南京中医药大学

叶明全　皖南医学院　　　　　　　隋　虹　哈尔滨医科大学

让蔚清　南华大学医学院　　　　　森　干　新疆医科大学

刘　燕　中山大学医学院　　　　　熊志强　广东省人民医院

杜珠英　广东药学院

人民卫生出版社

图书在版编目（CIP）数据

卫生信息与决策支持 / 周怡主编 . —2 版 . —北京：
人民卫生出版社，2014
ISBN 978-7-117-19454-9

Ⅰ . ①卫… Ⅱ . ①周… Ⅲ . ①医学 – 信息学 – 决
策支持系统 – 医学院校 – 教材 Ⅳ . ① R–05 ② TP319

中国版本图书馆 CIP 数据核字（2014）第 145857 号

人卫社官网	www.pmph.com	出版物查询，在线购书
人卫医学网	www.ipmph.com	医学考试辅导，医学数
		据库服务，医学教育资
		源，大众健康资讯

卫生信息与决策支持
第 2 版

主　　编：周　怡
出版发行：人民卫生出版社（中继线 010-59780011）
地　　址：北京市朝阳区潘家园南里 19 号
邮　　编：100021
E - mail：pmph @ pmph.com
购书热线：010-59787592　010-59787584　010-65264830
印　　刷：北京市安泰印刷厂
经　　销：新华书店
开　　本：787 × 1092　1/16　　印张：20
字　　数：487 千字
版　　次：2009 年 2 月第 1 版　　2014 年 8 月第 2 版
　　　　　2014 年 8 月第 2 版第 1 次印刷（总第 2 次印刷）
标准书号：ISBN 978-7-117-19454-9/R · 19455
定　　价：32.00 元

打击盗版举报电话：010-59787491　E-mail：WQ @ pmph.com
（凡属印装质量问题请与本社市场营销中心联系退换）

全国高等学校卫生信息管理专业规划教材

第二轮修订编写出版说明

为推动我国卫生计生事业信息化快速发展,加快培养卫生信息管理专业人才,同时促进全国高等院校卫生信息专业学科建设和发展,全国高等医药教材建设研究会、人民卫生出版社决定组织第二轮国家级规划教材修订编写工作。

在对全国各高校广泛、深入调研的基础上,我们于2013年成立了全国高等学校卫生信息管理专业国家卫生计生委规划教材专家评审委员会,在北京召开了规划教材专家论证会,结合全国各高等学校所反馈的意见和建议,确定了卫生信息管理专业新的培养目标、课程体系,并最终在2013年8月张家口召开的主编人会议上进一步得到落实。

本套教材共12种,主要供全国高等学校本科卫生信息管理专业用。该套教材的编写,遵循全国高等学校卫生信息管理专业的培养目标,即:本专业培养具备现代管理学理论基础、医药卫生知识、计算机科学技术知识及应用能力,掌握信息管理、信息系统分析与设计方法及信息分析与利用等方面的知识与能力,能在国家各级医药卫生管理部门及其相关领域的企事业单位从事信息管理,信息系统分析、设计、实施管理和评价,及信息学研究等方面工作的复合型高级专门人才。本套教材编写坚持"三基"、"五性"、"三特定"的原则,在充分体现科学性、权威性的基础上,更考虑其代表性和实用性。我们希望该套教材随着我国高等教育的改革和发展,尤其是卫生信息管理专业的建设和变化,能进一步得到完善和提高,为我国卫生信息管理人才的培养发挥其应有的作用。

卫生信息管理专业第二轮
规划教材目录

教材名称	主编
卫生信息学概论,第2版	李后卿,雷健波
卫生组织与信息管理	贺培凤
卫生信息系统,第2版	金新政
医院信息系统	郭启勇
卫生信息分析,第2版	李道苹
信息计量学及其医学应用,第2版	王伟
卫生信息与决策支持,第2版	周怡
卫生信息项目管理	赵玉虹
卫生信息资源规划	孟群
卫生信息检索与利用,第2版	杨克虎
病案信息学,第2版	刘爱民
卫生信息化案例设计与研究	孟群

全国高等学校卫生信息管理专业规划教材

第二届评审委员会

顾　　　问：陈贤义　王　辰　石鹏建

主 任 委 员：孟　群

副主任委员：

　　　　　赵玉虹　金新政　王　伟

　　　　　罗爱静　黄　勇　杜　贤

委 员 姓 名（拼音排序）

　　　　　董建成　杜　贤　方庆伟　郭继军　胡西厚　黄　勇

　　　　　金新政　雷建波　李后卿　李岳峰　连　萱　刘爱民

　　　　　罗爱静　马　路　马家奇　孟　群　全　宇　任光圆

　　　　　任淑敏　邵　尉　宋余庆　汤学军　王　伟　王秀平

　　　　　肖兴政　杨　晋　杨克虎　叶明全　谢　维　俞　剑

　　　　　詹秀菊　张　帆　张　晓　张昌林　赵　臻　赵玉虹

　　　　　钟晓妮　周　敏　周　怡　周金海　朱　霖　宗文红

秘　　　书

　　　　　辛　英　王孝宁　蔡向阳

前　言

"卫生信息与决策支持"课程是卫生信息管理专业核心主干课程,本课程的教学目标是在决策理论的支持下,要求学生掌握决策分析的定性定量方法,包括风险型决策、不确定型决策、多目标决策、序贯决策和计算机仿真决策等,给出计算机解决方案。培养卫生信息管理本科对数据整合、分析和利用的能力。并能针对医药卫生领域中的实际问题进行逐步分解、设计解决方案和建立模型,训练学生数据思维能力,培养学生使用最便于得到的电子表格(Excel)平台完成数据分析、决策和知识发现能力。在数据分析处理过程中,统计分析是基础性的工作,而决策分析是具有效用性的工作。

近年来,大多数医药卫生领域的从业者在努力开辟一条通往卫生数据处理的强有力的预测性分析道路。医院的绩效管理也希望利用数据分析乃至大数据分析提高信息回报和医疗服务质量。大数据时代的利器就是分析方法,否则数据是死的,发挥不了价值。大数据分析既可以使用小数据算法,也可以使用新的大数据算法。卫生事业管理决策关系着人民群众的生命安全,涉及治疗方案、治疗费用、安全用药和行业管理等项目的决策方案选择行为,而医药卫生信息无论对患者还是医疗机构的决策者都至关重要。面对国内外决策分析的新理论、新方法和大数据的新挑战,未来的几年将成为医药卫生领域全体医护人员、管理者分析数据和利用数据年。

"卫生信息与决策支持"课程(要求学生对数据分析、数学建模和决策分析有初步的认识,并理解决策的风险性)内容包括:风险型决策分析(要求学生掌握分类分析方法,熟练使用决策树方法、贝叶斯方法进行分类和决策方案选择);多指标风险决策(要求学生掌握多指标风险决策理论,能熟练使用该方法);层次分析法(要求学生掌握复杂决策过程中的分层方法和有效计算);关联分析(要求学生掌握关联规则的计算,发现表面无关事物之间的内在联系);粗糙集(要求学生掌握粗糙集基本思想,能理解性地使用该方法);人工神经网络(理解人工神经网络模型对解决复杂信息分析问题的作用,掌握基本的计算工具的使用);数据包络分析(要求学生理解多变量输入输出之间的效用分析,能够使用简单工具进行决策分析);计算机仿真(能对线性优化问题和随机优化问题进行计算机仿真)。

本书尽可能避开数学证明,用通俗易懂的语言介绍课程中所涉及的理论和方法。同时,本书选用多个案例,从不同角度反映决策理论在医药卫生工作中的应用,案例中的计算均放在 Excel 电子表格中实现,涉及智能优化算法的决策分析则通过 Excel 2010 的数据挖掘插件连接数据库 SQL Server 2008 的商务智能模块(BI)在电子表格中实现。

本书的具体分工如下:周怡负责编写第 1 章,车立娟负责编写第 2 章,丁国武负责编写第 3 章,森干负责编写第 4 章,熊志强负责编写第 5 章,于琦负责编写第 6 章,隋虹负责编写第 7 章,杜珠英负责编写第 8 章,刘燕负责编写第 9 章,让蔚清负责编写第 10 章,叶明全负责编写第 11 章,周金海负责编写第 12 章,余芳负责编写第 13 章,全书由周怡负责总编撰。

　　由于我们的水平有限,书中难免存在不妥之处,敬请批评指正。

周　怡

2014 年 4 月

内容简介

大数据趋势在医药卫生领域已经形成,如何有效地利用长期积累和不断增长的医药卫生数据？如何通过更多的信息分析技术挖掘出数据和信息中蕴藏的价值,进行医疗决策问题辅助判断,达到改善医疗服务质量,创新医疗卫生管理模式,提升医药卫生领域信息分析利用、量化管理和决策支持能力,是该领域从业人员的长期盼望。面对国内外决策分析的新理论、新方法和大数据的新挑战,未来的几年将成为全民数据分析时代。本书系统地介绍了基于定量分析的决策分析理论与方法。包括确定型决策分析、风险型决策分析、不确定型决策分析、多目标决策分析、序贯决策分析和计算机仿真决策分析等。本书在理论上力求通俗易懂,用大量医药卫生领域的分析实例来说明卫生信息分析与决策支持的原理和应用,分析计算和实验操作基本上放在电子表格(Excel)软件中完成,实用性很强。

书中所有章节的习题参考答案可从课程网址 http://jpkc2. gdpu. edu. cn/imis/service. php 查询。

目 录

13

第一章

卫生信息与决策支持

近年来我国的卫生信息化工程快速普及和深入,希望通过卫生信息化工程能提升医疗服务水平,降低医药费用,方便群众看病就医;提升公共卫生服务水平,促进基本公共卫生服务均等化;提升卫生管理和科学决策水平,推进卫生事业科学发展。随着电子病历、电子健康档案、移动医疗和公共卫生信息化系统的普遍应用,医院和卫生事业管理部门的信息系统中日复一日、年复一年地收集并存储了越来越多的多种类的数据。大数据趋势在医药卫生领域已经形成,如何有效地利用这些数据? 如何通过更多的信息分析技术挖掘出数据和信息中蕴藏的价值,进行医疗决策问题辅助判断,形成基于卫生信息系统的决策支持,达到改善医疗服务质量,创新医疗卫生管理模式,提升医疗卫生工作水平的目标,已经成为医疗卫生行业人员关注的热点。

第一节　卫生信息与卫生决策

卫生信息不仅包括医疗卫生自身专业方面的内容,而且包括医疗保险、劳动保障和社会环境等内容。卫生决策关系到医疗卫生事业建设、医学科技发展、人群健康和社会进步。信息是决策的依据。卫生服务是一个信息密集的行业,卫生管理决策和临床决策都应该建立在可靠的证据之上,利用卫生信息,服务卫生决策是卫生信息体系建设的重要目的,即充分利用信息资源提高医疗卫生决策水平,从而改善卫生服务质量。信息时代的发展趋势是大数据,中国卫生信息学会副会长傅征教授强调,要认识到"信息利用和决策支持"理念的重要性,要树立"数据产生信息、信息产生知识、知识产生决策、决策产生效益"的科学态度,要把信息利用和决策支持工作真正放到首位,从规划、投入、建设、应用、检查等方面狠抓落实。

卫生决策就是要给出与治疗方案、医学处置和公共卫生政策等有关的一些重要决定和政策。医学工作者的工作对象是人,"健康所系,生命相托。"在许多的情况下医疗卫生工作者的决策是人命关天的。医生在治疗疾病时会反复面临决策问题,有时病情比较复杂:我们应该让这个患者住院吗? 是否要做心电图、CT 或磁共振检查? 是立刻手术还是等等看症状有没有变化? 不管临床情况是否清楚或比较复杂,都必须作出决策,甚至很多情况下的决策,即使选择了对病情不加以干预,实际上也是给出了医疗决策。比如对患者不做任何治疗,采取密切观察处理,这在实际上医生还是作出了承担其后果的决策。国内大小的自然灾害地区人民的健康、疾病防御工作进展等与决策相关信息也备受国家领导人的关注和重视。

一、什么是决策

决策是人类固有的行为之一，是人类社会实践活动的一个重要环节，有人类就有决策。"要胜曹公，需用火攻。万事俱备，只欠东风。"三国赤壁之战采用火攻这一正确的战术决策，为诸葛亮"三分天下"的战略决策的实现奠定了基础。可见，决策思想古已有之。决策是指个人或集体为了达到或实现某一目标，借助一定的科学手段和方法，从若干备选方案中选择或综合成一个满意合理的方案，并付诸实施的过程。

人人做决策，天天做决策。决策并不神秘，从狭义上讲，决策就是"决定"。管理理论中的决策是广义的，既包括对小问题的"决定"，也包括对大问题的"决策"，但侧重于复杂问题的决策。决策问题涉及人类生活的各个领域如军事上的指挥、医疗上的诊断、企业的经营管理、交通运输中的调度等等。可以毫不夸张地说，从日常生活工作到改造自然、改造社会的巨大变革，都离不开决策。尽管不同领域的决策在具体内容上有着各种差别，但就其共同本质来说，都是一个做出决定的过程。而科学的决策过程作为人的一种创造性思维活动，是从调查研究开始，经过分析判断，达到对事物客观规律的正确认识，直到做出决定的动态过程。调查研究的过程就是一个获取信息的过程，合适准确的信息是做出正确决策的必要条件。例如，在广州开亚运会，参赛运动员感染登革热的可能性是多少？是否需要动员更多的人力物力来灭蚊，以预防参赛运动员感染登革热？心脑血管病成为中国城市居民死亡的第一死因，广州市是否需要地方立法限制居民体重？是否需要在公共场所全面禁烟？相关的调查研究是十分重要的，因为医疗卫生决策关系到千家万户，关系到每一个居民。

医疗卫生决策关系着人民群众的生命安全，涉及医药卫生政策、治疗方案、治疗费用、药品安全等项目的选择行为，而医药卫生信息无论对患者还是医疗机构的决策者都至关重要。医药卫生决策支持系统是医药卫生领域信息系统的发展方向，是该领域从业人员对电子病历和电子健康档案功能的长时间期盼。面对国内外决策分析的新理论、新方法和大数据的新挑战，未来的几年决策将更加地依赖科学性信息分析。

在现代卫生事业管理科学中，对决策的理解基本上可以归纳为三种。一种是从几个备选的行动方案中做出比较，找出最优决策，这是早期的认识。第二种则认为决策是对不确定条件下发生的偶然事件所做出的处理决定，这类事件的发生没有固定的规律，做出选择要冒一定的风险。这种认识虽然是狭义的，但是这类决策在在医疗卫生管理领域日益增多。第三种是把决策看成是一个包括提出问题、确立目标、设计和选择方案的过程，即人们为了实现某一特定的目标，在占有一定信息和经验的基础上，根据主观条件的可能性，提出各种可行方案，采用一定的科学方法和手段，进行比较、分析和评价，按照决策准则，从中筛选出最满意的方案，并根据方案的反馈情况对方案进行修正和控制，直到目标实现的整个系统过程，这时当前广义的理解，也是大数据环境下医疗卫生管理决策的新理念。

二、卫生决策的种类

决策的广泛应用及人类活动的复杂多样性，使得决策的种类非常多。为了便于研究和掌握决策的特点和规律性，有助于人们正确地选择决策方法做到决策的科学化，下面对卫生决策的特点和种类进行简要描述。

（一）按决策所处的条件，可分为不确定性、风险型和确定型决策

医药卫生决策具有一定程度的不确定性，例如近年来流行的人感染 H7N9 禽流感，在预防决策过程中卫生部门可能会提出几个不同的控制方案，但是对于 H7N9 禽流感在各地区的可能感染率无法知道，对不同控制方案执行的结果也无法确定。这种条件下做出的医药卫生决策就是不确定性的。医药卫生领域的这种不确定反映在许多方面。例如，患者主诉："头痛"或"头非常痛"，医生很难确定某种疾病导致的"头痛"或"头非常痛"患者所占的比例，因为每个的疼痛阈值和描述是不确定的。医生界定各种体征的思维贯式也不尽相同。此外，即使医生对于他们所听到、看到和感觉到的相同病情都达成一致，他们在判断某种临床征象（例如，红肿）是"有"还是"没有"的时候，各人的感觉阈值也是不同的。另外，"此病症不典型"就是说临床症状体征和疾病的对应关系对每个患者是不尽相同的。即使你能准确无误地发现患者的各种体征和症状，也常常不能确定某种疾病的有无。还有，即使对疾病的诊断是有把握的，所用的治疗措施也很成熟，同一治疗方案对不同的患者治疗效果常常是不确定的。而医生又不能在治疗前把不能完全治愈患者和能够成功治愈的患者区分开。疾病的自然史就是在没有干预时疾病的自然发展情况，也是因人而异的。例如，感冒从患病到自然恢复的过程就是一种疾病的自然史，不同的人从患感冒到恢复的自然史也不尽相同。

医疗卫生决策除了不确定性，其另一显著特点就是需要进行风险值的判断。心脏手术后延长生命和提高生活质量的可能性的概率可以根据先验概率推算（治愈的可能性），但是必须担当心脏手术所带来的死亡风险。又如，服用治疗高血压药的不良反应发生的概率，是否能被用药后防止脑卒中和心肌梗死所弥补？如果病情不明确，根据治疗的可能结局来判断和权衡各种风险值贯穿于整个医学决策分析过程。当然，医生在做出临床决策时，还需要此类疾病治疗和手术的历史数据，再将这些对风险值的判断和其他各种信息结合起来分析。因此许多情况下，医院会拟订多种的治疗方案并组织会诊来讨论这些方案的可行性，从中选择比较合适可行的方案。管理理论中常用"狡兔三窟"的故事说明拟订方案的重要性。所谓决策也可以说就是在多方案中选优，没有选择就无所谓决策。人们把没有选择的单一方案决策比喻为"霍布森决策"。霍布森是英国剑桥的一个贩马人，他允许买马者可以挑选马匹，但又加上只许挑选靠近门边的那匹马，实际上是不让人选择。管理上有句名言："如果你感到似乎只有一条路可走，这条路很可能是走不通的。"一般而言，可供选择的方案越多，说明决策的环境越好。

医药卫生决策中的不确定型和风险型十分突出，相比而言，确定型决策由于是指只存在一种完全确定的自然状态的决策，确定型决策在医药卫生决策中出现较少。

（二）按目标决策的数量分为单目标和多目标决策

常见的医学决策是医生运用专业知识、技能对疾病现象、患者问题的诊断，并以此采取特定的治疗方案。在诊断过程中，医生通过知识、经验和分析来确定有效的治疗措施或处理策略，其决策目标若包含了治疗彻底性、治愈时间、费用和痛苦程度等多个方面的问题就是多目标决策，需要综合分析找出总体最优的决策方案。若患者只要求治疗费用最少就是单目标决策了。医药卫生决策因其复杂性故较少有单目标决策。国家的计划生育政策也不是仅以控制人口数量为目标，故医药卫生领域决策较社会其他领域的决策更加复杂。

（三）其他的决策种类

基于管理科学的理论从多种角度出发还有不同的一些决策分类。例如，按决策的影响程度和重要程度不同，可以分为战略决策和战术决策；按决策的主体不同，分为个人决策和集体决策；按决策的动态性，分为静态决策和动态决策；按决策问题的量化程度，分为定性决策和定量决策等。

医药卫生决策也可分为宏观决策和微观决策。宏观是指根据长期的研究分析所制定的一系列的政策法规、标准、操作指南等行为，例如结合 2003 年突发的非典事件，国家颁布并实施了《突发公共卫生事件应急条例》《国家突发公共卫生事件应急预案》和《全国高血压社区规范化管理》，即属宏观决策；而微观决策则主要针对具体的个体状况依据信息分析所作出的决策，最常见的就是具体病种的临床路径和临床医生对患者的诊断结论和治疗方案等。

由于医药卫生决策的重要性、不确定性和风险性，就愈加需要从多个学科和多个角度引入各种决策分析的方法和手段，来强化医药卫生决策的先进性和科学性。

三、卫生信息分析

决策是在相关信息的收集、整理、加工、分析基础上做出的结果，并且决策者总是希望决策提供的方向正确和实施的效应有益。因为决策者对决策结果的期望偏好，所以如果决策重要且有效，那么，信息必须搜集完整、整理有序、分析合理、利用正确。基于信息与决策有始有终、表里一致的共生关系，可以认为，在决策活动中，决策离不开信息，决策是信息分析后的决策，大量的医药卫生决策也是要在卫生信息分析的基础上做出。所以，卫生信息是制定卫生政策与规划的重要条件，它在提高医药卫生决策和卫生管理水平中发挥着重要作用。

在当今信息时代，医药卫生工作者要做出有效决策的前提是要有可以有效利用的决策信息。例如在"非典"期间，在机场、码头和车站等出入口都安装的体温测试设备，就是用来排查"非典"疑似人群。这里的决策信息是"体温大于 37℃"，决策结果是"放行"或"留下接受进一步检查"。这个例子十分简单，在很多情况下问题要复杂得多。

信息选择过程，贯穿决策活动的始终。信息选择能力是决定人们创造性和应变能力的重要因素，新疾病与新医学技术相伴而生，创造了医学领域众多奇迹，也带来一系列难题。如何迅速从大数据中进行筛选过滤以挖掘到有价值的信息，如何整合信息获取渠道，如何保证信息的有效性？还有大数据导致信息冗余引起的新问题，过度诊断和过度治疗就是其中的表现。任何与决策无关的信息必须排除。疾病诊疗是十分复杂的过程，医生在临床工作中，如何面对不同的患者和海量的信息。借助先进的信息检索和分析方法，更快地发现新的医学知识，更科学地制订治疗方案，最大限度地避免医疗差错的发生，是提高临床决策水平的关键。

这有一个与医学信息决策有关的法医学案例，李某在同王某争辩的时候，双方相互有一些拉扯和身体接触，李某突然倒地，15 分钟以后救治不及死亡。其妻子决定状告王某殴打致死罪。其妻子经过思考做出的这个决定就是一个决策的过程。但是，经过法庭调查和法医鉴定，李某患有先天性心脏病，直接的死亡原因是心脏病发作。尽管死亡当天同王某争辩的事件可能是心脏病发作的诱因之一，但是法庭认为李某被殴打致死不成立，判决王某无罪，鉴于当时确实与李某争吵，且李某已死亡，故诉讼费由王某支付。王某不服，反告李某的妻子诽谤罪……这场官司的结果姑且不论,我们只要稍加考虑,就不难发现双方做决定的过程都比较仓促,决策者在做决策前应该收集的医学信息没有收集到,妻子不了解丈夫的隐性健康信息,匆忙决定打官司,这样决策的执行结果就很难达到决策者的目的。这个涉及健康信息的民事纠纷小例子告诉我们,信息对于所做决策正确性的影响是非常大的,如果先将有关信息搞清楚,这场官司是不用打的。在临床医学中准确治疗和处置也需要更多准确的信息来帮助医生进行病情分析以形成正确的医疗决策。

卫生信息决策,是指在进行卫生决策时不仅仅凭经验和直觉,而是经过相关数据和信息分析后所做出的决策。基于卫生信息的决策通常比较复杂,除了目前医药院校设置的"卫生统计学"课程,医药卫生事业从业人员还需要更多的信息分析方法和从不同的学科角度进行决策分析能力的训练。决策分析在理论基础和研究方法上已经超出了单纯的统计学领域,包含了规划、优化、数据挖掘分析和行为科学等领域。在应用方面也在概率和非概率支配的领域得到了极大的发展。

决策者要进行正确的决策,除了其自身具有经验、智慧和才能之外,还必须掌握决策分析的理论方法,遵循正确的和可行的决策原则,并根据问题的性质应用合理的决策程序,包括决策实施过程中的信息反馈,是科学决策的重要依据,其中信息分析的重要性将贯穿本书的全部内容。凡涉及增进人体健康,预防和治疗疾病,改善和创造合乎人类生存的社会环境的信息都可以称为卫生信息。在对这些大量的、一般是杂乱无章的和零散的卫生信息进行筛选、提炼、鉴别和归纳,透过错综复杂的表面现象,把握其内容本质,组合成新的信息,从而获得对医药卫生领域客观事物运动规律的认识,为提升医药卫生决策水平提供服务是本书的目的。

四、卫生信息来源

由于卫生信息含义广泛,包括未经加工或加工后的定量和定性的观察值、原始记录、个体或群体的相关事件。卫生信息不仅关心健康数据,如某个人的年龄、特定群体的年龄分布,还注重从相关健康数据中形成新的知识,如分析人口老龄化对健康的影响、如何有效治疗老年病患者等。因此,卫生信息包含卫生统计信息,但范围和应用领域比卫生统计更广。因此,20 世纪 90 年代,卫生部和各地的卫生统计机构先后更名为统计信息机构。健康监测指连续、系统地采集、分析、解释和发布健康监测数据。监测数据来自个体,需要投入比统计报告更多的人力、物力和经费。如丹麦进行的全世界最大的出生队列 DNBC(The Danish National Birth Cohort)研究,监测对象为 1996 年 3 月—2002 年 11 月接受第 1 次孕期检查的孕妇和子女(10 万人),定期随访 12 年以上,详细记录社会经济状况、生活与行为方式、饮食、环境暴露、历次住院记录等。我国的健康监测目前尚无大规模的个体健康监测资料,目前的健康监测系统主要是针对群体,具体目标是发现"病例",如面向全人群的传染病监测、161个县(区)覆盖 7300 万人口的死因监测、336 个县(区)出生缺陷与孕产妇死亡监测。这些监测数据的统计汇总、动态变化和分析比较属于卫生统计学专业领域。卫生统计信息也是医疗卫生事业科学决策的原材料。

如果把决策看作一种烹饪艺术,信息则是厨艺高超的大师们赖以做出各种色、香、味俱全的菜肴的主料和配料。决策的领域很多,有政治决策、军事决策、经济决策、科学和技术决策、工程决策和医学决策等等。不同的决策领域所需的决策信息不尽相同。

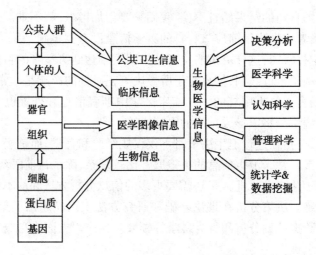

图 1-1　卫生信息和分析利用

对于卫生决策来说,哪些信息可以作为卫生信息决策的原料呢? 人们每天都可以从网络、杂志、报纸等媒体上得到各种各样的文字、声音、图片信息,也有很多和医药卫生有关。除了媒体上公开的各种信息外,现在的医疗仪器可以从人类的基因(gene)、蛋白质(protein)和细胞(cell)中获取生物信息(bio- information),各种医疗影像设备可以获取人类各种组织(tissue)和器官(organ)的医学图像信息(imaging information),从医院信息系统和个人健康档案里可以获得临床信息(clinical information),从社区医疗服务和各种公共卫生服务机构可以获得公共卫生信息(public health information)等。这些信息都可以二进制数据的形式存储在计算机里,参见图 1-1 医疗卫生信息和分析利用。这些数据可以利用网络和计算机高速分析和计算能力,通过各种专用、公用软件和云平台分析处理,进行数据的组织、转换、整合加之语义的连接,构成模型库和知识库为决策支持服务。这里非常重要的是要能通过数据构造模型、形成推理规则为决策服务。

从图 1-1 可知,从医学服务和研究的对象出发,可以从四个大的层次获取医学信息。基因、蛋白质和细胞算一个层次,人体的组织和器官算一个层次,以及个体的人和公共人群等四个不同的层次。要想分析利用这些信息就要用到医学科学、认知科学、管理科学、统计学、数据挖掘、决策分析和决策支持等各种学科理论和应用技术。

五、卫生信息的数据特征

从前一节医药卫生信息的分类来源看,可以认为其种类繁多复杂,完全具有后面章节提到的大数据特征。为了增强对医药卫生信息的认识,下面简要介绍医药卫生信息所具有的特征。

1. 数量庞大,复杂性高　医学信息源是以人为本的信息收集对象,因此涉及的数据源是海量的,数据的类型、属性、表达方式也是错综复杂的。假设要建立我国每个人的健康信息档案,那将是 13 亿人的多媒体信息数据量。

2. 应用广泛、与人密切相关　医学信息无论对个人、对社会都具有很大的作用和意义。像流行病、传染病、多发病、公共卫生、食品安全等信息的采集、处理、监控和发布牵扯千家万户,对提高卫生和医疗工作的水平也具有指导意义。

3. 医学信息的私密性强 医学信息牵扯个人、家庭、民族、地方甚至国家的相关信息。另外个人的诊疗信息还具有法律的重要意义,在解决医疗纠纷、疫情防控、流行病调查、司法鉴定等很多方面都需要真实的医学信息来佐证。因此对医学信息的安全保密工作显得尤其重要。

4. 医学信息的连续性和时效性显著 就个人医学信息来说,它是伴随每个人终身的健康档案,几十甚至上百年的连续而完整的医学记录尤其显出生命信息的珍贵。同时,在抢救生命的危急关头,准确实时地传递医学信息,又突显了医学信息时效的重要性。

5. 标准化程度低 尽管国家对卫生信息化建设和标准化工作非常重视,并由卫生部组织制定了两部卫生信息化标准,但是长期的非标准化情况下的信息系统建设,例如信息分类、机内编码不统一等问题严重制约着医药卫生信息的共享交流。

6. 医学信息的处理难度大 医学信息系统处理的信息对象种类繁多、流程复杂。仅以HIS 中的信息流来说,就包括了患者诊疗信息流、财会信息流、药品和卫生材料信息流、综合管理与分析统计信息流、办公管理信息流等许多种。因此,许多专家称医院信息系统是世界上公认最复杂、最难开发、最难管理、最难维护的信息系统。

大家都知道:数据隐含价值;技术发现价值;应用实现价值。关键是医药卫生大数据能否被有效利用起来,用来影响医生护士、影响患者的就诊体验和影响到卫生领域管理者的行为。

大数据进入人们的视野已有好几年了,在新的一年中会有更多医院通过利用数据乃至大数据提高医院数字化的信息回报和优化就诊患者的治疗体验。事实上医院、疾控中心和卫生管理部门拥有的信息已经在大大小小的信息系统里尘封了近 30 年,所以数据分析将在未来几年中将成为卫生信息化的主要重点之一。其实人们都明白无论数据是大还是小,都有令人难以置信的利用可能。事实证明,适当地重新梳理历史数据极具价值。

关于决策分析方法本书在后续章节中会较为详尽地展开,这里简要介绍几个与信息相关的医疗卫生决策事件。

信息直觉创造决策,指决策者通过自己的直觉在距离遥远、感性和理性都难以达到的不同类型事物之间构造联想的跳板,由一种信息出发创造出另一种价值很大的全新信息,从而做出一系列正确的决策。例如 2008 年年初邵阳医专附属医院接诊了一个少年,通过 B 超发现其胰腺内有一巨大肿块,并清晰可辨该肿块有黑黑的头发,整齐的牙齿,酷似一个完整的胎儿,接诊医生的直觉告诉他:"这是一个肿瘤……",但是超声的检查太像畸胎瘤或者是寄生胎了,为确认到底是哪一种病症以便制订合理的治疗方案,医生们展开了一系列的检查和讨论,最终确定不是寄生胎,而是一种肿瘤,手术结果证实了医生的"直觉"。这种直觉实际上是经验的总结和判断。

信息分析综合决策,指决策者把从不同渠道得到的信息,逐一分解加以考察,然后再把分解开的信息再综合,通过这个过程对信息进行筛选过滤,去粗取精,去伪存真,抓住信息的本质或内在联系,并以这些真实的、有用的信息为依据进行决策。例如,20 世纪 60年初,贵州省兴仁县回龙村流传着"鬼剃头"的可怕传说,严重影响了周围居民的正常生活。为了查明事情真相,贵州省有关部门在该地区进行了大量考证和调查,其中包括对居民的生产生活规律、周边环境、该地区的历史、地质结构等人文和自然因素进行系统综合研究,结果发现是由于特有的地质而生的重金属铊污染了该地的土壤和水源,导致居民慢性中毒,产生居民头发脱落、视力模糊等现象,并非"鬼剃头"。同时做出该地区不适合居住的结论并进行居民搬迁。该次重金属中毒事件,为以后类似中毒事件的诊断提供了参考依据。

决策是一个"谋"与"断"有机结合的过程,即在谋划的基础上做出一个决断。而决策者和决策对象作为决策过程的基本要素,构成了一个矛盾对立的统一体。而信息是决策的必要条件,也是决策的基本要素,以保证决策者做出有预见性的正确决策。注意,决策中的预测环节十分重要,决策者的远见卓识,很大程度上依赖于预测信息的启迪。信息分析的职能之一就是为未来进行超前服务。

第二节　卫生决策支持

决策支持是指使用各种逻辑规则和数据处理方法,通过对低层次的数据事实关联关系的分析与合并,将其转换成高层次的、数量少的、体现系统根本特征和发展方向的知识,以辅助决策者进行决策。计算机网络技术在医学领域的大面积渗透,电脑、智能手机和 PDA 等设备来到医生、护士、卫生防疫人员身旁,成为一种不可缺少的工具。患者临床资料的计算机存储及相关临床辅助诊断技术,如数字超声、CT 和 CMR、口腔内照相设备、牙周电子探针,以及医院信息系统、卫生信息直报系统、影像传输存储系统、电子病历和居民健康档案的使用,加速了医学信息处理的自动化。同时为卫生信息决策提供了大量的潜在决策信息源。这些近 30 年来存储的数据是否能够或经过怎样的处理和分析能够成为对疾病诊断、治疗和预防有帮助的信息或知识? 多种治疗方案该怎样评价和如何选择? 信息技术怎样才能结合医护人员自身的专业工作经验应用到医学信息决策与支持的层面上去? 是目前广大医药工作者十分关心的热点问题。

一、卫生决策支持系统

决策的关键是充分掌握信息并根据信息分析做出正确的判断,因此采集、整理和分析信息是决策过程中的首要任务。卫生信息化的发展水平决定着卫生决策支持系统的发展水平,因为卫生信息化建设提供了网络设施、数据来源以及广泛、无缝的区域间系统互联和信息交换,尤其是在信息化过程中培养的社会"信息意识"和"信息文化",对于决策支持系统建设至关重要。决策支持系统(decision support system,DSS)是管理信息系统与决策技术相结合而发展起来、为高层次管理人员提供辅助决策的一种软件系统。卫生决策支持系统(health decision support system,HDSS)是决策支持技术在医药卫生领域的具体应用,即利用决策支持相关理论和技术,面向医疗卫生领域的半结构化和非结构化决策问题,支持医疗卫生人员决策活动的具有智能作用的人机交互式信息系统。卫生决策支持系统是卫生信息系统发展的高级阶段,是信息系统和决策支持技术相互融合的产物。

通过数据构造模型、形成推理规则,使数据变成信息,信息成为知识,为决策服务的过程,随着时代不同而被赋予了不同的内容。在没有计算机的时代主要由人手工完成,伴随着计算机的诞生及广泛应用,由于社会、经济和科技的发展而带来的信息高速增长,以及决策过程所涉及问题的多样性和复杂化,决策者们很难及时地处理海量而复杂的信息以满足他们的需要,从而使决策过程和决策研究分化开来。就其本质而言;决策研究就是一个信息分析过程。针对不同的决策类型和层次,信息分析所提供的服务也不尽相同。图 1-2 是一个决策和信息的关系图。

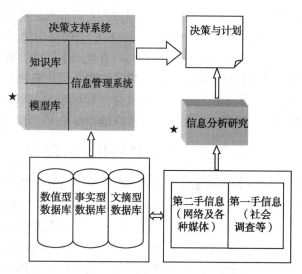

图 1-2　决策和信息关系图

人们将各种经过结构化和半结构化的数据,以数据文件的形式保存在计算机中,使之可以十分方便地实现自动查询和分析,并且开发了具有各种不同功能的数据库应用系统。人们通过多次实际信息的分析,逐渐将已经成熟的模型和推理规则构造成模型库和知识库,从而进一步优化了决策支持系统。

从图 1-2 中可以看出,在决策与计划形成之前,有两个信息分析功能模块(标有★的)为其服务:左边的是以计算机技术为基础的,含有知识库、模型库和决策支持功能的智能信息管理系统;右边的是人工信息分析研究模块。由于数据信息的结构化程度不同,计算机系统目前还不可能完成所有已知的和未知的决策所需的信息分析。决策信息分析人员会在"信息分析研究"的过程中,将成熟的分析模型或推理规则添加进模型库和知识库,并且不断地将各种数据进行结构化研究,以便用数据库的形式来存储。这是一个不断地将"雪球"滚大即决策支持系统优化的过程。

从图 1-1 和图 1-2 中还展示了一个问题,大数据时代数据之大,其一就是数据种类繁多。医疗卫生领域尤其如此。在医学领域尚有大量的数据没有被完全结构化和数据库化,例如分子的结构式、各种疾病和症状的描述和社区健康档案的记录等。这些领域还有很多的数据有待我们医学信息学工作者投入精力来进行标准化、结构化和数据库化。甚至需要直接有工具或方法来分析这种非结构化的数据,这一方面我们还要准备做深入的分析研究工作。

医学信息决策的过程中,医生通过自己的经验、知识和计算机的辅助信息分析等形成决策,例如对长期头痛的患者,通过确定其发病的频率、环境和疼痛程度,初诊为脑瘤。在脑部 CT 检查确诊脑瘤之后,医生会提出进一步对脑瘤进行探查性活检手术的建议,以确定脑瘤的性质,因为此类脑瘤病例中 60% 表现为良性。如果是良性,实行切除手术的患者因创伤等原因,其平均生存期比不切除短;如果是恶性,情况则相反。但是脑瘤的探查性活检手术是有风险的,少数患者死于这种手术,且探查性活检手术的准确率只有 65% ~75%。因此将形成几种不同的治疗方案,医生面临决策方案的选优问题。如果患者是老年人,医生和患者各自的决策在较大程度上受到各种因素和主观意愿的影响,决策变得更加复杂化。此时,决策信息分析工作愈加显得重要。据统计,美国每年因用药差错而死亡的人数约4.4万~9.8万人,而因此带来的经济损失约170亿~290亿美元。根据美国科学院2006年调查,每年发生在医院内可避免的、与用药有关的患者伤害40万宗,在院外(包括诊所)发生的约53万宗。实践表明,缺乏完整和共享的居民健康信息造成重复诊断是卫生支出快速增长的重要因素,而缺少足够的决策支持导致用药不当或操作不当是多数医疗差错甚至责任事故的主要原因。因而,如何避免医学决策错误成为受到高度重视的问题。

二、卫生决策支持的几个阶段

1971年ScotMorton在《管理决策系统》一书中第一次指出计算机对于决策的支持作用。1978年至1988年,决策支持系统(decision support system,DSS)将人的判断力和计算机的信息处理能力相结合,一方面提高了决策者的效能,另一方面更激发了决策者的主观能动性,于是,计算机成为决策者的有力助手。医药信息化的发展在改变着医学决策的传统模式和理念,逐步成熟的远程医疗、电子病历、医学数字影像等技术展现着医学决策数字化的魅力,医学领域各方力量都在为实现医学决策的数字化而不断探索。

计算机辅助信息分析是医学决策支持的第一个阶段,信息分析是信息决策的基础,不经过信息分析的研究过程,信息本身是无法自动转化为高质量决策信息的。经过筛选的信息被规范处理后,输入计算机信息系统,再进行有序化的加工、整理,形成各种结构化的数据库信息。当决策者提出问题后,信息分析人员根据其具体要求和决策问题类型,选用方法库中的分析模型和方法,对数据库信息进行分析,形成并输出定量的分析结果。

大数据时代加重了传统的统计、建模等信息分析方法的使用难度,计算机辅助信息分析(computer aided information analysis,CAIA)作为一种崭新的方法和手段,于20世纪70年代开始在信息分析领域兴起,显著地改变了信息分析的方式和效率,提升了信息分析的职业水平。CAIA虽然日益成为信息分析的主流工作模式,但人的主观能动性仍是信息分析工作的主导,信息分析人员利用自己的隐含经验性知识,挑选必要的信息源,选用分析模型、方法,对信息系统处理后的信息进行重新组织、创新的过程,是任何信息系统无法替代的。例如,分析医生处方可以了解医生的技术水平:①用药是否规范合理;②处方书写是否正确。随着时间的推移,医院信息系统中积累了大量的医疗数据,这些宝贵的信息资源对于医院的管理、疾病的诊断和治疗以及医学研究都有着很高的价值。分析医院人员物资和利润率,改进医院工作,可以预测各类药品的使用规律以及疾病的发病周期,及时提前做好准备,提高医院服务质量和医院信誉。

各种类型的决策支持系统是医学决策支持的第二个阶段,医院信息系统是信息技术在医学领域应用中的典型体现,其功能就包括了信息决策支持,例如电子病历可以实现同类疾病的病历查询,辅助医生选择最佳的医疗方案;而医院相关管理部门从电子病历中通过信息分析又可以发现某一疾病或者某类患者信息规律,为提升医院的医疗和管理水平提供有效帮助。

是否要对患者实施某种检查是医生最常做的决策之一。医院为保证诊断治疗的正确性和安全性,常采取将不同方式获取的患者数据进行相互佐证,也是循证医学的原则,例如为确定患者是否患有心肌缺血性心脏病,医生会对患者的病史、运动心电图、冠状动脉血管造影和超声波心电图等信息比较分析。计算机已广泛应用于各级医疗单位,利用数字化检验手段和设备可以准确地获取患者信息,完善的电子病历系统查询系统为医生诊断提供便利。

新型的临床决策支持系统(CDSS)是医药卫生决策支持系统发展的第三个阶段,随着医学人工智能在临床应用过程中的黯然失色,新型的临床决策支持系统正以"信息按钮"和"气泡"的形式,在正确的时间对正确的对象提供正确的信息来取代人工智能。新型的临床决策支持系统开始构造临床场景构件,使之可以方便地用于临床规程、临床模块和临床规则。并以标准的结构化的表达来传达临床知识和 CDS 干预。美国 CMS 正在研制临床医疗质量的测度管理系统,其方法与信息标准化技术(例如 HL7)密切相关。

虽然 CDSS 是临床信息系统中专门辅助医疗工作的系统,但是它的应用可以有效解决临床医生知识的局限性问题,能够有效地提高医疗质量和效率、减少医疗差错、降低医疗费用,其基本功能见表1-1。

表1-1　临床决策支持系统的基本功能

功能	应用举例
警报(alerting)	显示超出范围的实验值、最大化疗剂量
提醒(reminding)	提醒医生申请 CT 检查、儿童用成人药时的计算方法
判读(interpreting)	判读心电图、拒绝某项电子医嘱
预测(predicting)	根据病情严重程度评分预测死亡风险
诊断(diagnosing)	列出腹痛患者的鉴别诊断
建议(suggesting)	建议呼吸机的参数设置、为肝移植患者选择合适的抗生素

从应用的角度来看,医院心脏病治疗中心的信息系统可以实现从简单的文字报告,到图片和文字并存的心脏彩超的诊断报告;心内科医生使用的计算机辅助诊断分析仪可以给出"左心室肥大,请考虑高血压……"的提示和部分的治疗建议等,就是在实现决策支持系统的功能。其内涵和信息决策的范围都发生了很大的变化。如何将由文字、图片、生理生化指标和视频等构成的各种医药信息集合充分利用起来,如何将临床信息决策分析系统应用于医生工作站以帮助医生提高医疗质量,如何形成一个城市或某个地区范围内的含有大量信息的居民健康档案分析系统,如何在大量原始数据的基础上建立数据仓库,以帮助医务工作者实现医学信息分析与辅助决策,是医学信息工作者正在努力解决的问题。

三、卫生决策支持面临的难点

大数据时代带来了医药卫生数据分析和决策支持的新挑战。伴随对大数据分析的技术难度增大,要保证医药卫生信息决策的正确性,借助于什么样的手段和工具进行定性和定量分析,实现医药卫生信息决策的自动化成为迫切需要。但是在医药卫生数据分析和决策支持过程中仍然存在一些难点。

医学决策信息的不完全性:决策者所能获取的决策信息相对于决策需求,总是不全面、不完善的。例如发热是许多不同疾病可能引发的症状,医生不能仅凭此明确判断是否属于普通类型的感冒或炎症,需要观察患者的其他体征来辅助决策。决策信息的不完全性可能使医生对某些病症产生认识偏差,导致治疗决策偏离正确方向而延误治疗。

医学决策信息传输与存储过程的失真和错误:医学决策信息在传输过程中受人为因素干扰而产生信息失真的情况也比较常见,例如医生对患者口述病史记录不完整,实验室对送检样品化验结果记录遗漏等,都可能导致诊断结果的偏差,这种由人为因素造成的决策信息失真是难以完全控制的。

医学决策信息的不确定性:医学决策中的不确定性一直备受关注,例如转氨酶与甲肝或乙肝的诊断关系,引起转氨酶高的疾病很多,例如,过度劳累、酗酒、心肌缺血、药物中毒等。但是如果患者检查到乙肝核心抗原阳性,就可以确定患者感染了乙肝病毒。在医学实践中,能够完全使用一对一确定性逻辑推理的情况不是很多。例如,肺癌患者不都是咳嗽不止。疾病和体征多对多的关系,使医学信息决策呈现高度复杂性和多变性。

医学决策信息的时间效应:不同的医学决策信息有不同的有效时间。例如 1995 年 4 月,北京大学力学系几个本科生成功地利用 Internet 为清华大学 21 岁的朱令同学所患的奇怪病症进行了确诊——重金属铊中毒。这是大陆首次利用 Internet 进行全球医学专家远程会诊,然而这一信息并未被当事医院及时采纳,导致中毒者留下严重的后遗症。借助计算机对信息的快速分析,以及网络信息的快速传递,医学决策信息时效性能得到较好的保证。

医学决策信息的扩散性:与所有的决策一样,医学决策有错误与正确之分,伴随信息的扩散性,错误与正确的医学决策信息对后续工作的影响将会产生较大的反差。错误的医学决策信息的扩散将导致事件的恶化,2003 年的非典在广东发病初始,医院以感冒和普通肺炎收治患者,未采取严格的隔离措施和有效的治疗手段,导致部分医护人员的感染甚至付出了生命。正确的医学决策信息的扩散对疾病的治疗和疫情的控制带来良性的循环,伴随确诊其为传染性非典型肺炎(SARS)的决策信息,并制订和推广了一系列行之有效的治疗和控制手段,快速消除社会恐慌和疾病的传播。

医药卫生决策关系着人民群众的生命安全,涉及治疗方案、治疗费用、药品等项目的选择行为,而医疗卫生信息无论对患者还是医疗机构的决策者都至关重要。临床决策支持系统是医院电子病历的发展方向,是医生对电子病历的长时间的期盼。面对国内外决策分析的新理论、新方法、新进展和新挑战,由于医学信息的生产和发布缺少控制、处理和传播不规范、使用者信息素质参差不齐及某些经济利益的驱动,其存在着虚假信息、冗余信息、信息超载、信息混乱等现象,导致决策者利用信息的效用下降,出现医疗费用居高不下的现象。如何应用信息技术帮助解决医学决策存在的问题,是当前医药卫生决策研究中的主要内容之一。

第三节　不确定型决策分析

相对于临床决策支持来说,卫生管理决策支持构建更加困难,因为卫生管理决策比临床决策的业务流程更加不规范、规则更加模糊、不确定因素更多、更容易受决策者主观意愿的影响,所以本书在本章中插入了不确定型决策分析。不确定型问题的决策在现实中是常见的,没有依据,仅靠"估计"人们仍需做出决策。这就需要在认识的局限性和所需信息不充分的情况下,尽可能利用人的智慧和所能获取的有关不确定性的信息,作出尽可能准确的判断。有时候是事物运动过程中表现出的偶然性或无规律性导致的信息混乱,或者只能了解事物可能出现哪几种状态,这就需要尽可能利用客观世界所能提供的有关偶然性因素的信息,作出迅速而相对合理的选择。

一、不确定型决策的基本概念

不确定型决策也称为"无知型"决策,是一种无概率资料的风险型决策。

确定型决策分析的特点是已知某种自然状态必然会发生,而风险型决策分析虽然不知道哪种自然状态在今后发生,但各种可能自然状态在今后发生的概率可以知道。风险是由于随机的原因而造成的实际值和期望值的差异,其结果可用概率分布规律来描述。不确定性是缺乏足够信息的条件下所造成的实际值和期望值的偏差,其结果无法用概率分布规律来描述。

因为各种"自然状态"发生的概率信息缺失,所以不确定型决策分析的结果主要依赖于决策者的经验、偏好、对未来"自然状态"分析判断的能力以及审时度势的胆略和精确程度。幸运的是从大量的实际不确定型决策经验中,能够总结出了一些确定衡量"行动方案"优劣的准则。从决策者的不同偏好出发,可以确立乐观决策准则、悲观决策准则、折中决策准则、后悔值决策准则和等概率决策准则等。同一不确定型决策分析问题,采用不同决策准则所得决策结果往往不一致,需要依据决策者的偏好与具体情况决定使用哪种决策准则。

二、不确定型决策举例

广药新欣公司准备生产一种新药品,由于该种药品在国内市场上未曾投放过,故公司对该药品的市场需求量只能大致估计为较高、一般和较低三种情况(即三种自然状态),而对这三种情况出现的概率无法预测。为生产该新药品,公司制订了三个工艺方案:

方案1:淘汰现有车间设备,建一条水平较高的自动生产线;

方案2:购买新的关键设备,改建一条水平一般的流水生产线;

方案3:保留现有生产设备继续生产,但部分生产环节租用设备。

某医药公司准备生产该药品5年,经过预测上述三种方案在不同自然状态下的益损值(已扣除投资费用,单位是万元人民币)如下表1-2所示:

表1-2　新药品投产决策矩阵

自然状态	行为方案		
	自动生产线(A1)	购买关键设备(A2)	部分租用(A3)
市场需求较高	500	300	100
市场需求一般	50	100	100
市场需求较低	−200	−70	100

新药生产三种方案的损益表

对于这种无概率资料的不确定决策,根据决策者对风险的态度,通常可以采用 5 种不同的决策准则。分别是:①乐观决策准则;②悲观决策准则;③折中决策准则;④后悔值决策准则;⑤等概率决策准则。分别介绍如下:

1. 乐观决策准则　乐观决策是在各方案可能出现的结果情况不明时,采取好中取好的乐观态度,对比各方案在不同状况下的最大收益数,选择最大数额的那个方案为最满意的决策方案。

这种方法的基本思想是决策者对客观自然状态总是抱乐观态度,对于以收益最大为目标的决策来说,首先找出各方案的最大收益值,然后选择这些最大收益值中最大者所在的方案作为最优方案,此种情形的乐观决策准则又称大中取大决策准则,或称作好中选好决策准则。参见表 1-3。

表 1-3　乐观准则决策结果

新药生产三种方案的损益表			
自然状态	行为方案		
	自动生产线(A1)	购买关键设备(A2)	部分租用(A3)
市场需求较高	500	300	100
市场需求一般	50	100	100
市场需求较低	−200	−70	100
各方案最大收益	500	300	100

从表 1-3 可知,三个方案的最大收益值分别是 500 万元、300 万元和 100 万元,根据乐观准则,方案 A1 被选中。

乐观决策准则是决策者运用有可能实现的高期望值目标,激励、调动人们奋进的积极性,通常在以下情况使用乐观决策准则。

(1)绝处求生:部门处于绝境,运用其他较稳妥的决策方法难以摆脱困境,此时,与其等着破产,还不如决策最大期望值的方案,通过拼搏,以求获得最后一线生机。

(2)前景看好:决策者对部门的前景充满信心,应当采取积极进取的方案,否则就会贻误最佳时机。

(3)实力雄厚:部门力量强大,如果过于稳妥、保守,部门往往会无所作为,甚至削弱力量及地位。因此,还不如凭借其强大的风险抵御力勇于开拓,积极发展。

但是,乐观主义准则是决策者从最好状态出发,对未来的发展充满乐观,有充分的信心取得每一决策方案的最理想的结果,所以它反映了决策者的乐观情绪和冒险精神。但是,这种决策准则过于冒险,它以所要承担的风险损失为代价。

2. 悲观决策准则　悲观决策采用较为稳妥的决策准则,从各个行动方案的最小收益中选取收益值最大的方案为决策方案。悲观决策准则从局部看是按最不利情况来处理的,但从总体看它又是从最小收益值中选择最大的作为决策的行动方案。实际上这是一种比较保守和稳妥的决策方法,因此有人又把这种方法称为保守的决策方法。

对于以损失值最小为目标的决策来说,这个准则就变为小中取大准则,就是从各方案的最小收益值的比较中,选出最小收益值为最大的那个方案为推荐方案。

表 1-4　悲观准则决策结果

新药生产三种方案的损益表

自然状态	行为方案		
	自动生产线（A1）	购买关键设备（A2）	部分租用（A3）
市场需求较高	500	300	100
市场需求一般	50	100	100
市场需求较低	−200	−70	100
各方案最小收益	−200	−70	100

从表 1-4 可知，三个方案的最小收益值分别是 −200 万元、−70 万元和 100 万元，根据悲观准则，方案 A3 被选中。

悲观决策准则从最坏处着眼，对客观情况总持悲观态度，往往是决策者认为形势比较严峻，在未来发生的各种自然状态中，最坏状态出现的可能性较大，即设想采取任何一种方案，都是收益最小的状态发生。它反映了决策者的一种悲观情绪，体现了决策者的一种保守思维方式，通常在以下情况使用悲观决策准则。

（1）部门规模较小、资金薄弱，经不起大的经济冲击；

（2）决策者认为最坏状态发生的可能性很大，对好的状态缺乏信心等；

（3）在某些行动中，人们已经遭受了重大的损失，如人员伤亡、天灾人祸需要恢复元气。

悲观主义准则，是从最坏的角度出发来考虑最优方案的选取。这对于那些单位规模小，技术装备不良，担负不起较大经济风险，决策者对未来的把握信心不足的部门来说，采用这一准则进行决策比较稳妥，所以这一决策准则反映了决策者的一种悲观意识。然而这个问题应该辩证来看，在损失最少的同时，也可能失去了机会。

3. 折中决策准则　乐观法和悲观法都以决策者对客观情况所持的态度为出发点。但是这两种态度都是一种极端的态度。在决策的实践中，我们所遇到的大多数情况是决策者对客观情况所持的态度处这两者中间。这是一个广阔的"中间地带"，因而可以有多种态度。由于都既非极其乐观又非极其悲观，因而可称之为"折中决策"。

折中决策准则要求决策者首先确定一个乐观系数 α，$0 < \alpha < 1$，则不乐观系数 $1 - \alpha$；然后分别把乐观系数和不乐观系数乘上各方案的最大收益和最小收益，把两个积相加，得各个方案的期望收益；以期望收益最大的那个方案为实施方案。取 $\alpha = 0.6$，得折中收益为 280 万元，参见表 1-5。

表 1-5　α 系数折中决策收益计算

新药生产三种方案的损益表

自然状态	行为方案		
	自动生产线（A1）	购买关键设备（A2）	部分租用（A3）
市场需求较高	500	300	100
市场需求一般	50	100	100
市场需求较低	−200	−70	100

自然状态	行为方案		
	自动生产线（A1）	购买关键设备（A2）	部分租用（A3）
各方案最大收益	500	300	100
各方案最小收益	−200	−70	100
α系数准则收益	220	152	100

新药生产三种方案的损益表

其中：自动生产线（A1）的收益 = $500 \times 0.6 - 200 \times 0.4$

购买关键设备（A2）的收益 = $300 \times 0.6 - 70 \times 0.4$

部分租用（A3）的收益 = $100 \times 0.6 + 100 \times 0.4$

折中法是对应于乐观法和悲观法而言的，其优点在于能避免因主观态度与实际情况差距较大时造成的巨大损失。因而不失为一积极而审慎的方法。从方法论的角度看，它弥补了两个极端之间的范围方法的不足。当决策者处于以下情况时，可以考虑采用这个方法。

（1）对客观情况所抱的态度处于非常乐观和非常悲观之间；

（2）对客观情况的态度无法准确认定；

（3）由于自身财力所限或其他原因不愿冒太大的风险，但也不愿过于保守。

但是折中法只顾及了最好和最坏的两个极端状态，而忽略了决策矩阵中提供的其他信息，因此它也可能难以达到全面真实的理想效果。

4. 后悔值决策准则　在决策实施过程中，当某种状态出现时，就会明确哪个行动方案是收益最大的行动方案。如果决策人决策时未采用这个行动方案而是采用了其他方案，就会感到后悔。所谓后悔值就是在同一种自然状态下各种行动方案中最大的损益值（理想值）与可能采用的行动方案的损益值之差。

"后悔值法"针对每个状态先找出所有方案的最大后悔值，然后从各方案最大后悔值中找出最小值，与最小后悔值相对应的方案即认为最优方案。参见表1-6。

表1-6　大中取小后悔值计算

后悔值计算			
	自动生产线（A1）	购买关键设备（A2）	部分租用（A3）
市场需求较高	0	200	400
市场需求一般	50	0	0
市场需求较低	300	170	0
最大后悔值	300	200	400

从表1-6中可以看出方案 A1~A3 的最小后悔值是 200 万元，故选择方案 A2。

最小最大后悔值决策法一般适用于有一定基础的部门。因为这种部门一方面能承担一定风险，因而可以不必太保守，过于稳妥；另一方面，又不能抵挡大的灾难，因而又不能像乐观法决策那样过于冒进。对这类部门来讲，采用最小最大后悔值决策法进行决策属于一种稳中求发展的决策。

另外,竞争实力相当的部门在竞争决策中也可采用此法。因为竞争者之间已有一定实力,必须以此为基础进一步开拓,不可丧失机会。但又不宜过激,否则欲速则不达,危及基础。因此,在势均力敌的竞争中,采用此法既可以稳定已有的地位,又可以使市场开拓机会丧失降到最低限度。

后悔值决策准则是从最坏处出发结合后悔值来考虑最优方案的选取,类似于悲观主义准则,也反映了决策者的悲观情绪和保守意识,但是,它也是只考虑了部分结果,而忽略了其他结果。

5. 等概率决策准则 等概率决策是以不充足理由为其出发点的准则。在没有充足理由可以证明客观自然状态的可能性大小的情况下,没有理由认为他们出现的概率是不同的,因此只能假定各个自然状态的出现的概率相等,然后求各行动方案的期望收益值,具有最大期望收益值的方案,即是等概率决策准则下决策的最优方案。参见表1-7,决策方案是 A1。

等概率决策准则适用于不确定自然状态下各状态出现的概率,并且认为其出现概率相等,计算各方案的期望收益值,收益值最大的为最优方案。

等概率决策准则对各未来状态发生概率相等这一假定本身就带有很大主观性,况且,由于对每种状态硬性规定一个相等的概率作为加权系数,因而如果在决策矩阵中增加一个相等的列时,状态优劣次序就可能发生改变。

表 1-7 等概率决策准则下决策的最优方案

自然状态	新药生产三种方案的损益表		
	行为方案		
	自动生产线(A1)	购买关键设备(A2)	部分租用(A3)
市场需求较高	500	300	100
市场需求一般	50	100	100
市场需求较低	-200	-70	100
等概率决策值	117	110	100

等概率决策值计算:

自动生产线(A1)的收益 = (500 + 50 - 200)/3

购买关键设备(A2)的收益 = (300 + 100 - 70)/3

部分租用(A3)的收益 = (100 + 100 + 100)/3

因此,如果一开始就把未来情况都列出来,就可以避免优先顺序的改变。但是,这里的每一种状态都意味着要明确未来的一些情况,这就与不确定型条件的假设矛盾,这种假设正是这种准则的基础,所以该准则的运用需要明确的未来情况,也正是它应用的最大缺陷。

由于医药卫生决策结果的特殊性,对于其中的收益值和后悔值是不能够仅仅通过某些数据衡量,就像生命无法用金钱衡量一样。患者对于疾病治疗通常持有这样的心理:花尽量少的钱,获得尽量好的疗效。但在现实中,许多重大疾病的治疗,例如肿瘤、严重的心血管疾病,可能会因为医学水平的限制,患者只能选择高额医疗费以达到痊愈或有效控制的期望目标。但是由于个体差异和治疗效果的不确定性,存在治而不愈或患者死亡的可能,此种情况下患者家属的后悔值是难以用某些指标来衡量的。

不确定型决策靠所谓的"合理估计"来进行决策,但是医药卫生事业是"健康所系,性命相托"的事业,仅靠"估计"是远远不够的,也是要尽量避免的。将这一部分放在第一章中的目的,是为了告知读者后面的章节将介绍各种根据不同类型的数据和信息作决策分析的方法,数据是卫生事业决策支持的重要资源。

第四节　卫生管理决策面临大数据的机遇和挑战

近年来我国的卫生信息化工程快速普及和深入,通过卫生信息化工程,国家希望提升医疗服务水平,降低医药费用,方便群众看病就医;提升公共卫生服务水平,促进基本公共卫生服务均等化;提升卫生管理和科学决策水平,推进卫生事业科学发展。随着电子病历、电子健康档案、移动医疗和公共卫生信息化系统的普遍应用,卫生事业管理部门的信息系统中日复一日、年复一年地收集并存储了越来越多的多种类的数据。大数据趋势在卫生领域已经形成,如何有效地利用这些数据? 如何通过更多的信息分析技术挖掘出数据和信息中蕴藏的价值,进行卫生决策问题辅助判断,达到改善卫生服务质量,创新卫生管理模式,提升卫生工作水平的目标,已经成为卫生行业人员关注的热点。

谷歌先于美国 CDC 成功进行流感趋势预测并不是依赖于对随机样本的分析,而是分析了整个美国几十亿条互联网检索记录。分析整个数据库,而不是对一个样本进行分析,能够提高微观层面分析的准确性,甚至能够推测出某个特定城市的流感状况,而不只是一个州或是整个国家的情况。所以取得了不错的预测结果。埃齐奥尼说:"这只是一个暂时性的数据,随着你收集的数据越来越多,你的预测结果会越来越准确。"

苹果公司的传奇总裁史蒂夫·乔布斯在与癌症斗争的过程中采用了不同的方式,成为世界上第一个对自身所有 DNA 和肿瘤 DNA 进行排序的人。为此,他支付了高达几十万美元的费用,这是 23andme 报价的几百倍之多。所以,他得到的不是一个只有一系列标记的样本,他得到了包括整个基因密码的数据文档。对于一个普通的癌症患者,医生只能期望他的DNA 排列同试验中使用的样本足够相似。但是,史蒂夫·乔布斯的医生们能够基于乔布斯的特定基因组成,按所需效果用药。如果癌症病变导致药物失效,医生可以及时更换另一种药,乔布斯开玩笑说:"我要么是第一个通过这种方式战胜癌症的人,要么就是最后一个因为这种方式死于癌症的人。"虽然他的愿望都没有实现,但是这种获得所有数据而不仅是样本的方法还是将他的生命延长了好几年。

全数据模式,样本 = 总体。在信息处理能力受限的时代,世界需要数据分析,却缺少用来分析所收集数据的工具,因此随机采样应运而生,它也可以被视为那个时代的产物。如今,计算和制表不再像过去一样困难。计算机可以轻易地对这些数据进行处理。

采样的目的就是用最少的数据得到最多的信息。当我们可以获得海量数据的时候,它就没有什么意义了。数据处理技术已经发生了翻天覆地的改变,但我们的方法和思维却没有跟上这种改变。然而,**采样一直有一个被我们广泛承认却又总有意避开的缺陷**,现在这个缺陷越来越难以忽视了。采样忽视了细节考察。虽然我们别无选择,只能利用采样分析法来进行考察,但是在很多领域,从收集部分数据到收集尽可能多的数据的转变已经发生了。如果可能的话,我们会收集所有的数据,即"样本 = 总体"。正如我们所看到的,"样本 = 总体"是指我们能对数据进行深度探讨,而采样几乎无法达到这样的效果。上面提到的有关采样的例子证明,用采样的方法分析整个人口的情况,正确率可达97%。对于某些事物来说,3%的错误率是可以接受的。但是你无法得到一些微观细节的信息,甚至还会失去对某些特定子类别进行进一步研究的能力。正态分布是标准的。生活中真正有趣的事情经常藏匿在细节之中,而采样分析法却无法捕捉到这些细节。

所以,我们现在经常会放弃样本分析这条捷径,选择收集全面而完整的数据。在一个资源有限的时代,要解决这些问题需要付出很高的代价。但是现在,解决这些难题已经变得简单容易得多。

卫生管理决策关系着人民群众的生命安全,涉及卫生政策、治疗方案、治疗费用、药品等项目的选择行为,卫生信息无论对居民还是卫生机构机构的决策者都至关重要。卫生决策支持系统是卫生信息系统的发展方向,面对国内外决策分析的新理论、新方法和大数据的新挑战,未来几年将成为全民数据分析时代。

一、医疗卫生大数据环境

医疗大数据的来源主要包括四类:①制药企业/生命科学:药物研发是相当密集型的过程,对于中小型的企业也是在 TB 以上的。在生命科学领域,随着计算能力和基因测序能力逐步增加,美国哈佛医学院个人基因组项目负责人詹森·鲍比就认为,到 2015 年,将会有 5000 万人拥有个人基因图谱,而一个基因组序列文件大小约为 750MB。②临床医疗/实验室数据:临床和实验室数据整合在一起,使得医疗机构面临的数据增长非常快,一张普通 CT 图像含有大约 150MB 的数据,一个标准的病理图则接近 5GB。如果将这些数据量乘以人口数量和平均寿命,仅一个社区医院累积的数据量,就可达数 TB 甚至数 PB 之多。③费用报销/利用率:患者就医过程中产生的费用信息、报销信息、新农合基金使用情况等。④健康管理/社交网络:随着移动设备和移动互联网的飞速发展,便携化的生理设备正在普及,如果个体健康信息都能连入互联网,由此产生的数据量不可估量。

未来不仅大量需要掌握医疗大数据采集、存储与管理、分析技术的人才,更需要大数据医学结论解读与应用的人才。具有大数据意识、大数据思维,把医疗大数据分析给出的结论应用到医药卫生行业中去,结合医药卫生行业的具体实践制订出真正能够改变医药卫生现状的计划,才能使大数据真正实现其潜在的"大价值",创造新价值并实现发展。

医疗行业的数据具有典型的大数据特征。例如,检验结果、费用数据、影像、设备产生的感应数据、基因数据,还有非结构化数据,如口述、手写、影像、病理等。卫生领域拥有的数字化信息已经在昂贵的卫生信息系统里累积了近几十年,一个地级市的电子健康档案和一家大型医院日常动态地增加一个 TB 的数据是很平常的事,这些数据完全符合学术界当前给出的大数据特征:Volume(大量-数量之大)、Velocity(高速-传送速度快)、Variety(多样-种类繁多)、Value(价值-价值密度低,商业价值高)的 4V 特性,以及大数据内涵定义:大数据是指用现有技术难以在可接受的时间内管理、处理和分析的数据集。广义上讲,大数据包含三层内涵:

数据量巨大、来源多样和类型多样的数据集;

新型的数据管理和分析技术;

运用数据分析形成新价值。

这也就是大家常说的:数据隐含价值;技术发现价值;应用实现价值。关键是大数据怎样才能被有效利用起来,用来促进医生护士诊疗质量水平提高、温馨患者的就诊体验和科学性地影响到医院管理者的行为。卫生事业运行管理中越来越多的应用涉及大数据,医院每日激增的电子病历数据和社会的电子健康档案等都是呈现了大数据不断增长的多样性和复杂性,当前对数据分析方法的了解显得尤为重要,可以说是决定最终信息是否有价值的决定性因素。

大数据带来的信息风暴正在逐渐变革我们的生活环境、工作习惯和思维方式。我们看到在商业、经济、医药卫生及其他领域中,决策正日益基于数据和分析而做出,而并非仅仅基于经验和直觉。

实际上,大数据进入人们的视野已有好几年了,未来会有更多医院通过利用数据乃至大数据提高医院数字化的信息回报和优化就诊患者的治疗体验。事实上卫生领域具有的**大数据和低利用**情况由来已久。数据的深度分析利用将在未来几年中成为卫生信息化的主要重点之一。学术界都明白,无论数据是大还是小,都有令人难以揣度的利用可能。事实证明,适当地重新梳理历史数据也极具价值。

二、大数据分析

大数据技术的战略意义不在于掌握庞大的数据信息,而在于对这些含有意义的数据进行专业化处理。换言之,如果把大数据比作一种产业,那么这种产业实现盈利的关键,在于提高对数据的"加工能力",通过"加工"实现数据的"增值"。读者可能知道,大数据可以延用小数据算法分析,一般性描述统计、时间序列分析、线性回归分析、曲线回归分析、多目标分析、序贯分析、仿真分析和包括在数据挖掘中的聚类算法、分类算法、关联规则和人工神经网络等都可以用来分析大数据。当然,针对大数据的流动性和异质性,也可以用新的大数据算法分析。例如,要解决时刻流动着的富媒体的大数据分析,人们可以用外存模型、移动模型、数据流模型以及 Apache Hadoop 解决方案来分析它们。

大数据时代,人们不再认为数据是静止和陈旧的,而是流动的、不断更新的。大数据是人们获得新的认知、创造新的价值的源泉,通过分析数据的相关性可能预知事物的发展方向。但是从数据来的结论不一定能反映真实,比如随着数据的增多,会带来部分错误的数据,使得数据价值大大降低,影响分析的结果,甚至可能得出错误的结论。大数据带给我们的机遇和挑战并存。此外,大数据获取的统计学上的宏观结论,对于一些微观的问题并没有意义,比如前面一节中分析门急诊患者来院就诊规律,分析的时间越长,分析的患者人数越多,得到的预测分科就诊人数越接近实际值。但不管已经记录并分析了多少年、多少人和多少次,还是不能分析出下一个走进门诊大厅的患者具体是看哪一科的。为此,也不要指望通过大数据可以预知一切。

三、数据分析发现价值

大数据可以连续整合和分析公共卫生数据,提高疾病预报和预警能力,防止疫情暴发。笔者认为,大数据的分析可以先从小的方面着手。要激活周围潜在的大数据,可以先从身边易得的"小数据"分析做起,这些小数据也封存在我们的电脑里很长时间了。可以分别地进行数据的采集、(规模)汇聚、分析与共享等。卫生决策支持系统的基础是覆盖全体居民的电子健康档案。

　　看一个电子健康档案反映高血压与肥胖关系的小例子,2013 年欧洲高血压治疗指南中指出,体重在高血压发病机制中占有重要地位是毋庸置疑的。该指南强烈建议将体重指数降至 22.5 ~ 25kg/m²,男性腰围 < 102cm,女性腰围 < 88cm。

　　全数据模式,样本 = 总体。以上的结论用传统的卫生统计方法可以通过采用抽样调查,用抽样组比较对照组,然后推测总体。有了全民电子健康档案,情况就变了,可以直接在大**数据(全数据模式)**情况下,对所有高血压患者计算他们的 BMI 指数和日常测得血压的之间的关系,看看他们的血压是否与体重有关。

　　鉴于笔者对全国电子健康档案数据中的关于高血压患者记录的可获取性原因,本节暂用广州市一个具有 40 多万常住人口区的高血压患者居民健康档案为例。该区居民健康档案建档率达到 93.7%,统计自 2011 年初至 2014 年 1 月止,其中社区高血压患者健康管理率达到 96.87%。平均每个高血压患者随访次数为 3.2 次/年。其中,三年中体重指数在 22 ~ 35 之间的高血压人群的有效随访数为 184973 人次,占总随访人次的 81.7%(电子健康档案中有部分污染数据,数据过大或过小,置信度不够,建议电子健康档案的录入界面要设置有效阈值限定)。分析这些数据发现,在正常按医嘱服药的受控高血压患者中,控制效果良好的情况下,通过对表 1-8 和图 1-3 的观察,可以看出该区高血压患者体重(由 BMI 指数表示)对血压的影响是十分明显的,即使是完全在药物控制的情况下,越胖控制情况越差。

表 1-8　受控血压与 BMI 指数的关系

慢病管理指标(高血压部分)			
随访患者人次	BMI 指数	收缩压(均值)	舒张压(均值)
76522	25 < BMI ≤ 35	137.5	83.4
32511	24 < BMI ≤ 25	134.4	81.2
31902	23 < BMI ≤ 24	133.4	80.1
44038	22 < BMI ≤ 23	133.1	79.8
184973			

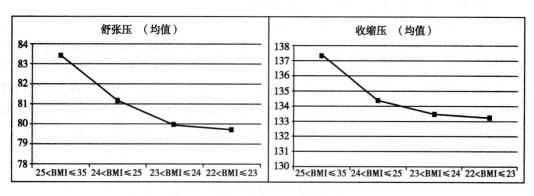

图 1-3　受控血压与 BMI 指数的关系图

　　这是广州市一个区的高血压患者居民健康档案反映出的情况,**此例的意义在于用全体 EMR 数据代替了采样数据,这也是大数据优点之一。**所有高血压患者均是在确诊后的服药控制阶段。通过体重对受控血压的影响的警示,其结果对社区卫生服务中心制订个体化的慢病管理计划的改进和优化无疑是十分重要的。该项分析只用了对大量数据的简单描述统计(求和、求均值)就发现了数据中的价值:要活动肥胖的身体,心脏代偿地多增加工作量,为全身输出更多的血液。身体越重,心排出量相对就越高,血压也就越高。在实质上,跟运动后血压升高的机理是一样的。因此,减轻体重可以降低血压。也可以说2013年欧洲高血压指南强烈建议"将体重指数降至 $22.5 \sim 25kg/m^2$" 之间,对于广州市该区的居民来说也是十分正确的。为了方便人们更好地监测和控制体重,大多数医疗机构采用 BMI 即体重指数(kg/m^2)为测度。中国高血压指南将体重指数的控制目标锁定为 $18 \sim 24kg/m^2$。体重指数在 $24 \sim 28kg/m^2$ 之间为超重,大于 $28kg/m^2$ 则为肥胖。体重指数大于 $24kg/m^2$ 者,发生高血压的风险是正常体重的 $3 \sim 4$ 倍。体重指数每增加 $3kg/m^2$,4 年内发生高血压的风险,男性增加 50% ,女性增加 40%。在 2010 年《中国高血压防治指南》中,明确指出超重和肥胖是导致血压升高的重要原因之一,而以腹部脂肪堆积为典型的中心性肥胖还会进一步增加高血压等心血管与代谢性疾病的风险,适当降低升高的体重,减少体内脂肪含量,可显著降压。

"大"是相对的,以上的例子表明有大量的所谓"小数据""全数据"存在,本例中为仅一个区三年 184 973 人次随访数据,封存在我们的电脑里很长时间了,稍微分析一下,就证明了大道理。积小可以成大,大数据分析可以先从小的全数据方面着手。一是小数据算法可以用来分析大数据,二是常用大数据算法如外存模型、移动模型、数据流模型以及 Apache Hadoop 解决方案等实际上也是用分区、分块、分时间段和分布计算的思路"积小成大"的。所以对于大数据可以"分而治之",要激活身边可得的、潜在的和众多的大小数据,分别进行数据的采集、(规模)汇聚、分析来发现其价值。

大数据时代信息系统领域出现新的问题,凸显出了当代信息技术应用的一种显著的社会性特征和应用需求,也为医院数据仓库和决策支持带来了新的机遇和挑战。简要归纳一下有:

1. 怎样能获取有效数据,使用**全数据模式**,**样本 = 总体**,变革数据管理方式;

2. 对"小数据"而言,最基本、最重要的要求就是减少错误,保障质量,在大数据时代,允许不精确的出现已经成为一个新的亮点,而非缺点。医药卫生业内可能用多少种算法或计算平台来分析数据;

3. 如何分析大量半结构化和非结构化的数据;

4. 如何应对高噪声、低价值密度的大数据。

随着医药卫生大数据时代的来临,医药卫生领域的数据利用将面临越来越多的问题与挑战,各医院在开展卫生信息化建设的同时,应该打破常规,启用创新的、计算的、数据的思维方式,将大量数据在卫生服务、行政管理、疾病防治研究、健康管理与教育等多个方面的价值充分发挥,创建新水平的智慧医疗。从某种程度上说,数据分析是大数据的前沿技术。能从各种各样类型的数据中,快速获得有价值信息的能力,就是大数据技术。

■■■ 习　题　1 ■■■

一、选择题

1. 对决策的理解基本上可以归纳为三种,不包括(　　　)

A. 从几个备选的行动方案中做出比较,找出最优决策

B. 决策是对不确定条件下发生的偶然事件所做出的处理决定,这类事件的发生没有固

定的规律,做出选择要冒一定的风险

C. 把决策看成是一个包括提出问题、确立目标、设计和选择方案的过程

D. 对大量的、杂乱无章的和零散的卫生信息进行筛选

2. 大数据是指用现有技术难以在可接受的时间内管理、处理和分析的数据集。广义上讲,大数据包含三层内涵,以下描述不正确的是( )

A. 数据量巨大、来源多样和类型多样的数据集

B. 新型的数据管理和分析技术

C. 大数据会被它所激发的思想和创新消耗掉

D. 是运用数据分析形成新价值

3. 合理决策必须具备的三个条件不包括( )

A. 目标合理 　　　　　　　　　　　B. 可靠的信息

C. 有限合理、经济性 　　　　　　　D. 决策结果满足预定目标的要求

4. 决策方案的后果有多种,每种都有客观概率,这属于( )

A. 不确定型决策 　　　　　　　　　B. 非程序化决策

C. 战术决策 　　　　　　　　　　　D. 风险型决策

5. 决策的定量方法是( )

A. 依靠人们的知识、经验和判断能力来进行决策的方法

B. 运用数学方法,建立数学模型来进行决策的方法

C. 确定型、不确定型和风险型决策的方法

D. 一系列科学的处理过程

6. 作出管理决策者主要是( )

A. 高层管理者 　　　　　　　　　　B. 基层管理者

C. 中、高层管理者 　　　　　　　　D. 中层管理者

7. 主要是根据决策人员的直觉、经验和判断能力来进行的决策是( )

A. 确定型决策 　　　　　　　　　　B. 不确定型决策

C. 结构化决策 　　　　　　　　　　D. 非结构化决策

8. 下列选项中,不正确的是( )

A. 等概率决策法是将不确定型问题演变成风险型问题来处理

B. 等概率决策法是决策者将难以判定的各种自然状态发生的机会假定为一个等值

C. 客观上各状态发生等概率的情况较大,这种方法符合实际情况

D. 等概率决策方法全面考虑了一个行动方案在不同自然状态下可能取得的不同结果,并把概率引入了决策问题

9. 折中决策准则的缺陷是( )

A. 对客观情况所抱的态度处于非常乐观和非常悲观之间,消除了悲观主义准则和乐观主义准则的两种极端倾向

B. 只顾及了最好和最坏的两个极端状态,而忽略了决策矩阵中提供的其他信息,因此它也不可能全面、真实地达到理想效果

C. 折中决策准则实际上对悲观主义准则和乐观主义准则的一种折中

D. 实际上是一种指数平均法,属于一种既稳妥又积极的决策方法

二、填空题

1. 医学信息决策,是指在进行医学决策时不仅仅凭(　　),而是经过相关的(　　)分析后所做出的决策。

2. 医学诊断高度依赖于信息,多角色身份对医生的(　　)提出了更高要求。

3. 借助先进的(　　),更快地发现新的医学知识,更科学地制订治疗方案,最大限度地避免医疗差错的发生,是提高(　　)。

4. 卫生信息管理中越来越多的应用涉及大数据,这些卫生数据的属性,包括(　　)、(　　)、(　　)和(　　)等等都呈现了当前大数据不断增长的复杂性。

5. 不确定性是缺乏足够信息的条件下所造成的实际值和期望值的偏差,无法用(　　)规律来描述。

6. 在解决一个决策分析问题时,会面临着几种客观状态和几种可供选择的替代方案。在这里客观状态叫作(　　)简称状态,可供选择的替代方案称作"(　　)"。

7. 构成不确定型决策分析问题的条件之一是(　　)的自然状态,在几种自然状态中,决策者不但不能肯定未来出现哪种自然状态,而且也不能确定每种自然状态出现的概率。

8. (　　)是在各方案可能出现的结果情况不明时,采取好中取好,对比各方案在不同状况下的最大收益数,选择最大数额的那个方案为最满意的决策方案。

9. (　　)采用较为稳妥的决策准则,即从各个行动方案的最小收益中选取收益值最大的方案为决策方案。

10. (　　)要求决策者首先确定一个乐观系数 α,$0 < \alpha < 1$,则不乐观系数 $1 - \alpha$;然后分别把乐观系数和不乐观系数乘上各方案的最大收益和最小收益,把两个积相加,得各个方案的期望收益;以期望收益最大的那个方案为实施方案。

三、简答题

1. 大数据的 4V 特性指的是什么?

2. 决策有哪些分类?

3. 简要说明决策的基本步骤。

4. 信息分析与决策的关系是什么?

5. 什么是定性决策?什么是定量决策?两者是什么关系?

(周　怡)

第二章

决 策 树

决策树作为决策分析的基本工具,是一种按时间和逻辑顺序解决问题的方法,该方法是一种用树形图来描述各方案在未来收益的计算。临床决策树是面对临床问题需要做出一个或多个决定时间和逻辑顺序构建该问题的图表模型。

第一节　决策树的基本概念

一、概念与基本结构

决策树(decision tree)是组织和表示决策者所面临的各种决定和不确定性问题的一个系统化的方法。由于其形如树枝状,故称为决策树,基本结构参见图2-1。

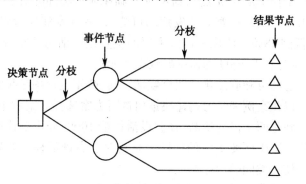

图2-1　决策树基本结构图

决策树有3种节点和2种分枝。Decision node(决策节点)表示此处必须做出一个选择,用方框表示。从决策节点延伸出来的分枝称为决策分枝,每个分枝代表了一种方式选择或行动方案。方案的设置要满足两个条件,一个是必须是排他的,即选择一个,其他的则不能选择;另一个必须是详尽的,即所有的可能选择都包括在内。

事件节点能够解决事件的不确定性,即决策者在此能够知道事件发生的可能性。事件节点,有时称为机会节点,用圆圈表示。一个事件包含了从事件节点延伸出的事件分枝,每个分枝代表了这个节点上可能发生的事件。事件的设置必须是排他的及详尽的。每个事件都被指定了一个主观概率,每个事件节点包含的事件的概率之和必须是1。

一般来讲,决策节点及其分枝表示了决策中可控制的因素;事件节点及其分枝表示不可控的因素。决策节点及事件节点按照主观的时间顺序排序。例如,一个事件节点的位置代表决策者知道这个事件的产生时序,不必等到事件发生。

第三种节点为终结点,代表了决策与事件的最终结果。终节点代表了决策树的终止,用三角形表示。

二、决策树的重要特征

1. 决策树的事件顺序是由左到右,并且决策节点和事件节点的位置在逻辑上与事件在现实中将要发生的路线一致。逻辑上必须发生在某些事件和决定之前的任何事件或决定在决策树中应放在合适的位置,以反映事件的逻辑性。

2. 从每个决策点发出的方案分枝表示在一定的环境下以及一定的时间内经过考虑所做出的所有可能的决定。

3. 从每个事件节点发出的分枝代表来自事件节点所有结果,相互关系为互斥和完备集合。

4. 从一个给定的事件节点发出的每个结果分枝的概率之和必须是1。

5. 决策树中的每个"最后"分枝都有一个数值与它相对应。

三、案 例 分 析

临床上慢性进行性肝炎和肝硬化是两种比较常见的疾病,临床发病率分别为80%和20%,两者均有慢性进行性肝衰竭的症状,但治疗方法差异很大。应用类固醇治疗可以使慢性进行性肝炎的两年生存率从67%提高到85%。临床显示类固醇对肝硬化无效,且可能导致患者发生胃肠道出血和血栓栓塞等并发症的可能,这些并发症风险将使肝硬化患者的两年生存率从50%降低到48%。临床上通常采用的检查是肝活组织检查(后面简称活检)鉴别两种疾病,但活检本身有1/1000的概率导致患者死亡。

在这里我们只考虑肝炎和肝硬化这两个候选诊断,两年生存率是我们的评价指标。

下面我们就这个以此案例来学习构建决策树进行方案选择。案例中对慢性衰竭病症的患者只考虑肝炎和肝硬化两个候选诊断,并假设活检能100%分辨确诊疾病,选取患者的两年生存率为评价指标。医生所要决定的问题是是否对患者做活检? 如果不做活检,慢性进行性肝衰竭患者是否使用类固醇治疗?

1. 绘制决策节点和事件节点　依据临床诊疗思路,医生首先必须作出是否进行活检的决策。为了表示决策的顺序,我们将决策点用序号标记。将方案内容标记在分枝上。如图2-2所示。

如果进行活检,结果有两种可能,一种是活检本身造成死亡,另一种是存活下来,两个结果不受决策者控制,是由机遇决定的,是决策树的事件节点。为了表述方便,我们用字母标记事件节点,并把可能出现的结果标记在由事件节点引出的分枝上,如图2-3所示。

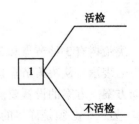

图2-2　决策点1和方案分枝的表示

从一个事件节点引出分枝结果必须表现为互斥（mutually exclusive）和所有可能事件的完备集合（collectively exhaustive）。互斥是指任何两个事件结果都不可能同时发生。完备集合是指可能出现的结果集合代表了所有的可能事件结果。

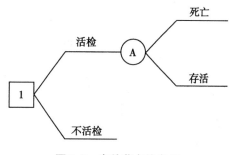

图 2-3 事件节点的表示

实施活检并且存活下来的患者，检验的结果依旧是不确定的，要么是肝炎，要么是肝硬化，因此我们用事件节点 B 标示，接下来继续构造决策树，结果如图 2-4 所示。

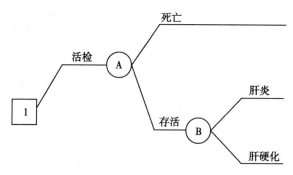

图 2-4 事件节点的表示

如果是肝炎，医生需要作出决策，是否应用类固醇治疗，因此出现决策点 2；同样，如果是肝硬化，医生也需作出同样的决策，我们画出决策点 3，如图 2-5。

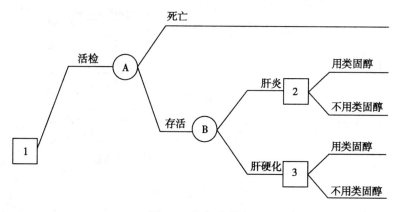

图 2-5 添加决策点

下一步我们分析不做活检情况下的分枝。做活检和不做活检分枝的主要差异在于表示肝炎或者肝硬化的机遇点，和表示是否采用类固醇治疗的决策点的顺序。如果进行活检，可以在明确诊断的情况下选择治疗方案，因此机遇点（事件节点）在决策点之前。如果不进行活检，必须先要选择治疗方案，再判断候选诊断的概率。先看看不活检的分枝，在没有检查结果指导下，医生必须首先决定两种治疗方案，即用类固醇或不用类固醇。我们画出决策点4 和它的方案分枝；而对于每种治疗方案，患者得的是肝炎还是肝硬化都是随机的，因此需要用图 2-6 中事件节点 C 和 D 表示。

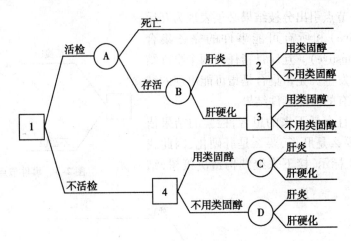

图 2-6　决策树的进一步表示

2. 概率赋值和最后分枝赋值　构造决策树的另一个问题是赋值或概率值的确定,也就是说每个不确定结果出现的可能性。这种可能性,我们往往应用先验概率来表示。在本例中,患者患有肝炎和肝硬化的概率分别为 0.2 和 0.8,活检本身的死亡率为 0.001,活检存活分枝的概率为 0.999。将概率标记在相应的事件分枝上,完成概率赋值。选择不同的治疗方案,患者的存活率也会不同,因此将两年存活概率作为最后分枝的值,如图 2-7。

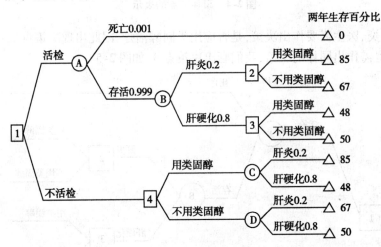

图 2-7　完整决策树

3. 求解决策树　计算不同的方案分枝所取得的不同收益值来判断哪个方案是最优的。预期货币值(expected monetary value,EMV)是一个通常采用的衡量标准。它是一种将一组具有价值和概率值的可能结果转换成一个单个数值的方法,该值是每个可能存在的价值与其相应的概率值加权的结果。是一种对不确定性问题的“平均化”的方法。该方法十分直观,对于在适用于不确定条件下的各种决策问题。通过计算每个事件节点的 EMV 值并选择具有最佳 EMV 的事件节点实现决策树求解。该方法是以决策树的最后分枝为起点,然后“向后”回溯到决策树的起始点来完成求解过程,这种求解过程我们称为回溯决策树(folding back then decision tree),又称向后归纳(backwards induction)。决策树中,通常把事件节点的

EMV 值写在该节点的上方,如图2-8所示。

根据概念我们可以计算各个节点的 EMV 值:

机遇点 C 点的 EMV $= 85 \times 0.2 + 48 \times 0.8 = 55.4$

机遇点 D 点的 EMV $= 67 \times 0.2 + 50 \times 0.8 = 53.4$

决策点 4 的 EMV $= 55.4$(选择 C 点的 EMV 作为该决策点的 EMV 值)。划去 EMV 值小的分枝,即不用类固醇治疗的分枝,如图2-8所示。

决策节点 2 的 EMV $= 85$

决策节点 3 的 EMV $= 50$

机遇点 B 点的 EMV $= 85 \times 0.2 + 50 \times 0.8 = 57$

机遇点 A 点的 EMV $= 0 \times 0.001 + 57 \times 0.999 = 56.9$

决策点 1 的 EMV $= 56.9$,选择事件节点 A 的 EMV 值作为该决策点的 EMV 值,划去 EMV 值小的分枝,即不活检分枝。

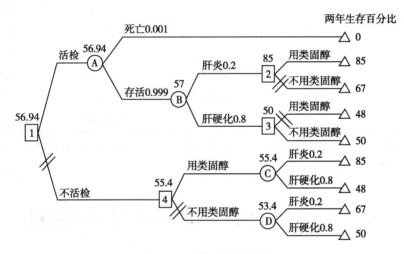

图 2-8　赋值后的决策树

慢性进行性肝衰竭的最优决策策略:

(1)如果有机会进行活检,则应该进行活检。

(2)如果不进行活检,则采用类固醇治疗。

(3)最优参考决策策略的 EMV $= 56.94$。

4. 最优决策灵敏度　检验和评估如何求解决策树的过程及其呈现在数据上的变化行为称为灵敏度分析(sensitivity analysis)。通常选择几个关键数据,每次只改变一个数据,检验求解决策树的过程如何随着每个数据的变化而改变。灵敏度分析可以促进决策者理解哪些数据产生最优决策策略,以及在关键数值变化的情况下决策树模型如何呈现其行为是非常重要的。进行灵敏度分析的操作对于活的模型有效性的置信水平是重要的。并且在根据决策树模型的输出结果进行决策之前进行灵敏度分析的操作也是必要的。

如果不进行活检,如果肝炎和肝硬化的发生概率有所改变,类固醇的治疗还会是优先治疗方案吗?我们可以观察用类固醇治疗的生存率和不用类固醇治疗的生存率变化,从而确定优先治疗方案。

这里我们直接列出了肝炎和肝硬化的概率在一定范围内采用不同治疗方案的 EMV 值

和优先治疗方案选择,见表2-1。可以看出,当肝硬化的概率小于等于90%时优先采用胆固醇治疗方案。

表2-1 慢性进行性肝衰竭患者的优先治疗方案选择(不活检)

肝硬化概率	肝炎概率	用类固醇治疗 EMV 值	不用类固醇治疗 EMV 值	优先治疗方案
0.00	1.00	0.8500	0.6700	用类固醇
0.01	0.09	0.8463	0.6683	用类固醇
0.05	0.05	0.8315	0.6615	用类固醇
0.10	0.90	0.8510	0.6530	用类固醇
0.20	0.80	0.7760	0.6360	用类固醇
0.50	0.50	0.6650	0.5850	用类固醇
0.80	0.20	0.5540	0.5340	用类固醇
0.89	0.11	0.5207	0.5187	用类固醇
0.90	0.10	0.5170	0.5170	两者均可
0.91	0.09	0.5133	0.5153	不用类固醇
0.95	0.05	0.4985	0.5085	不用类固醇
1.00	0.00	0.4800	0.5000	不用类固醇

注:肝硬化概率+肝炎概率=1;用类固醇治疗 EMV 值=85%×肝炎概率+48%×肝硬化概率;不用类固醇治疗 EMV 值=67%×肝炎概率+50%×肝硬化概率

第二节 利用电子表格(Excel)实践决策树

一、Tree Plan 插件简介

当前市面上有很多比较成熟的决策树处理软件,比较常用的是 Decision Toolworks 公司开发的 Tree Plan 加载宏插件。它的主要开发者是美国旧金山商学院的迈克·米德顿(M. Middleton)教授,并由杜克大学 Fuqua 商学院的詹姆斯 E. 史密斯教授改良使用。决策树的所有功能都在一个名为 TreePlan. xla 的文件中。

将光盘中(网站中提供的)的 treeplan. xla 复制到你的计算机硬盘上,双击该图标,弹出安全声明窗口,单击启用宏按钮,treeplan 插件即可被加载到 Excel 中。

二、在电子表格中建立决策树的操作步骤

1. 新建决策树 新建一个空白文档。单击菜单栏中的"加载项",如图 2-9 所示,在菜单命令中选择"Decision Tree",弹出如图 2-10 所示的提示窗口,单击"New Tree"。系统建立一棵最简单的"二叉"默认决策树,如图 2-11 所示。决策树由一个决策点和两个决策支组成(注意:决策树在的区域将会改写工作表中已经存在的值,尽可能从你保存数据的右面的区域开始画决策树,并且不要添加或删除决策树覆盖区域的行或列)。

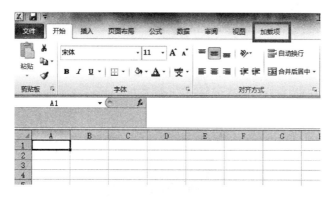

图 2-9 启动界面

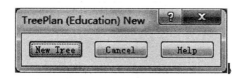

图 2-10 新建提示窗口

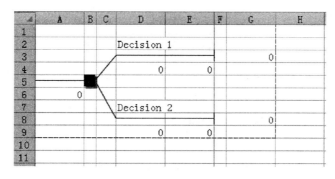

图 2-11 系统默认建立的最初决策树

2. 修改决策树结构

（1）添加决策枝：在默认树的基础上如果要添加决策枝，则先选择决策点（例如，选择图 2-11 中 B5 单元格），单击加载项中的菜单命令 Decision Tree 或快捷键 Ctrl + T，决策树会提供一个如图 2-12 所示的对话框，单击 OK，系统会为决策树添加一个决策枝，如图 2-13。

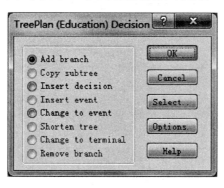

图 2-12 命令窗口

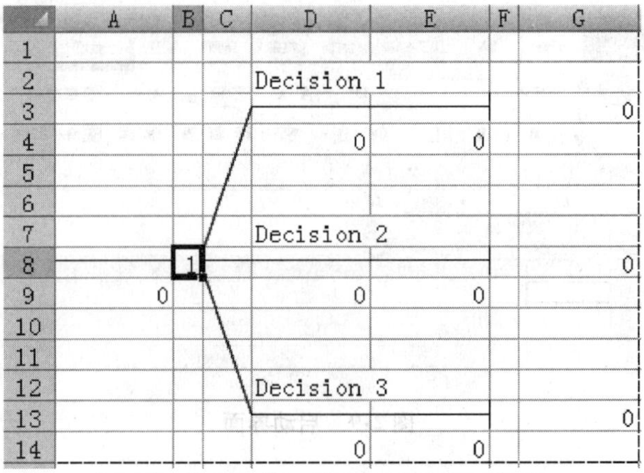

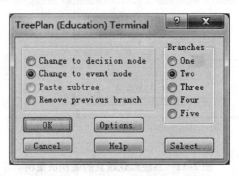

图 2-13　添加一个决策分枝

（2）添加事件节点：选择决策分枝末端（如图 2-13 的 F3 单元格），单击加载项中的菜单命令 Decision Tree 或快捷键 Ctrl + T，弹出如图 2-14 所示的命令窗口，选择 change to even node，在 branches 一栏，选择事件节点的分枝数，单击 OK 命令按钮，系统为决策树添加了包含 2 个事件分枝的事件节点，各分枝的概率总和为 1，事件分枝如图 2-15。

图 2-14　命令窗口

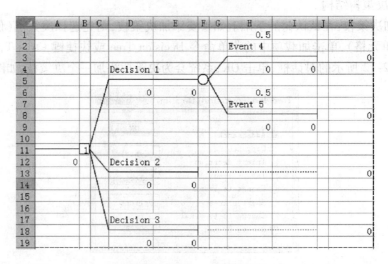

图 2-15　添加一个事件节点

（3）复制子树：选择需要复制的节点（如图 2-15 中的 F5 单元格），单击加载项中的菜单命令 Decision Tree 或快捷键 Ctrl + T，弹出如图 2-16 所示的命令窗口，选择 Copy subtree，单击 OK 命令按钮。选择目标单元格（如图 2-15 中的 F13 单元格），单击加载项中的菜单命令 Decision Tree 或快捷键 Ctrl + T，弹出如图 2-17 所示的命令窗口，选择 Paste subtree，单击 OK 命令按钮。

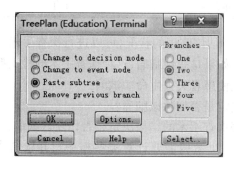 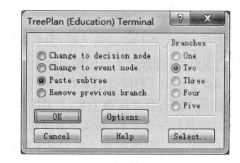

图 2-16　命令窗口　　　　　　　　图 2-17　命令窗口

3. 概率赋值和最终收益　如果要修改事件分枝名称和概率，则单击包含分枝名称和概率的单元格，直接修改即可。最后在结果节点处（如图 2-18 中的 K3、K8、K13、K18 单元格）输入该分枝的结果收益值，Excel 会自动回滚计算事件节点的收益值，并选取收益值大的方案作为决策点的收益值，并且该方案为优选方案，如图 2-18 中选取 0.618 为决策点的收益值，方案 1 为优选方案。

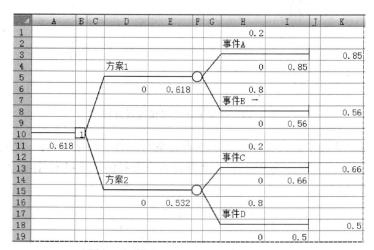

图 2-18　赋值后的决策树

第三节　脑瘤患者的案例分析

一、案 例 背 景

王老汉，68 岁。最近被诊断出患有一种特殊类型的脑瘤，这种类型的脑瘤良性的可能为 50%。王老汉的生命维持的长短将取决于该瘤的类型（良性或恶性）以及是否切除该瘤。

表2-2说明了根据王老汉的生命能够维持的时间的估计。

表2-2 王老汉的生命能够维持的时间

脑瘤类型	切除脑瘤	保留脑瘤
良性	3年	5年
恶性	3年	1年

专家在决定是否切除脑瘤之前,为了更好地评估该脑瘤的状况,可以进行探查手术。如果脑瘤为良性,这种探查手术的检出率为75%。如果是恶性脑瘤,这种探查手术的检出率为65%。探查手术由于麻醉等因素有5%的可能性使患者失去生命。试问:

1. 如果不进行任何探查手术,王老汉如何决定是否切除该脑瘤?

2. 如果进行探查手术,那么王老汉如何根据探查手术的结果决定是否切除该脑瘤?

3. 对该医学诊断问题画出决策树;为了求解决策树需要计算哪些概率?并求解决策略,使王老汉的生命能够被维持的时间最大化。

二、决策树求解优选方案

1. 第一个决策节点及方案分枝 第一个决策点有2个方案分枝,即探查和不探查,如图2-19所示。

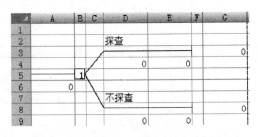

图2-19 建立第一个决策点及分枝

2. 探查方案的事件节点及概率分枝 探查方案有2种不确定分枝:一种是死亡的可能,概率为5%;一种是存活,概率为95%。因此在探查方案枝的末端(F3)引出事件节点和2个概率分枝,如图2-20所示。

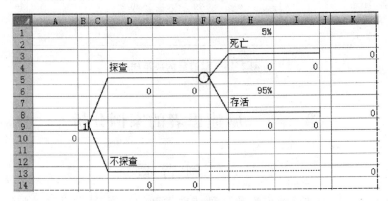

图2-20 探查方案的事件节点及概率分枝

34

3. 存活分枝的事件节点及后继决策分枝 探查结果有 2 种可能,即检出为良性或检出为恶性。无论是良性还是恶性,医生及患者将需要再次做出决策,是切除脑瘤还是保留脑瘤。问题是这种探查手术不能完全确诊良性还是恶性,参见表 2-3,因此需要进行概率转换。

表 2-3 两种情况的发生率和检出率

发病率	良性检出率	恶性检出率
良性 50%	75%	25%
恶性 50%	35%	65%

从上表我们可以计算,提示为良性的概率是 50% ×75% +50% ×35% =55%

提示为恶性的概率是 50% ×65% +50% ×25% =45%

如果提示为良性,那么良性可能性是 75/(75 + 35) =68.2%,恶性可能性为 1 − 68.2% =31.8%。

如果提示为恶性,那么恶性可能性是 65/(65 + 25) =72.2%,良性可能性为 1 − 72.2% =27.8%。

根据以上数据分析我们可以得到以下的探查后的事件节点、概率分枝以及根据探查结果做出的决策点的方案分枝,如图 2-21 所示。

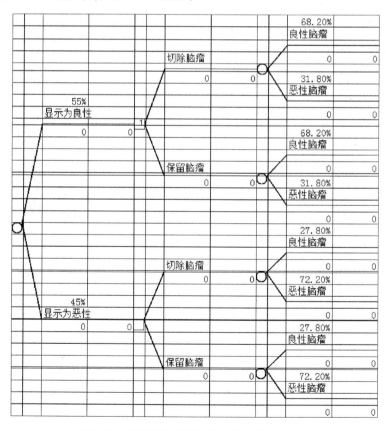

图 2-21 存活分枝的事件节点及后继决策分枝

4. 不探查方案的事件节点及概率分枝　如果不探查,医生和患者要做的决策是切除脑瘤还是保留脑瘤,无论是切除脑瘤还是保留脑瘤,两种性质的可能性均为50%,见图2-22。

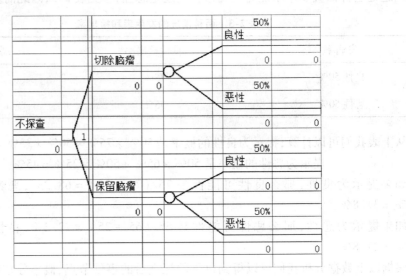

图2-22　不探查方案分枝

5. 结果节点赋值　根据表2-2我们给结果节点赋值,赋值后 Excel 自动计算出各个决策点和事件点的 EMV 值。探查方案和不探查方案的 EMV 见图2-23和图2-24。

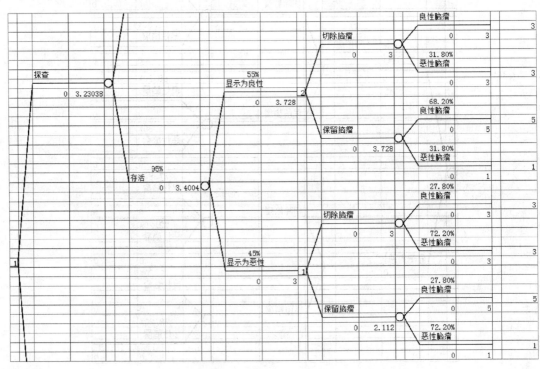

图2-23　探查方案的 EMV

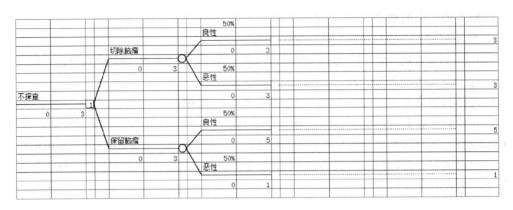

图 2-24 不探查方案的 EMV

三、灵敏度分析

1. 选择不探查方案（图 2-25）

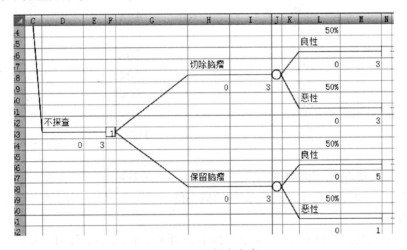

图 2-25 不探查方案

2. 确定模型输入单元格为 E54,输出单元格为 L4（图 2-26）。

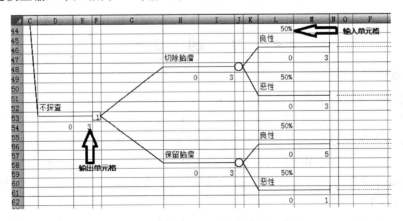

图 2-26 输入单元格与输出单元格

3. 修改模型中的概率,使概率之和为1,良性概率 + 恶性概率 = 1。

4. 在 X 列键入一系列输值(X45 : X55)(图2-27)。

5. 在 X 列右边的空白列的顶端输入公式,其值等于输出值(在 Y44 输入公式 = E55)。

6. 选择数据区域 X44 : Y55。

7. 选择数据菜单——数据工具——模拟分析——模拟运算表。

8. 在模拟运算表对话框中,选择"输入引用列的单元格"的编辑框。键入模型输入单元格 L45,或者直接单击输入单元格(无论哪种方式,都需使其显示为 $ L $ 45)。单击确定。

9. 数据表命令会迭代每个输入区域的值到模型中的输入单元格,重新计算工作表,并输出相应的输出值(图2-28)。

X
0%
10%
20%
30%
40%
50%
60%
70%
80%
90%
100%

	3
0%	1
10%	1.4
20%	1.8
30%	2.2
40%	2.6
50%	3
60%	3.4
70%	3.8
80%	4.2
90%	4.6
100%	5

图 2-27 更改概率　　　　图 2-28 灵敏度分析

从上图我们可以看出随着脑瘤是良性的概率的不断上升,存活时间随之增加。

10. 方案选择

(1)如果不进行任何探查手术,可以选择不做切除手术,存活事件为3年;

(2)如果进行探查手术,探查结果显示为良性则保留脑瘤,若为恶性则采取切除手术;

(3)若想尽量延长生命,建议患者做探查手术后依据探查结果再决定切除与否。

■■■■ 习　题　2 ■■■■

一、单选题

1. 决策树的基本结构中不包括(　　　)

A. 决策节点　　　　B. 事件节点　　　　C. 结果节点　　　　D. 时间节点

2. 在绘制决策树时,通常表示事件节点的符号是(　　　)

A. □　　　　B. ○　　　　C. ◇　　　　D. △

3. 在 Excel 中要实现添加事件节点,可以通过单击加载项中的菜单命令 Decision Tree 或快捷键 Ctrl + T 后选择(　　　)

A. Change to decision node　　　　B. Change to event node

C. Paste subtree   D. Remove previous branch

4. 有决策树局部图如下,试问

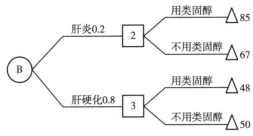

(1)图中的 2 代表(　　)

A. 决策节点   B. 事件节点   C. 结果节点   D. 方案分枝

(2)图中的 B 代表(　　)

A. 决策节点   B. 事件节点   C. 结果节点   D. 概率分枝

(3)计算 2 点的 EMV 值为(　　)

A. 85   B. 67   C. 152   D. 18

(4)计算 3 点的 EMV 值为(　　)

A. 98   B. 2   C. 50   D. 48

(5)假设 2 点的 EMV 值 E2, 3 点的 EMV 值 E3,E2 > E3,计算 B 点的 EMV 值为(　　)

A. E2   B. E3   C. E2 + E3   D. 不确定

(6)如果肝炎的概率发生改变,那么下面说法不正确的是(　　)

A. 肝硬化的概率可以不发生变化   B. 肝硬化的概率也随之发生变化

C. B 点的 EMV 值一定会发生变化   D. 可能影响最终的方案选择

(7)假设肝炎的概率为 P1,那么肝硬化的概率值为(　　)

A. P1   B. 1 - P1   C. 1/P1   D. 不确定

二、是非题

1. 决策树是一种按时间和逻辑顺序解决问题的方法。   (　　)

2. 方案枝没有概率,决策者可以决定实施哪种方案。   (　　)

3. 每个事件都被指定了一个主观概率,一个节点包含的事件的概率之和必须是1。

                                                             (　　)

4. 一个事件节点的位置代表了决策者知道这个事件的产出时候,不必等到事件发生。

                                                             (　　)

5. 从一个事件节点引出分枝结果必须表现为互斥。   (　　)

6. 以决策树的最后分枝为起点,然后"向前"回溯到决策树的起始点来完成求解过程,
这种求解过程我们称为回溯决策树。   (　　)

7. 某种探查手术的危险性极小(0.1%),所以在构建决策树可以不考虑。   (　　)

8. 决策点的 EMV 值是其后面的事件节点的 EMV 的总和。   (　　)

9. 在 Excel 中,若想删除决策树的某个事件节点,只要选择事件节点所在的单元格后单

击 Delete 键即可。　　　　　　　　　　　　　　　　　　　　（　　）

10. 医生如果采用决策树提示的最优方案，其结果一定是最好的。　　（　　）

三、问答题

1. 什么是决策树？决策树的基本结构包括哪些？

2. 本章慢性进行性肝衰竭的例子中，我们假设了肝活组织检查能够 100% 地区分肝炎和肝硬化，这在临床上是不可能的。如果我们假设患有肝炎的肝活检检出率为 90%，误诊为肝硬化的可能性为 10%。如果患者患有肝硬化的肝活检检出率为 95%，误诊为肝炎的可能性为 5%。求解最优治疗方案，并利用电子表格做灵敏度分析，求出阈值。

3. 在 Excel 中实现肝硬化案例的决策树，并进行灵敏度分析。

（车立娟）

第三章

随机变量及应用

医学是研究生命现象规律和疾病防治手段的科学。涉及大量的检查、诊断、治疗、康复和预防等许多工作。医药卫生信息管理工作所涉及的内容更为广泛和复杂。随着科学技术的高速发展,这些领域的知识正在日益充实和更新,需要收集和处理的信息量越来越大,而且越来越复杂。在这种情况下,为了透过大量的偶然现象去揭示它们之间的内在联系,进而阐明各个因素的作用主次和相互影响,我们就需要更全面、更方便地去研究这些现象所反映的内在规律,为此,我们引进随机变量的概念。本章重点介绍两大类随机变量及其分布规律。

第一节 随机事件和概率

在生产实践、科学实验和日常生活中,人们观察到的现象有各种不同的类型:一类是在相同条件下重复试验会得到不同的结果,而对究竟出现哪一种结果试验前是不能确定的,这种现象称作随机现象。如:在同一条件下生产的一批针剂中,有的是合格品,有的是不合格品;同一批医护人员用同一种疗法治疗某病患者,结果可以有治愈、好转、无效或死亡;某种疾病的患者,服剂量相同的一种药物,有的痊愈,有的无效。另一类是在相同条件下重复试验会得到完全相同的结果,对一次试验来说,其结果可以准确预料,这就是必然现象。如:在标准大气压下,将水加热到100℃,水必然沸腾等。

一、随 机 事 件

在医药卫生实践中存在着大量的随机现象,对随机现象进行实验或观察称为随机试验(random trials),简称为试验。在随机试验中,对一次试验可能出现也可能不出现,而在大量重复试验中却具有某种规律性的现象称为随机事件(random events),简称事件。如:{治疗某病患者一人,观察其治疗结果}、{这批将制成的药丸的合格率不低于99%}、{某医生明天将抢救5个重伤患者}等都是随机事件。随机事件通常用字母 A,B,C ……表示。

随机试验中的每一个可能出现的结果都是一个随机事件,它们是该试验的最简单的随机事件,特称为基本事件。如{三次接生,按接生次序新生儿男女性别出现的情况}这一随机事件中,出现{"男""男""男"}、出现{"男""男""女"}、出现{"男""女""女"}和出现

{"女""女""女"}的情况就是基本事件。一试验中,除基本事件以外还有其他随机事件。如在本例中,出现{"两男一女"}也是一个随机事件,它是由出现{"男""男""女"}、出现{"男""女""男"}和出现{"女""男""男"}三个基本事件组成的当且仅当这三个基本事件中有一个发生,出现{"两男一女"}这一事件才发生。

在一定条件下,试验结果中必然出现的事件,称为必然事件(certain events)。如:{导体通电后发热}就是必然事件。必然事件通常用字母 U 表示。

在一定条件下,试验效果中必然不出现的事件,称为不可能事件(impossible events)。如:{从黄连里提取出青霉素}即是不可能事件。不可能事件通常用字母 V 表示。

二、概率与加法法则

(一) 频率

一个随机试验有几种可能结果,我们常常希望知道出现某种结果的可能性有多大,为此,我们引入有关频率的概念。

例 3-1　为调查某地区居民患结核病的情况,在该地抽查了 400 人,发现有 6 人患结核病,所以,该地区居民患结核病的频率为

$$f_n(A) = \frac{6}{100} \times 100\% = 1.5\%$$

操作步骤:

(1)Excel 中打开"例 3-1. xls"工作表;

(2)分别在 A1,B1,C1 中键入 n,m 和 $f_n(A)$。n 表示"实验次数";m 表示"随机事件 A 发生的次数";$f_n(A)$ 表示"事件 A 频率";

(3)选定单元格 C2,键入公式"B2/A2",单元格 A2 提供随机变量 n 的值,B2 提供随机变量 m 的值;

(4)分别键入 A2 =400,B2 =6 后按回车,即得到 $f_n(A)$ =1.5% 的结果。如图 3-1 所示。

	A	B	C
1	n	m	$f_n(A)$
2	400	6	0.015
3			
4	n:实验次数		
5	m:随机事件A发生的次数		
6	fn(A):事件A频率		

图 3-1　事件 A 的频率计算

定义　设在 n 次试验中,事件 A 发生 m 次,比值

$$f_n(A) = \frac{m}{n} \tag{3-1}$$

称为事件 A 在这 n 次试验中出现的频率(frequency),称 m 为频数。

医药工作中通常所说的发病率、病死率、治愈率等都是频率,常用百分数表示。显然,频率具有下列性质:

$$0 \leqslant f_n(A) \leqslant 1$$

在重复试验中,当试验次数 n 逐渐增多时,$f_n(A)$ 在一个常数附近摆动,摆动的幅度随着

n 的增大将愈来愈小,而逐渐稳定下来,这就是频率的稳定性。

(二)概率

频率的稳定性充分说明随机事件出现的可能性是事物本身固有的一种客观属性,因此可以对它进行度量。

定义 在大量重复试验中,如果事件出现的频率稳定地在某一常数 p 的附近摆动,便称常数 p 为事件 A 的概率(probability),记作 $P(A)=p$。

这一定义通常称为概率的统计定义。容易看出,频率一般为变数,概率则为常数;当试验次数足够多,频率相当稳定时,便可把频率作为概率的近似估计,即

$$P(A) \approx f_n(A) \tag{3-2}$$

由于频率总是介于 0 和 1 之间,因而根据概率的定义可知概率有下列性质:

(1)对于任何事件 A,恒有

$$0 \leqslant P(A) \leqslant 1$$

(2)对于必然事件 U,有

$$P(U) = 1$$

(3)对于不可能事件 V,有

$$P(V) = 0$$

在医学中,除遗传问题外,各种随机事件的概率,通常是不能从理论上进行分析所得到的,只能根据事件发生的频率进行估计。除普查性质的问题外,一般从临床观察和动物试验的实例,因条件限制,都不会很多,这时频率和概率的差别就可能相当大。

(三)概率的加法法则

定理1 若事件 A 和 B 是两个互不相容的事件,则

$$P(A+B) = P(A) + P(B) \tag{3-3}$$

上式称为互斥事件概率加法公式。

推论1 若事件 $A_1, A_2, \cdots, A_n$ 两两互不相容,则

$$P\left(\sum_{k=1}^{n} A_k\right) = \sum_{k=1}^{n} P(A_k)$$

上式称为 n 个彼此互斥事件的概率加法公式。

推论2 若事件 A 与 $\bar{A}$ 事件是互逆事件,则

$$P(A) = 1 - P(\bar{A})$$

上式称为对立事件概率加法公式。

例3-2 在 20 片外观一样的药片中,有小檗碱 15 片,穿心莲 5 片。今从中任取 3 片,求至少有 1 片穿心莲的概率。

解:设 $B = \{3$ 片中至少有 1 片穿心莲$\}$,$A_k = \{3$ 片中恰有 k 片穿心莲$\}$,$k=0,1,2,3$,则

$$P(A_0) = \frac{C_{15}^3}{C_{20}^3} = \frac{91}{228} \qquad P(A_1) = \frac{C_{15}^2 C_5^1}{C_{20}^3} = \frac{105}{228}$$

$$P(A_2) = \frac{C_{15}^1 C_5^2}{C_{20}^3} = \frac{30}{228} \qquad P(A_3) = \frac{C_5^3}{C_{20}^3} = \frac{2}{228}$$

因为 A_1, A_2, A_3 互不相容,且 $B = A_1 + A_2 + A_3$,所以

$$P(B) = P(A_1 + A_2 + A_3) = P(A_1) + P(A_2) + P(A_3)$$

$$= \frac{105}{228} + \frac{30}{228} + \frac{2}{228} = \frac{137}{228}$$

或　　$\bar{B} = \{3\ \text{片中无穿心莲}\} = A_0$，从而

$$P(B) = 1 - P(\bar{B}) = 1 - \frac{91}{228} = \frac{137}{228}$$

操作步骤：

（1）Excel 中打开"例 3-2. xls"工作表；

（2）在 A1，B1，C1，D1，E1，F1 中分别输入 n，A_n，B_n，X，$P(\bar{B})$，$P(B)$；（其中 n：药片总数；A_n：A 药数目；B_n：B 药总数；X：取药数目）；

（3）在单元格 E2 中，键入公式"（FACT（B2）/FACT（B2-D2）/FACT（D2））/（FACT（A2）/FACT（D2）/FACT（A2-D2））"，用来计算 $P(\bar{B})$，按回车键得到 91/228；

（4）在单元格 F2 中，键入"1-E2"，用来计算 $P(B)$，按回车键得到 137/228。如图 3-2 所示：

	A	B	C	D	E	F
1	n	A_n	B_n	X	$P(\bar{B})$	$P(B)$
2	20	15	5	3	91/228	137/228
3						
4	n:药片总数					
5	An:A药数目					
6	Bn:B药总数					
7	X:取药数目					
8						
9						
10						

图 3-2　任取 3 片中至少有 1 片穿心莲的概率计算

定理 2　对于任意两个事件 A 与 B，有

$$P(A + B) = P(A) + P(B) - P(AB) \tag{3-4}$$

上式称为一般事件概率加法公式。

定理 1 是定理 2 的特例，因为当 A 与 B 互不相容时，$P(AB) = 0$。

推论　对于任意的 n 个事件 A_1，A_2，$\cdots$，A_n，有

$$p\left(\sum_{k=1}^{n} A_K\right) = \sum_{k=1}^{n} p(A_K) - \sum_{1 \leqslant i < j \leqslant n} p(A_i A_j) + \sum_{1 \leqslant i < j < k \leqslant n} p(A_i A_j A_k) + \cdots + (-1)^{n-1} p(A_1 A_2 \cdots A_n)$$

三、条件概率与乘法法则

（一）条件概率

在实际问题中，经常要同时考虑几个事件发生的概率问题，其中一类重要的问题是：在同一随机试验下，有 A 和 B 两个事件，当需要计算事件 A 发生的概率时，已经得到了事件 B 发生的信息，有时事件 B 的发生对于事件 A 的发生有一定的影响，这就是所谓的条件概率。

定义　在事件 B 发生的条件下，事件 A 发生的概率叫作条件概率（conditional probability），记作 $P(A \mid B)$。

一般地，条件概率 $P(A \mid B)$ 与事件 B 和事件 AB 的概率有如下关系：

$$P(A \mid B) = \frac{p(AB)}{P(B)}, (P(B) > 0) \tag{3-5}$$

例3-3 据估计成年人口中约15%有高血压,又所有成年人口中约75%不觉得血压高。同时估计人口中约6%患高血压而不自觉有病。如果一成年人认为自己没有高血压,问此人实际有病的概率是多少?

解:设 $A_1 = \{$患者不觉得有病$\}$,$A_2 = \{$此病存在$\}$,则

$$P(A_1) = 0.75 \qquad P(A_2) = 0.15 \qquad P(A_2 A_1) = 0.06$$

故

$$P(A_2 | A_1) = \frac{P(A_2 A_1)}{P(A_1)} = \frac{0.06}{0.75} = 0.08$$

也就是此人实际上患有高血压而自认为无此病的概率为8%。

操作步骤:

(1)Excel 中打开"例3-3. xls"工作表;

(2)分别在 A1,B1,C1,D1 中输入 $P(A_1)$,$P(A_2)$,$P(A_2 A_1)$,$P(A_2 | A_1)$;

(3)选定单元格 D2,键入公式"C2/A2",在输入 A2,B2,C2 单元格中的数据以后,便可得到 $P(A_2 | A_1)$ 的值0.08。如图3-3所示:

	A	B	C	D	E
1	$P(A_1)$	$P(A_2)$	$P(A_2 A_1)$	$P(A_2 | A_1)$	
2	0.75	0.15	0.06	0.08	
3					

图3-3 此人实际有病的概率

(二) 乘法法则

由公式(3-5)可得

$$P(AB) = P(A)P(B|A), (P(A) > 0)$$
$$或 \quad P(AB) = P(B)P(A|B), (P(B) > 0)$$

以上两式称为概率的乘法公式。

定理 若 $A_1, A_2, \cdots, A_n$ 为 $n(n \geq 2)$ 个事件且 $P(A_1 A_2 \cdots A_n) > 0$,则

$$P(A_1 A_2 \cdots A_n) = P(A_1)P(A_2 | A_1)P(A_3 | A_1 A_2) \cdots P(A_n | A_1 A_2 \cdots A_{n-1}) \qquad (3-6)$$

例3-4 某药检所从送检的10件药品中先后抽检2件。如果10件中有3件次品,求:

(1)第一次检得次品后,第二次检得次品的概率;

(2)两次都检得次品的概率。

解:设 $A_1 = \{$第一次检得次品$\}$,$A_2 = \{$第二次检得次品$\}$,则

$$(1) P(A_2 | A_1) = \frac{P(A_1 A_2)}{P(A_1)} = \frac{2}{9}$$

$$(2) P(A_1 A_2) = P(A_1)P(A_2 | A_1) = \frac{3}{10} \times \frac{2}{9} = \frac{1}{15}$$

操作步骤:

(1)Excel 中打开"例3-4. xls"工作表;

(2)在 A1,B1,C1 中分别输入 N,X,Y(其中 N 表示药品数;X 表示抽检数;Y 表示次品数);

(3)在单元格 D1 中输入 $P(A_1)$,在单元格 E1 中输入 $P(A_1 A_2)$,在单元格 F1 中输入 P

$(A_2 \mid A_1)$；

（4）选择 D2，键入公式"（FACT(C2)/FACT(C2-1))/(FACT(A2)/FACT(A2-1))"，用来计算 A_1 的概率，回车得单元格 D2 的值是 3/10；同理，选择 E2，键入公式"D2*F2"，用来计算 A_1A_2 的概率，回车得单元格 E2 的值是 1/15；选择 F2，键入公式"(C2-1)/(A2-1)"，用来计算 $A_2 \mid A_1$ 的概率，回车得单元格 F2 的值是 2/9。如图 3-4 所示：

	A	B	C	D	E	F
1	N	X	Y	$P(A_1)$	$P(A_1A_2)$	$P(A_2 \mid A_1)$
2		10	2	3	3/10	1/15	2/9
3							
4	N:药品数						
5	X:抽检数						
6	Y:次品数						

图 3-4　药品中检得次品的概率计算

四、全概率定理

如果直接计算一个复杂事件的概率遇到困难，可以把该事件进行分解，化成若干互不相容事件的和，再根据概率的有限可加性和条件概率的定义，可以得出计算事件概率的全概率公式。

定理　如果事件 B 能且只能与 n 个互不相容的事件组 $A_1, A_2, \cdots, A_n$ 之一同时发生，即
$$B = B(A_1 + A_2 + \cdots + A_n) = BA_1 + BA_2 + \cdots + BA_n$$
则 B 发生的概率为

$$P(B) = \sum_{k=1}^{n} P(A_K)P(BA_K)。 \tag{3-7}$$

故公式(3-7)称为全概率公式。

例 3-5　某药房的某种药品由甲、乙、丙三药厂提供，其中甲厂生产的占 1/2，乙、丙两厂各占 1/4。已知甲、乙两厂的次品率都为 2%，丙厂的次品率为 4%。现从药房中任取一份这种药品，求取到的为次品的概率。

解：设 $B = \{$取得的是次品$\}$，$A_1 = \{$是由甲厂生产的$\}$，$A_2 = \{$是由乙厂生产的$\}$，$A_3 = \{$是由丙厂生产的$\}$，事件 A_1, A_2, A_3 是互不相容的，则

$$P(A_1) = \frac{1}{2}, \qquad P(A_2) = \frac{1}{4}, \qquad P(A_3) = \frac{1}{4}$$

$$P(B|A_1) = 0.02, \qquad P(B|A_2) = 0.02, \qquad P(B|A_3) = 0.04。$$

由题给条件可知，B 能且只能与 A_1, A_2, A_3 之一同时发生，由全概率公式，得

$$P(B) = P(A_1)P(B|A_1) + P(A_2)P(B|A_2) + P(A_3)P(B|A_3)$$
$$= 0.02 \times \frac{1}{2} + 0.02 \times \frac{1}{4} + 0.04 \times \frac{1}{4}$$
$$= 0.025。$$

操作步骤：

（1）Excel 中打开"例 3-5. xls"工作表；

（2）在 A1,B1,C1,D1,E1,F1,G1 中分别输入 $P(A_1), P(A_2), P(A_3), P(B \mid A_1), P(B \mid A_2), P(B \mid A_3), P(B)$；

（3）在单元格 G2 中，键入公式"A2 * D2 + B2 * E2 + C2 * F2"，用来计算 $P(B)$，按回车键，则得到到的为次品的概率 $P(B)$。如图 3-5 所示：

	A	B	C	D	E	F	G
1	$P(A_1)$	$P(A_2)$	$P(A_3)$	$P(B|A_1)$	$P(B|A_2)$	$P(B|A_3)$	$P(B)$
2	1/2	1/4	1/4	0.02	0.02	0.04	0.0250

图 3-5　药品中检得次品的概率计算

五、贝叶斯定理

条件与例 3-5 相同，现在把问题改成：已知拿到的药品是次品，问该次品为乙厂生产的概率。这就是说，在拿到的产品为次品的条件下，求这次品是由乙厂生产的条件概率，即

$$P(A_2 \mid B) = \frac{P(A_2 B)}{P(B)} = \frac{P(A_2)P(B \mid A_2)}{\sum\limits_{k=1}^{n} p(A_K)P(B \mid A_K)} = \frac{0.005}{0.025} = 0.2$$

一般地，有以下定理：

定理　如果事件 B 能且只能与 n 个互不相容的事件组 $A_1, A_2, \cdots, A_n$ 之一同时发生，则在事件 B 发生的条件下，事件 A_k 发生的条件概率为

$$P(A_k \mid B) = \frac{p(A_K)P(B \mid A_K)}{\sum\limits_{k=1}^{n} p(A_K)P(B \mid A_K)} \tag{3-8}$$

公式（3-8）解决的问题与公式（3-7）相反，所以称其为逆概率公式，也称为贝叶斯（Bayes）公式。

例 3-6　用某种检验方法检查癌症。根据临床记录，癌症患者施行此项检查结果为阳性的概率为 95%，非癌症患者此项检查的结果为阴性的概率为 90%。根据以往的统计，某地区癌症的发病率为 0.0005。若用此法在该地区检查癌症，效果如何？

解：检查效果的好坏决定于判断的准确程度，即需要求出检查结果为阳性者患癌症的概率。设 $A = \{检验结果为阳性\}$，$B = \{是癌症患者\}$，则

$$P(A \mid B) = 0.95, \quad P(A \mid \bar{B}) = 0.10,$$
$$P(B) = 0.0005, \quad P(\bar{B}) = 0.9995。$$

由贝叶斯公式得

$$P(B \mid A) = \frac{P(B)P(A \mid B)}{P(B)P(A \mid B) + P(\bar{B})P(A \mid \bar{B})}$$
$$= \frac{0.005 \times 0.95}{0.005 \times 0.95 + 0.1 \times 0.9995} = 0.0047$$

即此检验法的正确性很小。

操作步骤：

（1）在 Excel 中打开"例 3-6. xls"工作表；

（2）分别在 A1，B1，C1，D1，E1 中键入 $P(A \mid B)$，$P(A \mid \bar{B})$，$P(B)$，$P(\bar{B})$，$P(B \mid A)$；

（3）选定单元格 E2，键入公式"C2 * A2/(C2 * A2 + B2 * D2)"，分别在 A2，B2，C2，D2 中输入 0.95，0.1，0.0005，0.9995 的数值后得到 $P(B \mid A)$ 的结果 0.004 73。如图 3-6 所示：

贝叶斯公式在临床医学研究中常用于鉴别诊断。如果将 $A_1, A_2, \cdots, A_n$ 看成是几种互不

	A	B	C	D	E
1	$P(A\mid B)$	$P(A\mid \bar{B})$	$P(B)$	$P(\bar{B})$	$P(B\mid A)$
2	0.95	0.1	0.0005	0.9995	0.00473
3					

图3-6　某种检验方法检查癌症的效果

相容的疾病,将 B 看成是有关这些疾病的诸重要证候表现的一种组合,同时,根据以往积累的临床资料,可对 A_k 发生的概率 $P(A_k)$ —称为事前概率,以及在 A_k 发生的条件下 B 发生的概率 $P(B\mid A_k)$ 作出估计。那么在诸证候表现的一种具体的组合确已出现的条件下,各种疾病发生的概率 $P(A_k\mid B)$ —称为事后概率,便可按贝叶斯公式计算。然后比较这几个事后概率的大小,若其中某种病 A_i 的事后概率 $P(A_i\mid B)$ 显著地大于其他各种病的事后概率,便作出患者患疾病 A_i 的诊断。

第二节　离散型随机变量的分布

一、离散型随机变量的概率分布

许多随机试验的结果—随机事件是表现为数量的。例如,采用某种新疗法对 10 名患者进行试治,治愈人数不外乎是 0,1,…,10 中的一个数。但也有一些随机试验的结果不是数量性的,而是表现为某种属性。例如,在产品检验中,被检产品可能是合格品,可能是次品,甚至可能是废品。如我们用 0,1,2 分别表示之,则每件产品的检验结果便是 0 或 1 或 2 了。所以,对表现为属性的试验结果,我们可予以数量化。这样,任何一个随机试验其结果都可用一个变量来刻画,试验的结果不同,表现为该变量的取值不同。这种变量称为随机变量(random variable)。

定义　一个随机变量如只能取有限个或无穷可数个值,便称为离散型随机变量(discrete type random variable)。

上述二例都属离散型随机变量。

例 3-7　甲、乙两位外科医生,各自对 10 名心脏患者进行手术治疗,假定这两组患者的年龄、病情等基本相同,用 A_1、A_2 分别表示他们的手术成功人数。显然, A_1 和 A_2 可能取的值都是从 0 到 10 之间的整数,但能否认为甲、乙两人的技术水平也一样呢? 当然不能。设 A_1、A_2 取各个可能值的概率如表 3-1 所示:

表 3-1　A_1、A_2 取各个可能值的概率

A_1	0	1	2	3	4	5	6	7	8	9	10
P	0.028	0.121	0.234	0.267	0.200	0.103	0.037	0.009	0.001	0.000	0.000
A_2	0	1	2	3	4	5	6	7	8	9	10
P	0.001	0.010	0.044	0.117	0.205	0.247	0.205	0.117	0.044	0.010	0.000

从表 3-1 很容易看出乙的技术水平比甲高。比如,手术成功 5 例及以上的概率,甲为 0.150,乙为 0.623,乙明显地高于甲。

由此可见,要完整地描述一个随机变量 A,必须考虑两点:一是 A 可能取哪些值;二是 A 取这些值的概率。随机变量的分布律(distribution law)就是指确立随机变量所可能取的值与取这些值的概率之间的一种对应关系。这种对应关系可以采用列表法、图像法或公式法来表示。

一般地,设离散型随机变量 A 可能取的值为 $x_k,(k=1,2,\cdots)$,而 A 取值 x_k 的概率为 P_k,即

$$P(A=x_k)=P_k, \quad k=1,2,\cdots \tag{3-9}$$

不难理解,诸 P_k 必须具有如下两个性质:

(1)随机变量取任何值时,其概率都不会是负数,即

$$P_k \geqslant 0 \qquad k=1,2,\cdots;$$

(2)随机变量取尽所有可取的值时,相应的概率之和为 1,即

$$\sum_{k=1}^{n} p_k = 1。$$

那么,我们称(3-9)式为离散型随机变量 A 的概率分布(probability distribution)。当概率分布用如下表格形式给出时,称为分布列,它清楚而完整地表示了离散型随机变量的概率分布情况。

A	x_1	x_2	……	x_n	……
P	P_1	P_2	……	P_n	……

在贝努里试验的情况下,随机变量 A 只能取 0 或 1 两个值,它的分布列如下:

A	0	1
P	$1-P$	P

$(0<P<1) \tag{3-10}$

这时,称 A 是服从(0-1)分布或二点分布(two point distribution)的随机变量。显然,二点分布具有概率分布的两个性质。

例 3-8　在一批 N 个同类产品中有 M 个次品。现从中任取 n 个,求其中恰有 m 个次品的概率。

现从中任取 n 个,则这 n 个中所含次品数 A 是一个离散型随机变量。故 A 的概率分布如下:

$$P(A=k)=\frac{C_M^k C_{N-M}^{n-k}}{C_N^n} \qquad k=0,1,2,\cdots,l \tag{3-11}$$

这里 $l=\min(M,n)$。这个概率分布称为超几何分布(hypergeometric distribution)。当然超几何分布也具有概率分布的两个性质。

二、概率分布函数

定义　设 A 是一个离散型随机变量,x 是任意取的一个实数,则函数

$$F(x)=P(A\leqslant x) \tag{3-12}$$

称为随机变量 A 的概率分布函数(probability distribution function)。

设 A 的分布律为

$$P(A = x_k) = P_k, k = 1, 2, \cdots$$

由概率加法定理可知 A 的分布函数为

$$F(x) = P(A \leq x) = \sum_{X_K \leq X} P(A = x_k) = \sum_{X_K \leq X} P_K$$

这里和式是对一切能使 $x_k \leq x$ 成立的那些 x_k 来相加的。也可这样来理解,$F(x)$ 的值表示随机变量 A 取的值落在 $(-\infty, x)$ 上的概率。

例 3-9 设随机变量 A 的分布律为

A	-1	1	2
P	$\dfrac{1}{3}$	$\dfrac{1}{6}$	$\dfrac{1}{2}$

求它的分布函数。

解:当 $x < -1$ 时,

$$F(x) = P(A \leq x) = \sum_{X_K \leq X} P_K = 0$$

当 $-1 \leq x < 1$ 时,

$$F(x) = P(A \leq x) = \sum_{X_K \leq X} P_K = P_1 = \frac{1}{3}$$

当 $1 \leq x < 2$ 时,

$$F(x) = P(A \leq x) = \sum_{X_K \leq X} P_K = P_1 + P_2$$

$$= \frac{1}{3} + \frac{1}{6} = \frac{1}{2}$$

当 $2 \leq x$ 时,

$$F(x) = P(A \leq x) = \sum_{X_K \leq X} P_K = P_1 + P_2 + P_3$$

$$= \frac{1}{3} + \frac{1}{6} + \frac{1}{2} = 1$$

于是,A 的分布函数为

$$F(x) = \begin{cases} 0 & \text{当 } x \text{ 在} (-\infty, -1) \text{时} \\ \dfrac{1}{3} & \text{当 } x \text{ 在} [-1, 1] \text{时} \\ \dfrac{1}{2} & \text{当 } x \text{ 在} [1, 2] \text{时} \\ 1 & \text{当 } x \text{ 在} [2, +\infty] \text{时} \end{cases}$$

操作步骤:

(1)在 Excel 中打开"例 3-9. xls"工作表;

(2)在单元格 A1,A2 中分别键入 A,P;在 B1,C1,D1,E1,F1 中分别键入 $-1,1,2,x$ 和 $F(x)$;

(3)选择单元格 F2,键入"IF(E2 < B1,0,IF(E2 < C1,B2,IF(E2 < D1,C2 + B2,IF(E2 > D1,1)))))",按回车可得其值为 1/2。如图 3-7 所示,可根据 x 取值自动计算 $f(x)$:

$F(x)$ 的图形如图 3-8 所示,它是一条阶梯形的曲线,在 $x = -1, 1, 2$ 处出现跳跃点(但仍

	A	B	C	D	E	F
1	A	−1	1	2	x	F(x)
2	P	1/3	1/6	1/2	1.50	1/2
3						

图 3-7　随机变量 A 的分布函数计算

是右连续的),其跳跃值分别为 $\dfrac{1}{3},\dfrac{1}{6},\dfrac{1}{2}$。

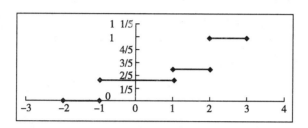

图 3-8　$F(x)$ 的概率分布曲线

在一般情况下,当离散型随机变量 A 的分布律为(3-9)式时,它的分布函数 $F(x)$ 的图形也是一条阶梯形曲线,且以 $x_k(k=1,2,\cdots)$ 为跳跃点(在跳跃点处右连续),相应的跳跃值为 $P_k=P(A=x_k)$。

不难看出,分布函数 $F(x)$ 具有以下三个基本性质:

(1) $F(x)$ 是一个不减函数,若 $x_2>x_1$,则 $F(x_2)\geqslant F(x_1)$;

(2) $0\leqslant F(x)\leqslant 1$,且 $F(-\infty)=\lim\limits_{x\to-\infty}F(x)=0,F(+\infty)=\lim\limits_{x\to+\infty}F(x)=1$。

(3) $F(x)$ 在任何点 x 处至少是右连续的,即 $F(x+0)=F(x)$。

三、两 点 分 布

若随机变量 X 仅可取两个值 a,b,其分布列为

X	a	b
P	$1-p$	p

则称 X 的分布为两点分布。当其中的 a,b 依次为 $0,1$ 时,则称 X 的分布为 0-1 分布。

显然,一个 0-1 分布仅依赖于一个在区间 $(0,1)$ 内的常数 p。例如,在毒性试验中,给老鼠注射一定剂量的药物,老鼠死亡的可能性为 80%,不死亡的可能性为 20%,那么,定义随机变量 X 为

$$X=\begin{cases}0 & \text{老鼠死了}\\ 1 & \text{老鼠没死}\end{cases}$$

则　　　　　　　　　　$P\{x=0\}=0.8$　　　　　$P\{x=1\}=0.2$

服从 0-1 分布。分布列为

X	0	1
P	0.8	0.2

当一组条件下只有两个可能结果,且都有正概率时,就能确定一个服从二点分布(two

51

point distribution）的随机变量。

四、二 项 分 布

在 n 次独立重复试验中，事件 A 恰发生 k 次（$0 \leq k \leq n$）。如果用 A 表示在 n 次独立重复试验中事件 A 发生的次数，则 A 是一个离散型随机变量，其概率分布为

$$P(A = k) = C_n^k p^k q^{n-k}, \qquad k = 0, 1, \cdots, n \qquad (3\text{-}13)$$

其中 p 为事件 A 在每次试验中发生的概率（$0 < p < 1$），$q = 1 - p$。

定义　如果随机变量 A 的可能取值为 $0, 1, \cdots, n$，而概率 $P(A = k)$ 由（3-13）式给出，则称 A 服从参数为 n、p 的二项分布（binomial distribution），记为 $A \sim B(n, p)$。

在 $n = 1$ 的情况下，3-13 式变为

$$P(A = k) = p^k q^{1-k} \qquad k = 0, 1$$

这就是（0-1）分布。

例 3-10　在一定条件下，某种微生物菌落在培养基中出现的概率为 0.8。现在在相同条件下，分别在 5 个培养基中接种，求至少有 4 个培养基中出现菌落的概率。

解：这里 $n = 5$，$p = 0.8$，$q = 0.2$。事件"至少有 4 个培养基中出现菌落"是事件"有 4 个培养基中出现菌落"和"5 个培养基中都出现菌落"这两个互不相容事件之和，故得

$$P(k \geq 4) = C_5^4 (0.8)^4 (0.2) + C_5^5 (0.8)^5 = 0.74$$

即至少有 4 个培养基中出现菌落预计有 74% 的可能性。

操作步骤：

（1）在 Excel 中打开"例 3-10. xls"工作表；

（2）分别合并单元格 A1，A2 和 B1，B2，在 A1，B1 中分别键入 n，p；A3，B3 中分别键入 5 和 0.8；在 A4 和 B4 中分别键入 k 和 $P(A = k) = C_n^k P^k (1-p)^{n-k}$

（3）在 A5 到 A10 中依次键入 0 到 5，选择单元格 B5，键入公式"（FACT（A3）/FACT（A5）/FACT（A3-A5））* POWER（B3, A5）* POWER（1-B3, A3-A5）"，回车可得其值是 0.00032，用同样的算法，依次可以得到 B6 到 B10 的数据，由于题目限定只有 5 个培养基，所以 B10 以后的数据为空，如图 3-9 所示：

	A	B	C
1	n	p	
2			
3	5	0.8	
4	k	$P(A = k) = C_n^k P^k (1-p)^{n-k}$	
5	0	0.00032	
6	1	0.0064	
7	2	0.0512	
8	3	0.2048	
9	4	0.4096	
10	5	0.32768	
11	6	#NUM!	

图 3-9　至少有 4 个培养基中出现菌落的概率

（4）将 B6 和 B9 和 B10 的数据相加可得最后结果。

五、泊 松 分 布

泊松分布也是一种重要的离散型分布。人们发现许多稀疏现象如：生三胞胎；某种少见

病(如食管癌、胃癌)的发病例数;用显微镜观察片子上每一格子内的细菌或血细胞数;用 X
线照射一种细胞或细菌,细胞发生某种变化或细菌死亡的数目;等等。这些现象都服从或近
似服从泊松分布。所以,又把泊松分布律称为稀疏现象律。

定义   如果随机变量 A 的概率分布为

$$P(A=k) = \frac{\lambda^k e^{-\lambda}}{k!} \qquad\qquad k=0,1,2,\cdots \qquad\qquad (3\text{-}14)$$

其中 $\lambda > 0$ 是一个常数,则称 A 服从参数为 k 的泊松分布(poisson distribution)。当 $\lambda = 5$ 时,
泊松分布的图形如图 3-10 所示。

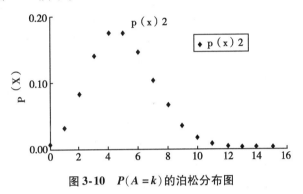

图 3-10 $P(A=k)$ 的泊松分布图

例 3-11   放射性物质放射出的 α 质点数 A 是服从泊松分布的有名例子。1910 年卢瑟
福(Rutherford)及盖革(Geiger)观察了在每个长为 7.5 秒的 2608 个时间间隔中,某块放射性
物质放出的 α 质点数,结果见表 3-2 前二列。表中 m_k 表示放出 k 个 α 质点的时间间隔的实
测个数。$n = \sum m_k = 2608$。因泊松分布中的参数 λ 表示数学期望,故由数学期望的概念可得

$$\lambda \approx \frac{\sum k m_k}{n} = 3.87$$

从而

$$P(A=k) = \frac{(3.87)^k e^{-3.87}}{k!} \qquad\qquad k=0,1,2,\cdots$$

由此算得的 $P(A=k)$ 乘以 n,便是放出 k 个 α 质点的时间间隔的理论个数(见表 3-2 第
三列)。显然,实测数与理论数符合得相当好,从而表明放射性物质放出的 α 质点数是服从
泊松分布的。

表 3-2   某块放射性物质放出的 α 质点数

k	m_2	$nP(A=k)$
0	57	54.399
1	203	210.523
2	383	407.361
3	525	525.496
4	532	508.418
5	408	393.515
6	273	253.817

k	m_2	$nP(A=k)$
7	139	140. 325
8	45	67. 882
9	27	29. 189
≥10	16	17. 075
合计	2608	2608. 000

操作步骤：

（1）在 Excel 中打开"例 3-11. xls"工作表；

（2）分别在 A1，B1，C1，D1 中键入 x，$P(x)$，m，$nP(A=k)$；

（3）选定单元格 B2，键入公式"poisson（\$A2，G\$2，0）"，对 B3～B11 单元格采用同样的公式，在操作时，只需要用鼠标左键点击 B2 单元格右下角的黑色十字形的鼠标图标往下拉即可得到 B3～B11 的结果；选定 B12，输入公式"1-SUM（B2：B11）"；选定 D2 单元格，键入公式"B2 * C13"，对 D3～D12 用相同的公式，在操作时，只需要用鼠标左键点击 D2 单元格右下角的黑色十字形的鼠标图标往下拉即可得到 D3～D12 的结果；在 A13 单元格键入"合计"，C13 键入公式"SUM（C2：C12）"，D13 键入公式"SUM（D2：D12）"；

（4）在表格中 A 列和 C 列输入变量 x 和 m 的值后，就可得到 $P(x)$ 和 $nP(A=k)$ 的值。如图 3-11 所示：

	A	B	C	D	E
1	x	p(x)	m	nP(A=k)	
2	0	0.020858	57	54.39863	
3	1	0.080722	203	210.5227	
4	2	0.156197	383	407.3614	
5	3	0.201494	525	525.4962	
6	4	0.194945	532	508.4176	
7	5	0.150888	408	393.5152	
8	6	0.097323	273	253.8173	
9	7	0.053805	139	140.3247	
10	8	0.026028	45	67.88208	
11	9	0.011192	27	29.18929	
12	10	0.006547	16	17.07489	
13	合计		2608	2608	

图 3-11 放射性物质放射出的 α 质点数 A 的泊松分布

第三节 连续型随机变量的分布

若随机变量 X 的分布函数 $F(x)$ 可表示成一个非负可积函数 $f(x)$ 的积分，则称 X 为连续型随机变量，$f(x)$ 称为 X 的分布密度函数。

一、连续型随机变量的概率分布

我们容易想到，并不是所有的随机变量都是离散型的。例如成年女性（男性）的身高或体重；同一批片剂中每片药的重量或某种成分的含量等等。无疑地，这些都是随机变量，但它们所能取的值充满了某一个区间,不可能一一地列举出来。对于这种非离散型的随机变量无法用分布列加以描述,但分布函数仍是适用的,故而引入连续型随机变量的概率分布问题。

表示试验结果的变量 x,其可能取值为某范围内的任何数值,且 x 在其取值范围内的任一区间中取值时,其概率是确定的,则称 x 为连续型随机变量(continuous random variable)。

例 3-12　在区间[0,1]上任意投掷一个质点。设 A 表示投掷后质点的坐标,质点落在 [0,1] 中任意子区间的概率与这个子区间的长度呈正比,而与这个子区间所在的位置无关。求 A 的分布函数。

解:根据题意可知

当 $x < 0$ 时,

$$F(x) = P(A \leqslant x) \leqslant P(A < 0) = 0$$

当 $0 \leqslant x \leqslant 1$ 时,

$$F(x) = P(A \leqslant x) = P(0 \leqslant A \leqslant x) = kx$$

但 $P(0 \leqslant A \leqslant 1) = 1$,故 $k = 1$,从而

$$F(x) = x$$

当 $1 < x$ 时,

$$F(x) = P(A \leqslant x) = P(A \leqslant 1) + P(1 \leqslant A \leqslant x) = P(A \leqslant 1) = 1$$

于是,所求的分布函数为

$$F(x) = \begin{cases} 0 & \text{当 } x < 0 \text{ 时} \\ x & \text{当 } 0 \leqslant x \leqslant 1 \text{ 时} \\ 1 & \text{当 } 1 < x \text{ 时} \end{cases}$$

本例中的分布函数 $F(x)$(其图形如图 3-12 所示)可以写成如下形式:

$$F(x) = \int_{-\infty}^{x} f(t)dt$$

其中

$$F(t) = \begin{cases} 1 & \text{当 } 0 \leqslant t \leqslant 1 \text{ 时} \\ 0 & \text{其他} \end{cases}$$

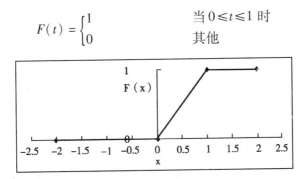

图 3-12　$F(x)$ 的分布曲线

操作步骤:

(1)在 Excel 中打开"例 3-12. xls"工作表;

(2)在 A1,B1,C1,D1 中分别键入区间下限,区间上限,x 和 $f(x)$,在 A2,B2 中分别键入 0 和 1,C2 中可以任意填数,如键入 3,选择单元格 D2,键入公式"IF(C2 < A2,0,IF(C2 < 1,

C2,B2))",可得其值为1,如图3-13所示:

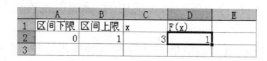

图 3-13　*A* 的分布函数

二、概率密度函数

对于离散型随机变量,用概率分布来描述它的规律,其特点有两个:一是能列出随机变量 x 所有可能取的值,二是能列出 x 取每一个值的概率。

对于连续型随机变量,由于它的取值充满了某一区间,这样一来,它们所取的值就不能一一列出来,更不可能将它取每一值的概率列出来。为了确切地描述连续型随机变量,我们引进连续型随机变量的概率密度函数的概念。

我们通常遇到的非离散型随机变量,它的分布函数 $F(x)$ 都可以表示成一个非负函数 $f(t)$ 在 $(-\infty,x)$ 上的积分,故有如下定义。

定义　设随机变量 A 的分布函数为 $F(x)$,如果存在一个非负函数 $f(x)$,对于任意的实数 x 都有

$$F(x) = \int_{-\infty}^{X} f(t)\,dt \tag{3-15}$$

则称 A 为连续型随机变量,称 $f(t)$ 为 A 的概率密度函数(probability density function),简称概率密度。

由(3-15)式可知,连续型随机变量的分布函数 $F(x)$ 必为连续函数,而且它的概率密度函数 $f(x)$ 必有下述性质。

(1) $f(x) \geq 0$;

(2) $\int_{+\infty}^{-\infty} f(x)\,dx = 1$;

(3) $P(x_1 < A \leq x_2) = F(x_2) - F(x_1) = \int_{x_2}^{x_1} f(x)\,dx$。

性质(3)表明,计算连续型随机变量落在一个区间内的概率,归结为计算概率密度函数在该区间上的积分(从几何意义上说,就是计算相应的曲边梯形的面积)。

应注意,连续型随机变量 A 取任一指定值 a 的概率为0,即

$$P(A = a) = 0$$

事实上,设 A 的分布函数为 $F(x)$,则有

$$0 \leq P(A = a) \leq P(a - \Delta x < A \leq a) = F(a) - F(a - \Delta x)$$

因为 $F(x)$ 是连续的,令 $\Delta x \to 0$,必有

$$F(a) - F(a - \Delta x) = 0$$

故 $P(A = a) = 0$。

由此可见在计算连续型随机变量落在某一区间内的概率时,不必计较是开区间还是闭区间。

还应该指出,当事件 A 为不可能事件时,$P(A) = 0$,但 $P(A) = 0$ 并不意味着 A 一定是不可

能事件。比如,在例 3-12 的情况下,我们在 $[0,1]$ 内投掷一个质点使 $A = \frac{1}{2}$ 并不是不可能事件。

例 3-13 设随机变量 A 的概率密度为

$$F(x) = \begin{cases} 2x & \text{当 } 0 \leqslant x \leqslant 1 \text{ 时} \\ 0 & \text{其他} \end{cases}$$

求:$(1) P\left(A < \frac{1}{2}\right);$ $(2) P\left(\frac{1}{4} \leqslant A \leqslant \frac{1}{2}\right)$。

解:由 $(3-15)$ 式及概率密度的性质,有

$(1)\ P\left(A < \frac{1}{2}\right) = \int_{-\infty}^{\frac{1}{2}} f(x)\,dx = \int_{0}^{\frac{1}{2}} 2x\,dx = x^2 \Big|_{0}^{\frac{1}{2}} = \frac{1}{4}$

$(2)\ P\left(\frac{1}{4} \leqslant A \leqslant \frac{1}{2}\right) = \int_{\frac{1}{4}}^{\frac{1}{2}} 2x\,dx = x^2 \Big|_{0}^{\frac{1}{2}} = \frac{3}{16}$

操作步骤:

(1)打开"例 3-13. xls"工作表;

(2)在 A1,B1,C1,D1,F1 中分别输入 x,$F(x)$,$F^1(x)$,$P(A)$;

(3)合并单元格 D1,E1,输入积分区间;

(4)在 B2 中输入公式"IF($A2 < 0,0$,IF($A2 < = 1,2*A2,0$))(这是函数 $F(x)$)",在 C2 中输入公式"POWER($A2,2$)",按回车键,即得到 $P\left(A < \frac{1}{2}\right)$;

(5)在 D2,E2 中输入区间 1/4,1/2,在 F2 中输入公式"POWER($E2,2$)-POWER($D2,2$)",按回车键,即得到 $P\left(\frac{1}{4} \leqslant A \leqslant \frac{1}{2}\right)$。如图 3-14 所示:

	A	B	C	D	E	F
1	x	F(x)	F⁻¹(x)	积分区间		P(A)
2	1/2	1	1/4	1/4	1/2	3/16

图 3-14 概率密度函数计算

三、均 匀 分 布

若连续型随机变量 A 的概率密度为

$$f(x) = \begin{cases} \dfrac{1}{b-a} & \text{当 } a \leqslant x \leqslant b \text{ 时} \\ 0 & \text{其他} \end{cases}$$

则称 A 在区间 $[a,b]$ 上服从均匀分布(uniform distribution)。记作 $A \sim U(a,b)$。

由 $(3-15)$ 式,可求得 A 的分布函数为

$$F(x) = \int_{-\infty}^{x} f(t)\,dt$$

$$= \begin{cases} 0 & \text{当 } x < a \text{ 时} \\ \dfrac{x-a}{b-a} & \text{当 } a \leqslant x \leqslant b \text{ 时} \\ 1 & \text{当 } b < x \text{ 时} \end{cases}$$

$f(x)$ 及 $F(x)$ 的图形分别如图 3-15 及图 3-16 所示。例 3-12 便是随机变量在区间 $[0,1]$ 上呈均匀分布的例子。对于在 $[a,b]$ 上服从均匀分布的随机变量 A，它落在 $[a,b]$ 中任意一个子区间内的概率，只与该子区间的长度呈正比而与其所在的位置无关，事实上，对于任意一个长度为 l 的子区间 $(c,c+l)$，其中 $a \leqslant c < c + l \leqslant b$，$A$ 落在其内的概率为

$$P(c \leqslant A \leqslant c + l) = \int_c^{c+l} f(x)dx = \int_c^{c+l} \frac{1}{b-a}dx = \frac{l}{b-a}$$

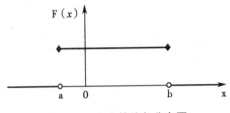

图 3-15　$f(x)$ 的均匀分布图

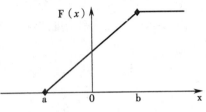

图 3-16　$F(x)$ 的均匀分布图

四、正 态 分 布

(一) 正态分布

无论从理论上或应用上说，正态分布都是极其重要的。许多统计分析方法都是以正态分布理论为基础的，许多医药学问题中遇到的随机变量，如：人的身高、体重、红细胞数、胆固醇含量等等都相当好地服从正态分布。有些随机变量本身不服从正态分布，但经过适当的变换就可当作正态分布处理。

定义　如果随机变量 A 具有如下概率密度函数

$$f(x) = \frac{1}{\sqrt{2\pi}\sigma}e^{\frac{(x-\mu)^2}{2\sigma^2}} \qquad (-\infty < x < +\infty) \tag{3-16}$$

其中 μ,σ 为常数，且 $\sigma > 0$，则称 A 服从参数为 μ、σ 的正态分布（normal distribution），记为 $A \sim N(\mu,\sigma)$。

有时把服从正态分布的随机变量简称为正态变量。

正态变量具有如下重要性质：

（1）若 $A \sim N(\mu,\sigma)$，则 $aA + b \sim N(a\mu + b, |a|\sigma)$，其中 a,b 为常数；

（2）若 $A_1 \sim N(\mu_1,\sigma_1)$，$A_2 \sim N(\mu_2,\sigma_2)$，且 A_1 和 A_2 互相独立，则 $(A_1 \pm A_2) \sim N(\mu_1 \pm \mu_2, \sqrt{\sigma_1^2 + \sigma_2^2})$。

性质（2）还可推广到多个正态变量的情况，即：多个相互独立的正态变量的代数和仍为正态变量，其数学期望为各分量数学期望的代数和，其方差为各分量方差之和。

正态分布概率密度函数的曲线称为正态曲线，如图 3-17 所示。

正态曲线具有以下性质：

（1）正态曲线位于 x 轴的上方，以直线 $x = \mu$ 为对称轴，即对于任意 h 有 $f(\mu - h) = f(\mu + h)$，

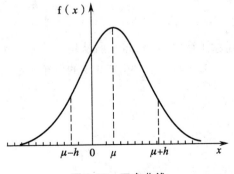

图 3-17　正态曲线

且 $x = \mu + h$ 处正态曲线有拐点。

（2）在 $x = \mu$ 处，正态曲线处于最高点；当 x 从左右二侧远离 μ 时，曲线逐渐降低并且以 x 轴为渐近线，即通常所说中间高、两边低的钟状曲线。

（3）当固定 σ 而改变 μ 的值时，曲线的图形沿着 σx 轴平行移动，形状不变，如图 3-18；当固定 μ，而使 σ 值变小时，曲线变得又高又瘦，即分布越集中于 μ 的附近，反之 σ 值增大时，曲线变得又矮又胖，即分布越分散，如图 3-19 所示。

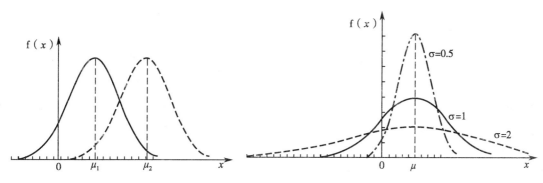

图 3-18　固定 σ 而改变 μ 时的正态曲线　　　图 3-19　固定 μ 而改变 σ 时的正态曲线

（4）正态曲线下的总面积等于 1，即

$$\int_{-\infty}^{+\infty} \frac{1}{\sqrt{2\pi}\sigma} e^{-\frac{(x-\mu)^k}{2v^2}dx} = 1 \tag{3-17}$$

这是任何概率密度函数必须具有的性质，正态分布自不例外。

（二）标准正态分布

为了应用方便，常将式(3-16)做变量变换，使 $\mu = 0$，$\sigma = 1$ 时的正态分布称为标准正态分布(standard normal distribution)，记为 $A \sim N(0,1)$，相应的概率密度函数及分布函数分别特记为 $\varphi(x)$ 及 $\Phi(x)$，即

$$\varphi(\chi) = \frac{1}{\sqrt{2\pi}} e^{-\frac{\chi^2}{2}} \qquad (-\infty < \chi < +\infty) \tag{3-18}$$

$$\Phi(\chi) = \int_{-\infty}^{\chi} \frac{1}{\sqrt{2\pi}} e^{-\frac{t^m}{2}} dx \qquad (-\infty < \chi < +\infty) \tag{3-19}$$

对于任给的 $\alpha(0 < \alpha < 1)$，可以找到相应的 $\mu_{1-\frac{\alpha}{2}}$ 值，$\mu_{1-\frac{\alpha}{2}} > 0$，如图 3-20 所示，使下式成立：

$$\int_{\mu_{1-\frac{\alpha}{2}}}^{+\infty} \frac{1}{\sqrt{2\pi}} e^{-\frac{t^2}{2}} dt = P(A > \mu_{1-\frac{\alpha}{2}}) = \frac{\alpha}{2}$$

由于对称性，也有

$$\int_{-\infty}^{-\mu_{1-\frac{\alpha}{2}}} \frac{1}{\sqrt{2\pi}} e^{-\frac{t^2}{2}} dt = P(A < \mu_{1-\frac{\alpha}{2}}) = \frac{\alpha}{2}$$

或

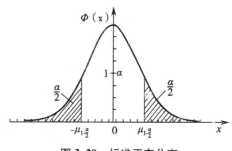

图 3-20　标准正态分布

$$\int_{-\mu_{1-\frac{\alpha}{2}}}^{\mu_{1-\frac{\alpha}{2}}} \frac{1}{\sqrt{2\pi}} e^{-\frac{t^m}{2}} dt = P(-\mu_{1-\frac{\alpha}{2}} \leqslant A \leqslant \mu_{1-\frac{\alpha}{2}}) = 1 - \alpha \tag{3-20}$$

我们称 $\mu_{1-\frac{\alpha}{2}}$ 值是相应于 α 的双侧分位数。

（三）非标准的正态分布

对于非标准的正态分布概率的计算，一般

设 $A \sim N(\mu,\sigma)$，分布函数为 $F(\chi) = \dfrac{1}{\sqrt{2\pi}\sigma} \int_{-\infty}^{\chi} e^{-\frac{(t-\mu)k}{2\sigma^2}} dt$

令 $\dfrac{(t-\mu)}{\sigma} = \mu$，得 $F(\chi) = \dfrac{1}{\sqrt{2\pi}} \int_{-\infty}^{\frac{\chi-\mu}{\sigma}} e^{-\frac{\mu^k}{2}}$

由（3-18）式，有 $F(\chi) = \phi\left(\dfrac{\chi-\mu}{\sigma}\right)$　　　　　　　　　　　　　　　　（3-21）

即非标准的正态分布，其分布函数在 x 处的值等于标准正态分布的分布函数在 $\dfrac{\chi-\mu}{\sigma}$ 处的值。

据此，可利用 $\Phi(x)$ 数值表计算任意正态变量的概率。

例 3-14　设 $A \sim N(\mu,\sigma)$，试求 A 落在 $(\mu-\sigma,\mu+\sigma)$，$(\mu-2\sigma,\mu+2\sigma)$ 及 $(\mu-3\sigma,\mu+3\sigma)$ 内的概率。

解：$P(\mu-\sigma < A < \mu+\sigma) = P(A \leq \mu+\sigma) - P(A \leq \mu-\sigma)$

$\qquad\qquad\qquad\qquad\quad = F(\mu+\sigma) - F(\mu-\sigma) = \Phi(1) - \Phi(-1)$

由 $\Phi(x)$ 数值表查得

$\qquad\qquad\qquad\qquad \Phi(1) = 0.8413, \qquad \Phi(-1) = 0.1587$

故 $P(\mu-\sigma < A < \mu+\sigma) = 0.8413 - 0.1587 = 0.6826$

仿此可得

$\qquad\qquad P(\mu-2\sigma < A \leq \mu+2\sigma) = \Phi(2) - \Phi(-2) = 0.9773 - 0.0228 = 0.9545$

$\qquad\qquad P(\mu-3\sigma < A \leq \mu+3\sigma) = \Phi(3) - \Phi(-3) = 0.9987 - 0.0014 = 0.9973$

即对于数学期望为 μ，方差为 σ^2 的正态变量 A，它落在 $(\mu-\sigma,\mu+\sigma)$ 内的概率约为 68.3%；落在 $(\mu-2\sigma,\mu+2\sigma)$ 内的概率约为 95.4%；落在 $(\mu-3\sigma,\mu+3\sigma)$ 内的概率约为 99.7%（图 3-21）。

操作步骤：

（1）打开"例 3-14. xls"工作表；

（2）在 A1 到 F1 中依次键入 $\Phi(-1)$，$\Phi(1)$，$\Phi(-2)$，$\Phi(2)$，$\Phi(-3)$，$\Phi(3)$；

（3）查表可得其值依次为：0. 1587，0. 8413，0. 0228，0. 9773，0. 0014，0. 9987；

（4）分别合并单元格 A3 和 B3，C3 和 D3 及

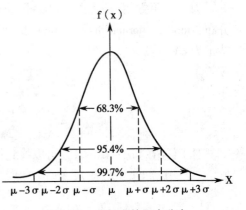

图 3-21　非标准的正态分布

E3 和 F3，合并后在这三个单元格中分别键入 $P(\mu-\sigma < A < \mu+\sigma)$，$P(\mu-2\sigma < A < \mu+2\sigma)$，$P(\mu-3\sigma < A < \mu+3\sigma)$；

（5）分别合并单元格 A4 和 B4，C4 和 D4 及 E4 和 F4，选择 A4，键入公式"B2- A2"，回车得值为 0. 6826；选择 C4，键入公式"D2- C2"，回车得值为 0. 9545；选择 E4，键入公式"F2- E2"，回车得值为 0. 9973。如图 3-22 所示：

（四）对数正态分布

很多医学资料是呈偏态分布的，如：食品中有些农药的残留量，某些疾病的潜伏期等，其

	A	B	C	D	E	F
1	$\phi(-1)$	$\phi(1)$	$\phi(-2)$	$\phi(2)$	$\phi(-3)$	$\phi(3)$
2	0.1587	0.8413	0.0228	0.9773	0.0014	0.9987
3	$P(\mu-\sigma<A<\mu+\sigma)$		$P(\mu-2\sigma<A<\mu+2\sigma)$		$P(\mu-3\sigma<A<\mu+3\sigma)$	
4	0.6826		0.9545		0.9973	

图 3-22　非标准的正态分布

中有的经过对数变换后服从正态分布,即随机变量 A 服从对数正态分布。

定义　如果随机变量 A 具有如下的概率密度函数

$$f(x)\begin{cases} \dfrac{1}{\sqrt{2\pi}\sigma x}e^{-\frac{(\ln x-\mu)^2}{2\sigma^2}} & 当\ x>0\ 时 \\ 0\cdots\cdots\cdots\cdots\cdots & 当\ x\leqslant0\ 时 \end{cases} \tag{3-22}$$

其中 μ,σ 都是常数,且 $\sigma>0$,则 A 呈服从对数正态分布(lognormal distribution)。

不难推证,若 A 服从对数正态分布,则其对数 lnA 的服从数学期望为 μ,方差为 σ^2 的正态分布。这就是对数正态分布命名的由来。实用上,对于对数正态变量 A,多取常用对数 lgA 来分析,自然 lgA 是正态变量,其数学期望和方差分别记为 μ' 和 σ'^2。

对数正态分布曲线如图 3-23 所示,它不对称,偏向左侧,右尾较长。据有关资料报道,收缩压和舒张压,全血中的尿素、非蛋白氮、肌酐,血清和血浆中的钾以及生物检定中动物反应率,关于剂量的分布等等,常呈对数正态分布。

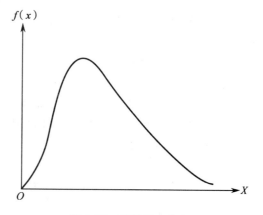

图 3-23　对数正态分布

五、中心极值定理

如果一个随机变量,它是由很多个相互独立的随机变量叠加而成,而其中每一个分量在总和中所起的作用都是不大的,那么作为总和的那个随机变量便近似地服从正态分布,这就是中心极值定理的实际内容。有关这方面的定理有多个,这里仅介绍一个所谓同分布的中心极值定理。

定理　设 $A_1,\cdots,A_n,\cdots$ 是具有相同分布且相互独立的一列随机变量,则当 $n\to+\infty$ 时,对任意 x 都有

$$\lim_{n\to\infty}P\left(\frac{1}{\sigma\sqrt{n}}\sum_{k=1}^{n}(A_k-\mu)\leqslant x\right)=\int_{-\infty}^{x}\frac{1}{\sqrt{2\pi}}e^{-\frac{t^k}{2}}dt \tag{3-23}$$

其中　$\mu=MA_k,\sigma^2=DA_K>0,k=1,\cdots,n,\cdots$。

上述定理除了说明正态分布的常见性外,还可用来近似计算,即在同分布条件下概率 $P\left(\dfrac{1}{\sigma\sqrt{n}}\sum\limits_{k=1}^{n}(A_k-\mu)\leqslant x\right)$ 可利用 $\Phi(x)$ 来计算。

61

例 3-15　一片药片的重量是个随机变量,其均数为 1g,标准差为 0.1g,求 1 瓶(100 片)药片重量大于 102g 的概率?

解:设药片重量为 A,瓶中第 n 片药片的重量为 $A_n(n=1,2,\cdots,100)$,A_n 为相互独立的随机变量,$MA_n=1$,$DA_n=\sigma^2=0.01$,$A=\sum_{n=1}^{100}A_n$,$MA=100MA_n=100$,$DA=\sum_{n=1}^{100}DA_n=100\times(0.1)^2=1$,$DA=1$

这里,认为 $n=100$ 足够大,所以根据中心极值定理有

$$P(A>102)=P\left(\frac{A-100}{1}>2\right)=1-P(A-100\leqslant2)$$
$$=1-\phi(2)=1-0.9772=0.0228$$

即一瓶(100 片)药片的重量大于 102g 的概率为 0.0228。

操作步骤:

(1)打开"例 3-15. xls"工作表;

(2)在 A1,B1,C1,D1,E1,F1,G1,H1 中分别输入均数,标准差,n,MA,DA,x,Z,$P(x>MA)$;

(3)在 A2 单元格输入均数 $=1$;

(4)在 B2 单元格输入标准差 $=0.1$;

(5)选定单元格 H2,键入公式"$1-\phi(G2)$";

(6)在 C2 单元格输入样本量 $n=100$,即可得到一瓶(100 片)药片的重量大于 102g 的概率为 0.0228。如图 3-24 所示:

	A	B	C	D	E	F	G	H
1	均数	标准差	n	MA	DA	x	Z	$P(x>MA)$
2	1	0.1	100	100	1	102	2	0.022750132

图 3-24　1 瓶(100 片)药片重量大于 102g 的概率

第四节　案例分析:某市胃癌遗传因素研究

胃癌是由多种因素长期作用所致的消化道癌症,其发生发展涉及多种癌基因与抑癌基因的异常改变,是多基因变异积累的结果。一般认为,10% ~20% 的胃癌是由遗传因素引起的,即在某些环境因子作用下,多个具有微小效应的基因(微效基因)最终产生一个总效应而发生胃癌。为探讨某市胃癌的遗传因素,研究者于 1982 年 8 月 13 日 ~2003 年 4 月 30 日开展了胃癌遗传因素的流行病学研究工作。从胃癌的发病情况、家族史、以村为单位的地区聚集性、家族聚集性等方面进行了探讨。

对以村为单位的农村胃癌死亡地区聚集性分析,根据胃癌死亡登记资料采用 Poisson 分布 $P(x)=e^{-\lambda}\frac{\lambda^x}{x!}$ 模型拟合,并用频数分布拟合优度的 χ^2 检验进行验证。

某市农村胃癌死亡情况 Poisson 分布曲线拟合结果见表 3-3,$\chi^2=130.14$,$P<0.004$,差异有统计学意义,其分布不符合 Poisson 分布,表明某市农村胃癌死亡存在地区聚集性。

表 3-3 某市 433 个自然村的 625 个取样单位 Poisson 分布配合

胃癌死亡率(1/5000)	实际样本数(A)	理论样本数(T)	$(A-T)^2/T$
0	33	28.19	0.82
1	127	87.38	17.96
2	129	135.38	0.30
3	105	139.88	8.70
4	97	108.38	1.19
5	55	67.19	2.21
6	25	34.69	2.71
7	22	15.38	2.85
8	18	5.94	24.49
≥9	14	2.06	69.21
合计	—	—	130.14

对胃癌家族聚集性研究中,对有胃癌家族史家系的胃癌分布用二项分布$(p+q)^n$模型拟合,并用频数分布拟合优度的χ^2检验进行验证。

44 个家族共得一级亲属 349 人,11 例胃癌,用二项分布$(p+q)^n$数学模型拟合,将病例分布的实际数(A)与二项分布的理论数(T)作拟合度检验的结果见表 3-4,$\chi^2=15.81$,$P<0.016$,表明家族中胃癌患者的分布超过二项分布的概率范围,即胃癌的分布呈明显的家族聚集性,而非按机会均等的分布。

表 3-4 二项分布的理论数与实际数配合适度检验

例数	实际数(A)	理论数(T)	O-T	$(O-T)^2$	$(O-T)^2/T$
10-1	3	10.72	-7.73	59.95	5.57
3	23	12.12	10.88	118.37	9.77
3+	18	21.16	-3.16	9.98	0.47
合计	44	44.00			15.81

自 20 世纪 80 年代以来,我国相继报道了胃癌负二项分布及 Poisson 分布的研究结果,为胃癌的病因学研究提供了线索。某市各自然村间的胃癌死亡率差别颇大,最高达 470.59/10 万,最低为 0,这一情况与我国及世界各国胃癌死亡率不一致的情况相类似。研究者对某市 433 个村的胃癌死亡率进行 Poisson 分布模型拟合,并对其进行配合适度χ^2检验,结果其分布不符合 Poisson 分布,表明胃癌死亡存在地区聚集性。又对 44 例有胃癌家族史的家系进行家族聚集性的二项分布模型拟合,结果表明胃癌在家族中亦表现出聚集现象。

■■■ 习　题　3 ■■■

一、名词解释

1. 随机事件

2. 概率

3. 离散型随机变量

4. 连续型随机变量

5. 标准正态分布

二、是非题

1. 在一定条件下,试验效果中必然不出现的事件,称为可能事件。

2. 频率的稳定性充分说明随机事件出现的可能性是事物本身固有的一种客观属性,因此可以对它进行度量。

3. 频率一般为常数,概率则为变数。

4. 若事件 A 和 B 是两个互不相容的事件,则 $P(A+B) = P(A) + P(B)$ 称为互斥事件概率乘法公式。

5. 在事件 B 发生的条件下,事件 A 发生的概率叫作条件概率。

6. 贝叶斯公式在临床医学研究中常用于鉴别诊断。

7. 随机变量的分布律就是指确立随机变量所可能取的值与取这些值的概率之间的一种对应关系。

8. 一个 0-1 分布仅依赖于一个在区间 $(0,1)$ 内的常数 p。

9. 在计算连续型随机变量落在某一区间内的概率时,必须注意是开区间还是闭区间。

10. 如果一个随机变量,它是由很多个相互独立的随机变量叠加而成,而其中每一个分量在总和中所起的作用都是不大的,那么作为总和的那个随机变量便近似地服从正态分布,这就是中心极值定理的实际内容。

三、填空题

1. 随机试验中的每一个可能出现的结果都是一个随机事件,它们是该试验的最简单的随机事件,特称为( )。

2. 任何一个随机试验其结果都可用一个变量来刻画,试验的结果不同,表现为该变量的取值不同。这种变量称为( )。

3. 随机变量的( )就是指确立随机变量所可能取的值与取这些值的概率之间的一种对应关系。这种对应关系可以采用( )、( )或( )来表示。

4. 设 A 是一个离散型随机变量,x 是任意取的一个实数,则函数 $F(x) = P(A \leq x)$ 称为随机变量 A 的( )。

5. 对数正态分布曲线不对称,偏向( )侧,( )尾较长。

四、计算题

1. 有人提出舌癌手术治疗的新方案,试行 5 例,有 4 例成功(患者生存 5 年以上),据此认为新方案的成功率为 80%。这个推断可靠吗?为什么?

2. 有 20 瓶"冬令补膏",所装补膏的瓶中,有 5 只瓶口高低不匀(属次品)。现从中任取三瓶,求最多取到一瓶是次品的概率。

3. 瓶中装有 100 片药片,其中有 3 片失效,今自瓶中任取 5 片,求取得的 5 片中有 2 片失效的概率。

4. 一盒针剂共 10 支,已知其中有 4 支已过期,任取 2 支,求:

(1)其中有已过期针剂的概率;

(2)其中有未过期针剂的概率。

5. 有资料表明,某地居民活到 60 岁的概率为 0.8,活到 70 岁的概率为 0.4,试求现年 60 岁的该地居民活到 70 岁的概率。

6. 人的血型为 O,A,B,AB 型的概率分别为 0.46,0.40,0.11,0.03。今任意挑选 5 人,求下列事件的概率。

(1)恰有 2 人为 O 型;

(2)3 人为 O 型,2 人为 A 型;

(3)没有一人为 AB 型;

(4)2 个为 O 型,其他 3 人分别为其他 3 种血型。

7. 为了提高抗生素生产的产量和质量,常需使一大批菌种发生变异,并选取一小部分变异个体(菌株)进行培养,然后从中筛选出优良的菌株。设优良菌株出现的概率 $p = 0.05$,问:选取多少只变异个体(菌株)进行培养,就能以 95% 的把握从中至少选到一只优良菌株?(提示:由于从大批诱变的菌种中仅选取小部分菌株进行培养,所以可认为每个菌株为优良的概率保持不变)

8. 某地区成人中肥胖体型(A_1)的人占 10%,瘦小体型(A_2)的人占 8%,中等体型(A_3)的人占 82%。又知该地区肥胖者中患高血压的占 20%,瘦小者中患高血压的占 5%,中等体型者中患高血压的占 10%,试求该地区成人患高血压(B)的概率。

9. 某药厂生产某种针剂以 100 支为一批。在进行抽样检查时,只从每批中抽取 10 支来检查,若发现其中有不合格品,则认为这一批产品就不合格。假定每 100 支针剂中不合格品最多不超过 4 支,且具有如下表所示的概率分布:

每100支针剂中的不合格品数	0	1	2	3	4
概　　率	0.1	0.3	0.3	0.2	0.1

求各批针剂通过检查(即抽样检查的 20 支针剂都是合格品)的概率。

10. 某药对某病的治愈率为 0.6,无效率为 0.4。如用该药治某病 5 例,问:预期治愈几例的可能性最大?

11. 下面两表是否可作为离散型随机变量的分布列? 为什么?

A_1	−1	0	2
P	−0.5	0.9	0.6

A_2	−1	0	2
P	0.6	0.1	0.15

12. 设随机变量 A 的分布列为

A	−2	−1	0	2
P	0.4	0.3	0.2	0.1

试求:$MA, M(A^2), M(3A^2 + 5)$。

13. 有 L 升经过紫外线消毒的自来水,其中含有 n 个大肠杆菌。今从其中任取一升水检验,求这升水中所含大肠杆菌的个数的概率分布。

14. 设一药物对某种病的治愈率为 0.8,如果有 10 个此种疾病患者用该药治疗,试写出

治愈人数 A 的分布律并求至少有 3 个人被治愈的概率。

15. 某地胃癌的发病率为 0.01%，现普查 5 万人，其中没有胃癌患者的概率是多少？胃癌患者少于 5 人的概率是多少？

16. 设 $\ln A \sim N(1,2)$，求：$(1) P\left(\dfrac{1}{2} < A < 2\right)$；$(2) MA$ 和 DA。

（丁国武）

第四章

线性和离散优化

线性和离散优化的对象大体可分为两大类:一类是在现有的人、财、物等资源的条件下,研究如何合理地计划、安排,可使某一目标达到最大,如产量、利润目标等;另一类是在任务确定后,如何计划、安排、使用最低限度的人、财等资源,去实现该任务,如生产成本、费用最小等。这两类问题从本质上说是相同的,即都在一组约束条件下,去实现某一个目标的最优。

第一节 线性优化模型

应用线性和离散优化方法一般有 3 个步骤:第一,采用特定方式定义问题;第二,数学模型描述问题;第三,求解数学模型。本节首先介绍线性优化问题。

一、线性优化问题的数学模型

线性或离散优化模型一般由决策变量、约束条件和目标函数三大基本要素组成。例如,一个医疗器械制造厂想要生产 X_1 单位 CT 机,X_2 单位磁共振仪和 X_3 单位彩超机,其中 X_1、X_2 和 X_3 就是表示每一项未知变量数量的符号,也即决策变量。目标函数是以决策变量的形式描述医疗器械制造厂完全绩效测度目标的线性数学关系式。目标函数通常由最大化或最小化某些值组成。约束条件也是决策变量的线性关系式,表示决策变量受一定条件的约束。

下面我们通过一个最大化问题模型的例子来介绍如何建立线性优化模型。

例 4-1 某制药厂在计划期内要安排生产 I、II 两种抗生素药品,都需要在 A、B 两种不同的设备上加工。表 4-1 显示了制药厂生产每千克药品 I 和 II 在各台设备上所需的加工台时数及生产各药品可得的利润。已知设备 A、B 在计划期内有效台时数分别是 120 和 80。现制药厂想知道如何安排生产计划可以使制药厂的利润最大。

表 4-1 药品资源需求

抗生素药品	设备台时数(台时/千克)		利润(元)
	A	B	
I	2	1	240
II	2	2	300

解:建立制药厂问题的线性优化模型的步骤如下:

(一)定义决策变量

制药厂要决策的问题是生产多少千克的药品 Ⅰ 和 Ⅱ,使得他们的利润最大化。因此,要定义两个决策变量分别表示在计划期内生产药品 Ⅰ 和 Ⅱ 的数量。决策变量表示为

X_1——药品 Ⅰ 的产量　　　X_2——药品 Ⅱ 的产量

(二)定义目标函数

目标是药厂利润最大化,用符号 Z 表示总利润,等于药品Ⅰ和Ⅱ的所获利润之和 $240X_1 + 300X_2$。在利润函数前面加上最大化形式 Max,目标函数为:

$$\text{Max} \qquad Z = 240X_1 + 300X_2 \qquad (4\text{-}1)$$

(三)明确约束条件 s. t

表4-1 中已知每生产单位药品 Ⅰ 和 Ⅱ 所需要设备 A、B 的台时数,而设备 A 和设备 B 的台时数都是有限的。因此会形成以下的约束条件:

$$A: 2X_1 + 2X_2 \leqslant 120 \text{ 台时}$$
$$B: X_1 + 2X_2 \leqslant 80 \text{ 台时} \qquad (4\text{-}2)$$

最后一个约束条件是生产药品 Ⅰ 和药品 Ⅱ 的数量必须为非负数,这种约束就被称为非负约束。

$$X_1 \geqslant 0, X_2 \geqslant 0 \qquad (4\text{-}3)$$

综合以上 3 个步骤,形成该问题完整的线性优化模型如下:

$$\begin{aligned} \text{Max} \qquad & Z = 240X_1 + 300X_2 \\ \text{s. t} \qquad & 2X_1 + 2X_2 \leqslant 120 \\ & X_1 + 2X_2 \leqslant 80 \\ & X_1 \geqslant 0, X_2 \geqslant 0 \end{aligned} \qquad (4\text{-}4)$$

二、线性优化模型的求解

线性优化模型常用的求解方法包括图解法、单纯形法等。其中,图解法是一种比较简单易用的方法,通过图解法可以清晰地看到求解的全过程,更易理解线性优化原理和意义。但图解法具有一定的局限性,仅适用于两个决策变量的模型。下面,利用图解法对例 4-1 进行求解。

(一)可行域

用横坐标和纵坐标分别表示决策变量 X_1 和 X_2。以确定每个约束条件允许的可行域。

非负约束 $X_1 \geqslant 0, X_2 \geqslant 0$,确定了可行域的范围是在第一象限中。将约束条件看成是等式关系,并画出其代表的直线。首先考虑设备 A 的约束 $2X_1 + 2X_2 = 120$,确定线上的两点 $(0,60)$、$(60,0)$,连接两点即可。同样的方法可以画出设备 B 的约束条件直线。线性优化问题的可行解必须同时满足所有约束条件,因此,由设备 A 约束线和设备 B 约束线共同形成的约束区域,如图4-1 所示阴影部分为该模型的可行域。分别检测图中的点 R,S 和 T。点 R 满足两个约束条件,是可行解。点 S 满足设备 B 约束,但是超出了设备 A 约束,因此是不可行的。点 T 两个约束条件都不满足,因此也是不可行的。

(二)最优解点

确定了可行域后,需要在可行解的区域内寻找最优解。先任意选定一利润水平,画出目

标函数线。例如,假定利润 Z 为 7200,那么目标函数为

$$7200 = 240X_1 + 300X_2 \qquad (4-5)$$

如图 4-2 所示,该线位于可行解区域内,线上的每一个点对应利润为 7200。为考察可行域内是否存在可获更高利润的点,假设 Z 为 13 200 和 19 200。

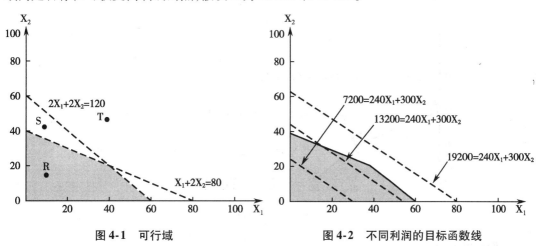

图 4-1　可行域　　　　　　　　　　图 4-2　不同利润的目标函数线

如图 4-2 所示,Z 为 13 200 时的目标函数线的部分位于可行域内,表明存在可行解所产生的利润大于 7200。当 Z 增加到 19 200,新的利润线完全位于可行域外,表明没有可行解可以使得利润达到 19 200。

如图 4-3 所示,伴随目标函数线由原点(0,0)向外平移,Z 值不断增加,在 B 点即目标函数线与可行域的切点,取得最大值,B 点即为模型的最优点。

(三)最优解的值

最优点确定后,可以通过直接观察从图 4-4 中确定 B 点的 X_1、X_2 坐标值,如但此方法要求绘图非常精确,否则很难准确确定。求解方程是确定最优解的常用方法。

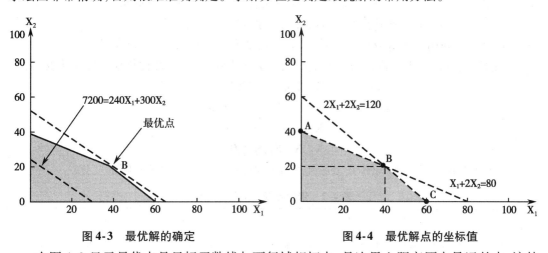

图 4-3　最优解的确定　　　　　　　图 4-4　最优解点的坐标值

在图 4-3 显示最优点是目标函数线与可行域相切点,是边界上距离原点最远的点,该特征排除了可行域范围内大量的可行解。同时因有 $X_1 \geqslant 0$ 和 $X_2 \geqslant 0$,坐标轴也是约束线。所以,最优点是任意两条约束线交点中的一点。如图 4-4 中的点 A、B、C 是 4 条约束线的交点,也是可行域中的突出点,数学上称为极点。高等数学已证明函数极值出现在极点。因此

最优解是 3 个极点 A、B 和 C 中的一点。

最优点 B 是两条约束线 $2X_1 + 2X_2 = 120$ 和 $X_1 + 2X_2 = 80$ 的交点,联立两个方程求解,$X_1 = 40$ 和 $X_2 = 20$,代入目标函数得 Max $Z = 15\,600$。与其他两点 A、C 的比较如图 4-5 所示。

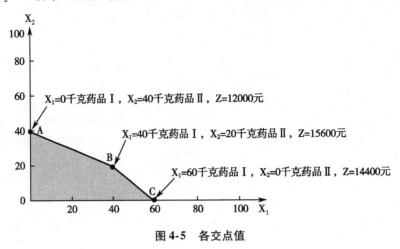

图 4-5 各交点值

(四)松弛变量

一般线性优化模型的约束条件都为 ≤ 或 ≥ 不等式,在以上求解过程中均将约束条件直接考虑为成等式(=)。为实现 ≤ 或 ≥ 不等式约束条件转化成等式,通过增加一个叫作松弛变量的新变量到约束条件中。例如增加一个唯一的松弛变量 S_1 到设备 A 约束条件和 S_2 到设备 B 约束条件就会形成如下的等式:

$$2X_1 + 2X_2 + S_1 = 120 \ \text{工时设备 A}$$
$$X_1 + 2X_2 + S_2 = 80 \ \text{工时设备 B} \tag{4-6}$$

松弛变量 S_1 和 S_2 可以取任何值,以保证等式左右两侧相等。例如,假设取 $X_1 = 5$ 和 $X_2 = 10$,代入等式求得 $S_1 = 90$ 和 $S_2 = 55$,说明设备 A 和设备 B 利用不充分。设备 A 只利用了 30 个工时,设备 B 只利用了 25 工时,分别剩余 90 个工时和 55 工时。因此,S_1、S_2 表示设备 A、B 没有被利用的工时或松弛工时。因此,松弛变量表示还未使用的资源。

新的松弛变量是否对目标函数产生影响? 引入松弛变量后,性优化模型标准化变为:

$$
\begin{aligned}
\text{Max} \quad & Z = 240X_1 + 300X_2 + 0S_1 + 0S_2 \\
\text{s. t} \quad & 2X_1 + 2X_2 + S_1 = 120 \\
& X_1 + 2X_2 + S_2 = 80 \\
& X_1, X_2, S_1, S_2 \geqslant 0
\end{aligned}
\tag{4-7}
$$

表 4-2 对比了在极点 A、B、C 处松弛变量的取值,图 4-6 显示了各解的变化。

表 4-2 带松弛变量的解值归纳

点	解值	Z	松弛变量
A	$X_1 = 0$ 千克药品 I , $X_2 = 40$ 千克药品 II	12 000	$S_1 = 40$ 工时,$S_2 = 0$ 工时
B	$X_1 = 40$ 千克药品 I , $X_2 = 20$ 千克药品 II	15 600	$S_1 = 0$ 工时,$S_2 = 0$ 工时
C	$X_1 = 60$ 千克药品 I , $X_2 = 0$ 千克药品 II	14 400	$S_1 = 0$ 工时,$S_2 = 20$ 工时

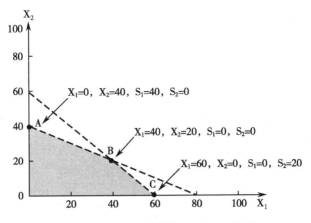

图 4-6　带有松弛变量的点 A、B、C 各解

总结使用图解法求解线性优化模型的步骤如下：

1. 将模型的约束条件变成等式并显示在图上，确定可行域。

2. 将目标函数直线从原点向外移动，或在约束条件的交点联立方程求解，定位最优点。

3. 在最优点联立方程求解，得到最优解的值。

线性优化模型的最小化问题和最大化问题相似，可相互转换，同时存在一些不规则线性优化问题，种类包括：多重解、无可行解、无界解问题。例如，当目标函数与一个约束条件平行时，相邻的两个交点之间的整条线段都是最优解，没有唯一的极点，出现多重解的情况。

三、线性优化模型的 Excel 实现

除图解法外，单纯形法是一种适应性强，被广泛用于线性优化求解的方法，许多专业软件都是基于单纯形法实现线性优化的，本节介绍借助 Excel 求解线性优化问题的过程。

在"Excel 选项"中单击"加载项"，然后选择"Excel 加载宏"，单击"转到"，在"可用加载宏"框中，选中"规划求解加载项"复选框，单击"确定"，如图 4-7 所示。加载规划求解加载宏后，"规划求解"命令将出现在"数据"选项卡的"分析"组中。在列和行上都设置好标题，将约束条件以及目标函数方程式完整输入。如图 4-8 所示是例 4-1 线性优化模型的电子表格。

药品 I 数量 X_1、药品 II 数量 X_2 和利润值 Z 分别保存在单元格 C10、D10 和 D13 中，将目标函数 $Z = 240X_1 + 300X_2$ 以 "$= C10 * C6 + D10 * D6$" 形式编辑到单元格 D13。在单元格 C16 中输入公式 "$= C10 * C4 + D10 * D4$" 完成设备 A 工时的约束条件，在单元格 C17 中输入公式 "$= C10 * C5 + D10 * D5$" 完成设备 B 的约束条件。

选择"数据"选项卡"分析"组中的"规划求解"，将显示如图 4-9 所示的"规划求解参数"界面，在目标函数的"设置目标单元格"输入或选择 \$ D \$ 13；选择"最大值"表明要使目的单元格的值最大化，可变单元格表示模型中的决策变量，输入" \$ C \$ 10 ： \$ D \$ 10 "。

点击"添加"按钮，添加模型的约束条件，如图 4-10 所示。

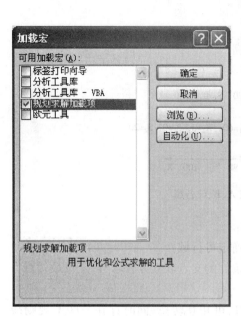

图 4-7 Excel 加载宏

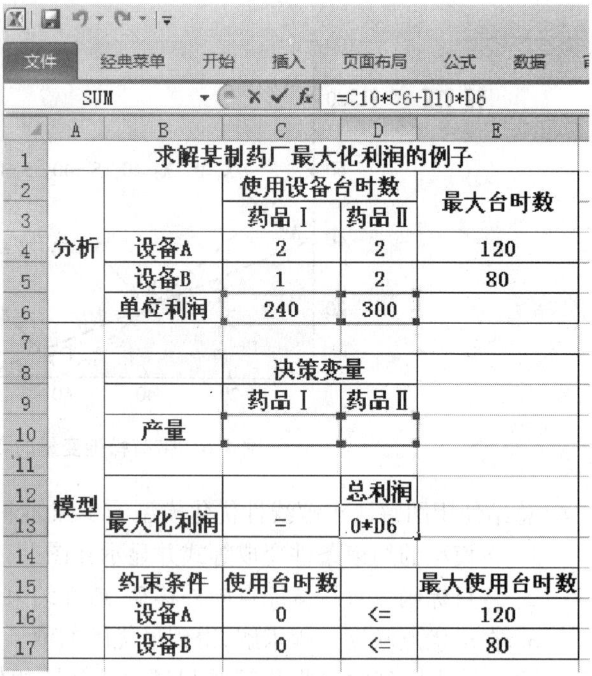

图 4-8 构建模型和数据输入

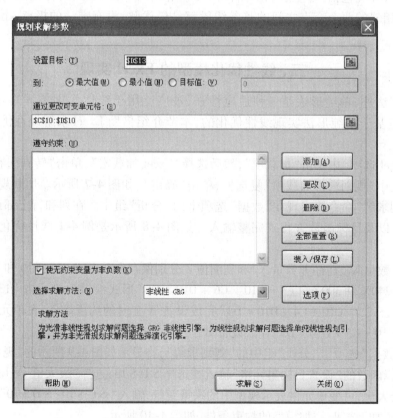

图 4-9 规划求解参数设定

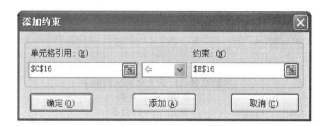

图 4-10　显示的是设备 A 约束条件

图 4-10 显示的是设备 A 约束条件。单元格 C16 包含设备 A 工时的约束条件(= C6 × B10 + D6 × B11),单元格 E16 包含现有的设备 A 工时。相同的方法继续添加设备 B 约束条件直到模型完整。

由图 4-9 所示"规划求解参数"界面选择"选项",界面如图 4-11 所示时,填写"最大时间"为 100,"迭代次数"为 100,"约束精确度"为 0.000001,其他参数取默认状态,点击"确定"按钮,回到图 4-9 所示的"规划求解参数"界面,并在"选择求解方法中"选择"单纯线性规划"。

然后单击图 4-9 所示"规划求解参数"界面右上角的"求解"按钮,在如图 4-12 所示的"规划求解参数"界面中,选择所要输出的结果报告。

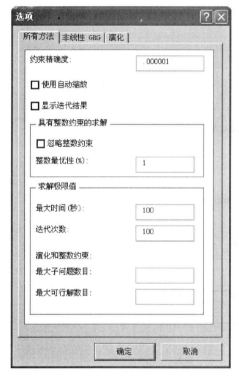

图 4-11　规划求解选项

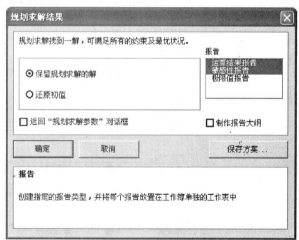

图 4-12　规划求解结果

这里选择了"运算结果报告"和"敏感性报告"。然后单击"确定",得到如图 4-13 所示的"模型求解结果"和如图 4-14 所示"运算结果报告"工作表。

在图 4-13 模型求解结果中,可以看到与前面图解法 B 点为最优的相同结论,最大化总利润 15 600 元。图 4-14 运算结果报告以另一种结果给出了同样的答案。

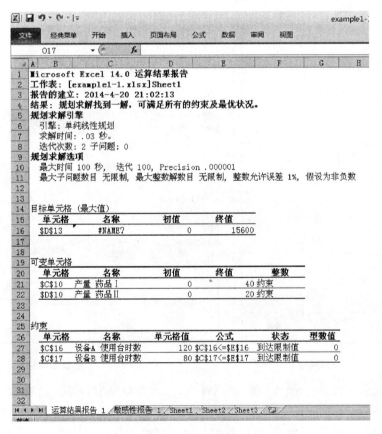

图 4-13 模型求解结果

图 4-14 运算结果报告

四、灵敏度分析

上述模型的建立和求解都是在假设模型的参数已知的基础上进行的,包括目标函数的系数、可利用资源、约束条件的系数等。然而,在现实中,模型参数不容易准确地测定,因为受到各种因素影响会产生变化。灵敏度分析就是研究当这些参数中某个或多个变动时,对最优解的影响,以及为保证生产计划的稳定性,管理者应将这些数据变化控制在某个特定的范围内。

(一)目标函数系数变化

利用图解法求得例4-1最优解落在点 B(40,20),如果把药品 Ⅰ(X_1)的利润由 240 改为 600 将会发生什么?对最优解有什么影响?

其中变化如图4-15所示,目标函数线变得陡峭,到达某种程度时,最优解点将由 B 变为 C。如果把药品 Ⅱ 的利润 X_2 的系数由 300 增加到 600,目标函数线将变得平坦,直到点 A 变成最优解的情况,如图4-16所示。

$$X_1 = 0, X_2 = 40, Z = 24\,000 \tag{4-8}$$

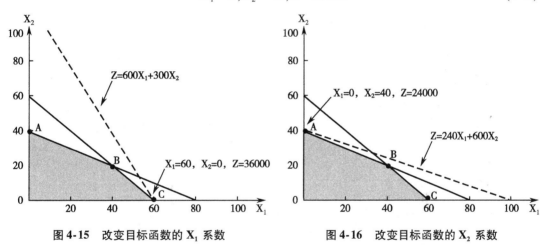

图4-15　改变目标函数的 X_1 系数　　　　图4-16　改变目标函数的 X_2 系数

灵敏度分析的目的在于决定 X_1 系数或 X_2 系数的取值范围的两个值,称为 C_1 或 C_2。

由题知,原目标函数转换成 $X_2 = Z/300 - 240X_1/300$ 形式,其中,截距 a 等于 $Z/300$,斜率 b 是 $-4/5$,X_1 的系数为240。

如果目标函数的斜率增加到 -1,目标函数线就完全与约束条件线 $2X_1 + 2X_2 = 120$ 平行,C 点变成最优点,X_1 的系数是如何变化将使目标函数的斜率变成 -1?

$$-C_1/300 = -1, 得 C_1 = 300 \tag{4-9}$$

上式表明,如果 X_1 的系数是 300,目标函数的斜率就是 -1。因此,X_1 的系数,C_1 的灵敏度范围上限是300。代入模型计算可得:如果药品 Ⅰ 的利润恰恰增长到300,解点就是 B 和 C。如果药品 Ⅰ 的利润高于300,C 点就是最优解。

由图4-16发现,如果目标函数线的斜率由 $-4/5$ 减小(变得平坦)到与约束条件线 $X_1 + 2X_2 = 80$ 一致,则 A 点成为最优点。当目标函数的斜率为 $-1/2$,

$$-C_1/300 = -1/2 \quad C_1 = 150 \quad 即 X_1 系数灵敏度范围的下限。$$

因此,X_1 系数灵敏度范围可以完整地表示为 $150 \leq C_1 \leq 300$,说明药品 Ⅰ 的利润取 150

和 300 之间的任何值,最优解点 $X_1 = 40$, $X_2 = 20$ 不会变化。当然,总利润 Z 会随着 C_1 的具体值而变化。

在具体的运营管理中,原材料、包装、物流和产品的市场需求等因素的变化,会影响产品产量,为保证生产的稳定性,管理者可以根据各参数的灵敏度范围作出调整。

同样的方法求得 X_2 目标函数系数 C_2 的灵敏度范围:$240 \leqslant C_2 \leqslant 480$。然而,无论 C_1 还是 C_2 的灵敏度范围都是假设另一个系数保持不变时有效。在不改变最优解点的情况下,目标函数的多个系数也允许同时变化。Excel 在规划求解过程中可以完整地完成该灵敏度分析。

在"规划求解结果"窗口,可以选择生成"敏感性报告",如图 4-17 所示是例 4-1 的灵敏度分析报告。

从图 4-17 可以看出在限定药品 I 和药品 II 分别被限定的情况下,另一种药品的利润是有一个变动的有限区间,否则将影响已经得出的最优解。

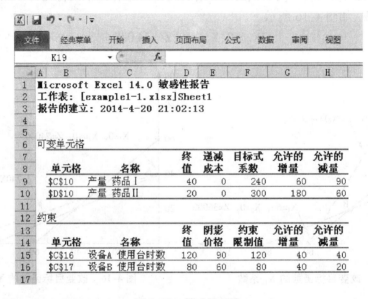

图 4-17 敏感性报告

(二) 约束条件值的变化

假设设备 A 工时的约束由 120 调整到 140,从图 4-18 可以发现,可行域由原来的 OABC 变成了 OAB'C'。点 B' 取代原来的 B 成为新的最优解点。

与目标函数系数的灵敏度分析相似,约束条件的灵敏度分析目的是确定约束条件数值在哪个范围内变化,不会造成解集的变化,尤其是松弛变量。

如果设备 A 工时约束由 120 增长到 160 小时,新的可行域是 OAC',并且新的

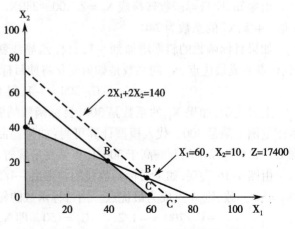

图 4-18 改变设备 A 的约束值为 140

最优解点 C′(80,0),说明只生产药品Ⅱ,如图 4-19 所示。但原来的最优解点 B 仍在解集内。

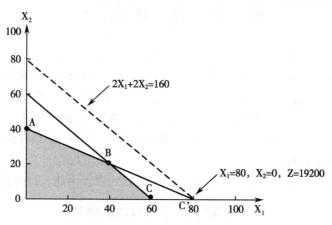

图 4-19　改变设备 A 的约束值为 160

假设第 1 个约束条件的灵敏度范围为 q_1,则其上限是 160 工时,解集发生变化,不再生产药品Ⅰ。此外,随着 q_1 的增长超过 160 小时,S_1 也会增加。同样的,如果 q_1 的值减小到 80 小时,新的可行域变为 OAC′,如图 4-20 所示,A 点(0,40)为新的最优解点,即不会再生产药品Ⅱ。新的最优解是 $X_1=0,X_2=40,S_1=0,S_2=0,Z=12\,000$ 元。

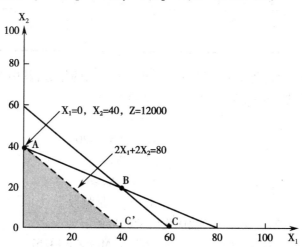

图 4-20　设备 A 的约束值为 80 时的最优解

因此,设备 A 约束条件的灵敏度范围为:
$$80 \leqslant q_1 \leqslant 160 \tag{4-10}$$
用同样的方法求得设备 B 约束条件的灵敏度范围为:
$$60 \leqslant q_2 \leqslant 120 \tag{4-11}$$

与目标函数系数的灵敏度范围一样,灵敏度范围均在所有 q_i 值是常量的假设前提下求得,且只对一个 q_i 值有效。同样图 4-17 也显示了约束条件值变化的灵敏度分析报告。

约束条件数值的范围为生产计划的制订和调整提供了依据。如果资源减少到某种程度时,就会选择生产利润值较高的产品。

第二节 离散优化模型

线性优化模型的决策变量可以是满足各种约束的任意值,可能是分数、小数或整数,但考虑到决策变量的实际意义,例如,机器的台数、人员的数量等必须是整数,因此,将决策变量只能取整数的一类优化问题为离散优化问题。对于离散优化问题,有 3 种基本的优化模型——全整数模型、0-1 整数模型和混合整数模型。在全整数模型中,所有的决策变量被要求有整数解;在 0-1 整数模型中,所有的决策变量的值都是 0 或 1;在混合整数模型中,部分决策变量被要求有整数解。

离散优化与线性优化的差异在于决策变量的整数约束。因此,求解过程相似。

一、离散优化模型的图解法

例 4-2 某制药厂拟用集装箱托运甲乙两种药品出口,表 4-3 所示托运中装有药品的集装箱体积和毛重及其出口获得的利润。已知在托运过程中对总体积的限制是 20 立方米,总重量的限制是 6 吨(t)。现制药厂想知道两种药品各托运多少箱,可使获得的利润最大?

表 4-3 集装箱托运货物情况

货物	体积(立方米/箱)	重量(吨/箱)	利润(万元/箱)
甲	4	2	4
乙	5	1	3

假设决策变量 X_1 代表药品甲的箱数,X_2 代表药品乙的箱数,其中 X_1、X_2 必须是整数。根据题目目标和给定的约束条件,可以构建模型如下:

$$\text{Max} \quad Z = 4X_1 + 3X_2 \tag{4-12}$$
$$\text{s. t} \quad 4X_1 + 5X_2 \leqslant 20$$
$$2X_1 + X_2 \leqslant 6$$
$$X_1 \geqslant 0, X_2 \geqslant 0 \tag{4-13}$$
$$X_1, X_2 \quad \text{是整数}$$

根据图解法如图 4-21 所示,原线性优化模型的最优解为:

$$X_1 = 1.67 \quad X_2 = 2.67 \text{ 时},\text{Max } Z = 14.67 \tag{4-14}$$

因离散优化的可行解必须为整数解,确定目标函数的斜率,在可行域内平移目标函数线,经过如图 4-21 所示黑色各点:(0,1)、(1,0)、(0,2)、(1,1)、(2,0)、(0,3)、(1,2)、(2,1)、(0,4)、(1,3)、(3,0)、(2,2),对应各点的目标函数值分别为 3、4、6、7、8、9、10、11、12、13、12、14。直线平移到可行域内的最后一个整数解,即为最优整数解。因此,最优解为:

$X_1 = 2, X_2 = 2$,出口总利润为 $Z = 14$ 万元。

从图 4-21 可知,原线性优化的非整数最优解"化整"后并不是离散优化的最优解。例如将(1.67,2.67)舍去尾数化整为(1,2),是可行解,但不是最优解,因为当 $X_1 = 1$,$X_2 = 2$ 时,Max $Z = 10$,Z 值非最大值。因此,不能通过原线性优化最优解的舍入解来求整数最优解。比较离散优化与线性优化可以得出离散优化的以下特点:

1. 可行域为离散点集。

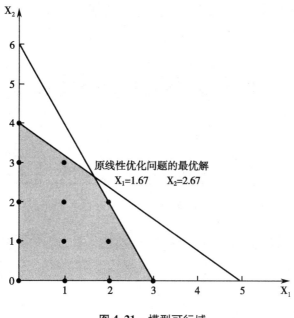

图 4-21 模型可行域

2. 不能用舍入法求整数求解。无法保证新解的可行性和最优性。

3. 目标函数值的优劣。整数最优解的目标函数值劣于同问题非整数最优解的目标函数值。

二、离散优化模型的 Excel 求解

离散优化 Excel 的求解与线性优化唯一差异如图 4-23 所示,在"规划求解"的对话框内规定约束条件时,选定可变单元格为"int"整数。

如图 4-22 所示的数据输入和条件设置参照前面例 4-1 的图 4-11 参数设置。

图 4-22 数据输入和条件设置

如图 4-23 所示"添加约束"为满足可变单元格必须为整数的约束,在中间下拉菜单处选择"int"。完毕后,在如图 4-24"规划求解参数"界面得到约束条件显示,并将"选择求解方法"设置为"单纯线性规划"。

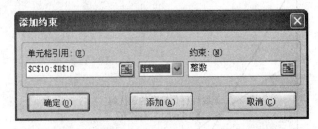

图 4-23　整数约束设定

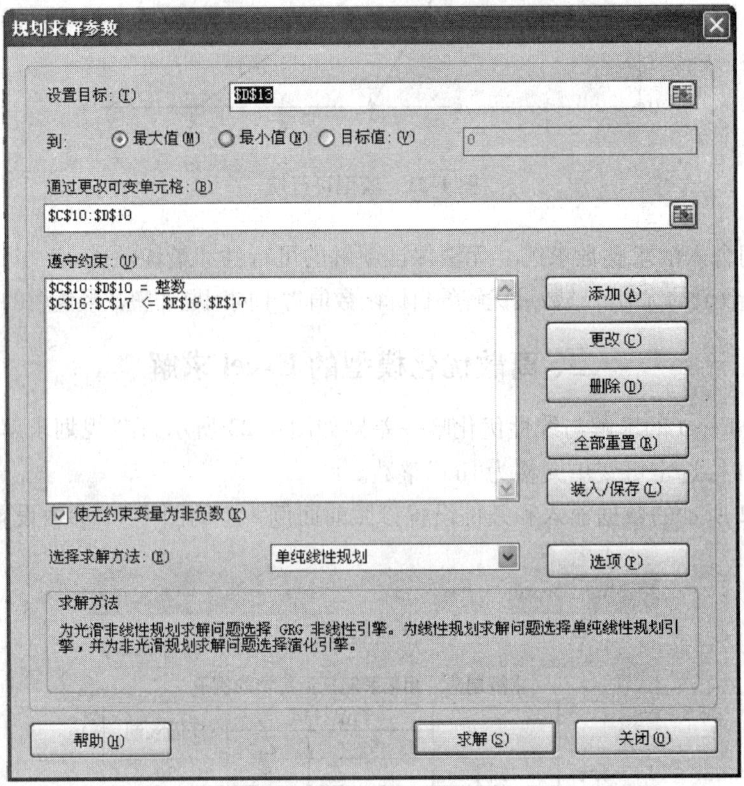

图 4-24　规划求解参数

以下步骤与线性优化模型求解相同,点击"求解"命令根据选择报告不同,将出现如图 4-25 所示的模型求解结果和如图 4-26 所示的"运算结果报告"工作表。

Excel 的运算结果表明,只能两种药品各托运 2 箱,可以获得最大化的利润。感兴趣的读者可以尝试选择其他方案,看是否可以在满足约束条件情况下得到更大的利润。

三、分支定界法

在求解离散优化问题时,如果可行解是有界的,通过穷举变量所有可行的离散组合,再比较它们的目标函数值,求得最优解。而穷举法适用于较简单的问题,由于复杂问题的离散组

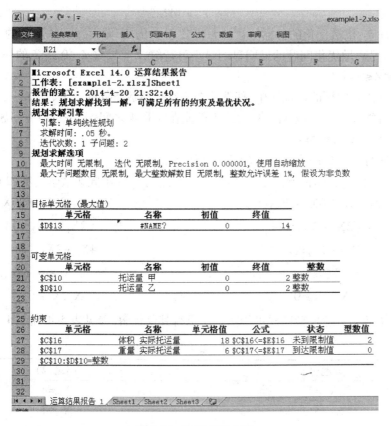

图 4-25　求解结果

图 4-26　运算结果报告

合方式很多,穷举具有一定的难度。分支定界法可用于求解纯整数或混合整数优化问题,由于该方法灵活且易借助计算机求解,所以现在它已成为求解离散优化问题的重要方法。

分支定界解法的实质是在保留原有问题全部离散可行解的前提下,将原问题分支为若干子问题,即分支,并利用子问题的目标值来判定分支的界限。离散优化的分支原则是利用离散优化的相邻整数点之间无可行域的特点,按相邻整数位边缘来分支。具体步骤是:先求解对应的线性优化问题,如果其最优解不符合整数条件,则增加新的约束条件来缩小可行域,得到新的线性优化问题后再求解,通过若干次变换最终得到原问题的整数最优解。

例4-3　某制药厂拟购进两种制药生产设备 A 和 B。已知 A、B 设备的进价分别为 2 万元和 3 万元,安装占地面积分别为 $4m^2$ 和 $2m^2$;投产后的收益分别为 30 万元/年和 20 万元/年。现厂方仅有资金 14 万元,安装面积 $18m^2$,为使收益最大,厂方应购买 A、B 两种设备各多少台?

解:设应购进 A、B 两种制药设备分别为 X_1 和 X_2 台,建立整数优化模型如下:

$$Max\ Z = 30X_1 + 20X_2 \tag{4-15}$$

$$s.t\ \ 2X_1 + 3X_2 \leqslant 14$$

$$4X_1 + 2X_2 \leqslant 18 \tag{4-16}$$

$$X_1, X_2 \geqslant 0, 且是整数$$

利用图解法可以求得原线性优化问题的最优解,参见图4-27。

$$X_1 = 3.52, X_2 = 2.5,$$

$$Max\ Z_0 = 147.5 \tag{4-17}$$

前面已证实,离散优化的目标函数最大值 Z 不会比 Z_0 更大,故 Z_0 是 Z 的上界,记为 $\bar{z}$。而原点 $(0,0)$ 是离散优化问题的最明显的最小可行解,$Z = 0$,故 $Z = 0$ 是 Z 的一个下界,记作 $\underline{z}$,所以有 $0 \leqslant Z \leqslant 147.5$。

从原线性优化问题的最优解中,任选一个不符合整数条件的变量,如 $X_1 = 3.25$,由于 X_1 的最优解只可能是 $X_1 \leqslant 3$ 或 $X_1 \geqslant 4$,而绝不可能在 3 和 4 之间,于是对原有问题增加了两个新的约束条件 $X_1 \leqslant 3, X_1 \geqslant 4$。

对原问题分支构成两个子问题数学模型如下:

子问题数学模型(1)

$Max\ Z = 30X_1 + 20X_2$

$s.t\ 2X_1 + 3X_2 \leqslant 14$

$4X_1 + 2X_2 \leqslant 18$

$X_1 \leqslant 3$

$X_1, X_2 \geqslant 0$

子问题数学模型(2)

$Max\ Z = 30X_1 + 20X_2$

$s.t\ 2X_1 + 3X_2 \leqslant 14$

$4X_1 + 2X_2 \leqslant 18$

$X_1 \geqslant 4$

$X_1, X_2 \geqslant 0$

该两个子问题数学模型同样可用图解法求得其最优解,参见表4-4 和图4-28。

表4-4　最优解和最优值

问题(1)	问题(2)
$X_1 = 3$	$X_1 = 4$
$X_2 = 8/3$	$X_2 = 1$
$Z_1 = 450/3$	$Z_2 = 140$

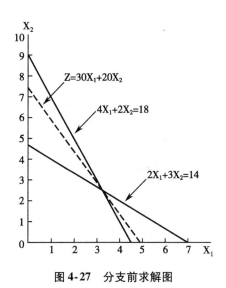

图 4-27　分支前求解图

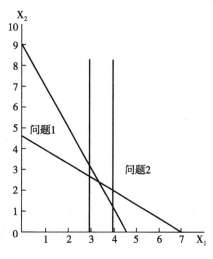

图 4-28　分支后求解图

问题(2)的最优解是整数解,无须再分支。而问题(1)目标函数值的 $Z_1 = 450/3 > Z_2 = 140$,但其最优解是非整数解,所以,对问题(1)继续分支,增加条件 $X_2 \leq 2$ 者称为问题(3);增加条件 $X_2 \geq 3$ 者,称为问题(4),得如下子问题数学模型:

子问题数学模型(3)

$$Max\ Z = 30X_1 + 20X_2$$

$$s.t\ 2X_1 + 3X_2 \leq 14$$

$$4X_1 + 2X_2 \leq 18$$

$$X_1 \leq 3$$

$$X_2 \leq 2$$

$$X_1, X_2 \geq 0$$

子问题数学模型(4)

$$Max\ Z = 30X_1 + 20X_2$$

$$s.t\ 2X_1 + 3X_2 \leq 14$$

$$4X_1 + 2X_2 \leq 18$$

$$X_1 \leq 3$$

$$X_2 \geq 3$$

$$X_1, X_2 \geq 0$$

解线性优化问题(3)得最优解为 $X_1 = 3, X_2 = 2$,相应的目标函数值 $Z_3 = 130$。解线性优化问题(4)得最优解为 $X_1 = 2.5, X_2 = 3$,相应的目标函数值 $Z_4 = 135$。

问题(3)的最优解是整数解,但其目标函数值 $Z_3 = 130 < Z_2 = 140$,所以无须再分支。而问题(4)的最优解仍然是非整数,但其目标函数值 $Z_4 = 135 < Z_2 = 140$,所以继续分支所得的整数解也不会超过 $Z_2 = 140$。

因此,综合分析上述分支过程,可得到离散优化问题的最优解为 $X_1 = 4, X_2 = 1$,相应的目标函数值为 $Z = 140$。即例 4-3 的最优答案是:药厂应该购进 A 类机器 4 台,B 类机器 1 台,可获得最大收益为 140 万元/年。

以上求解过程可用下列树状结构表示,如图 4-29 所示。

将分支定界法求解离散优化问题的步骤归纳如下:

1. 首先求解原线性优化问题,可能得到以下情况之一

(1)原线性优化问题没有可行解,离散优化问题也没有可行解,则可停止;

(2)原线性优化问题有最优解,并符合离散优化问题的最优解,则停止;

(3)原线性优化问题有最优解,但不符合离散优化问题的整数条件,标记其目标函数值为 $\overline{z}$,并进行下一步。

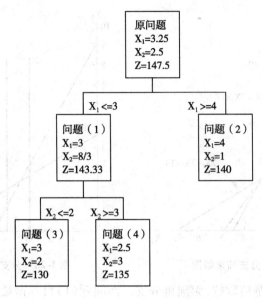

图 4-29 分支求解树形图

2. 用观察法选择离散优化问题的一个整数可行解,一般可取 $X_j = 0,1,\cdots,n$ 试探,求得其目标函数值,并记下 $\underline{z}$(下界)。以 Z^* 表示原离散优化问题的最优目标函数值。则:

$$\underline{z}(下界) \leqslant Z^* \leqslant \bar{z}(上界)$$

然后进行分支迭代:

第一步:分支,在原线性优化问题的最优解中任选一个不符合整数条件的变量,其值为 b_j,构造两个约束条件。

$$X_j \leqslant [b_j]\,和\,X_j \geqslant [b_j] + 1$$

将这两个约束条件分别加入线性优化问题中,原问题被分支构成两个子问题数学模型(1)和(2),求解两个子问题的线性优化最优解。

第二步:定界,以每一个子问题为一分支标明求解的结果,在所有结果中找出最优目标函数值最大者作为上界,从已符合整数条件的各分支中找出目标函数的最大者作为新的下界,若无,则 $\underline{z}$(下界) $= 0$。

第三步:函数之比较与继续分支,各分支的最优目标函数中若小于 $\underline{z}$(下界)者,剪掉这一支,不再考虑。若大于且不符合整数条件,则重复第一步,一直到最后所有分支均已查明,并到 $Z^* = Z = \underline{z}$(下界)为止,并得到离散优化问题的最优整数解 $X_j, j = 1,2,\cdots n$;求解过程结束。

分支定界法对解离散优化的纯整数模型和混合整数模型问题都适用,求解过程可用树形图形象地表达。其优点是:以非整数线性优化最优解为树根,最优目标值为上界,按决策变量整数值分支,探索到目标函数值最优的整数解为止。缺点是分支越多,要求解的子问题越多,且子问题的约束条件也不断增多,计算量将会不断增大。

第三节 案 例 分 析

本节通过两个案例,借助 Excel 工具对线性和离散优化过程进行系统的总结。

一、心血管业务安排的案例

某医院心血管科目前可以开展心电图和心脏超音波业务,现拟增设冠状动脉造影业务。分析发现,在现有心血管科医务人员力量和患者需求的情况下,每月上述 3 项业务的最多提供量为 1800 人次。平均每人次检查时间、每月机器实际可使用时间、平均每人次检查利润如下表 4-5,要进行是否开展冠状动脉造影业务的决策。

表 4-5 心血管科 3 项检查时间与利润及机器可使用时间

项目	心血管科业务		
	心电图	心脏超音波	冠状动脉造影
平均每人次检查时间(台时/次)	0.1	0.25	0.5
每月机器实际可使用时间(台时)	300	120	120
平均每人次检查利润(元/次)	20	60	10

解:设每月开展心电图、心脏超音波、冠状动脉造影业务的数量分别为 X_1、X_2、X_3,根据题目所给已知条件和目标,建立如下线性优化模型:

$$\text{Max} \quad Z = 20X_1 + 60X_2 + 10X_3$$
$$\text{s.t} \quad 0.1X_1 \leq 300$$
$$0.25 X_2 \leq 120$$
$$0.5X_3 \leq 120$$
$$X_1 + X_2 + X_3 \leq 1800$$
$$X_1, X_2, X_3 \geq 0$$

利用 Excel 进行求解,如图 4-30 所示,是该模型数据输入和约束条件完整设置后的界面,具体的设置和操作步骤参考例 4-1 的 Excel 求解过程。点击"求解"命令可以得到本例的解,结果显示在图 4-31,最优解为 $X_1 = 1320$,$X_2 = 480$,$X_3 = 0$,$Z = 55\,200$。

最优解说明,A 医院从心血管科收益的角度考虑,不应开展冠状动脉造影业务。在最优业务安排情况下,每月心电图和心脏超音波服务量已达到现有医务人员服务提供和患者需求最大量。如果 A 医院通过新进人员以及新业务广告宣传,该项新增费用只有低于 20 元时,才能使心血管科的每月收益更高。

二、医院扩大业务收益的案例

某医院为扩大业务决定增设口腔和耳鼻喉两个专科。经过市场调研和论证,已知口腔科每床位需投资 5000 元,耳鼻喉科每床位需投资 7000 元,要求总投资不超过 14 万元。口腔科床位数与工作人员的配置比例为 1 : 0.6,耳鼻喉科床位与工作人员的比例为 1 : 0.5,医院要求投入这两个科室总的工作人员不超过 12 人。投资口腔科约为 3 万元,耳鼻喉科每床位每年收益约为 4 万元。试问:在确保社会效益的同时,应如何配置这两个科室,使总的经济收益最大?

D14　　　fx　=C11*C6+D11*D6+E11*E6

	A	B	C	D	E
1		心血管的业务安排的案例			
2	分析	项目	心血管业务		
3			心电图	心脏超音波	冠状动脉造影
4		平均每人次检查时间	0.1	0.25	0.5
5		每月机器可使用时间	300	120	120
6		平均每人次检查利润	20	60	10
7		3项业务的最多提供量	1800		
8					
9	模型		决策变量		
10			心电图	心脏超音波	冠状动脉造影
11		业务量			
12					
13				总利润	
14		最大化总利润	=	0	
15					
16		约束条件	使用台时数		最大使用台时数
17		心电图	0	<=	300
18		心脏超音波	0	<=	120
19		冠状动脉造影	0	<=	120
20		3项业务的最多提供量	0	<=	1800

图 4-30　线性优化模型建模

	A	B	C	D	E
1		心血管的业务安排的案例			
2	分析	项目	心血管业务		
3			心电图	心脏超音波	冠状动脉造影
4		平均每人次检查时间	0.1	0.25	0.5
5		每月机器可使用时间	300	120	120
6		平均每人次检查利润	20	60	10
7		3项业务的最多提供量	1800		
8					
9	模型		决策变量		
10			心电图	心脏超音波	冠状动脉造影
11		业务量	1320	480	0
12					
13				总利润	
14		最大化总利润	=	55200	
15					
16		约束条件	使用台时数		最大使用台时数
17		心电图	132	<=	300
18		心脏超音波	120	<=	120
19		冠状动脉造影	0	<=	120
20		3项业务的最多提供量	1800	<=	1800

图 4-31　求解过程

解:设新增口腔科的病床数、耳鼻喉科的病床数分别为 X_1、X_2,Z 表示经济收益目标值,则建立如下模型:

$$\text{Max} \quad z = 3X_1 + 4X_2$$

$$\text{s. t} \quad 0.5X_1 + 0.7X_2 \leq 14$$

$$0.6X_1 + 0.5X_2 \leq 12$$

$$X_1, X_2 \geq 0, \text{且为整数}$$

利用分支定界解求解,过程如图 4-32 所示。

利用 Excel 进行求解,如图 4-33 所示,是该模型数据输入和约束条件完整设置后的界面,具体的设置和操作步骤参考例 4-2 的 Excel 求解过程。点击"求解"命令可以得到本例的解,结果显示在图 4-34,最优解为 $X_1 = 7$,$X_2 = 15$,$Z = 81$。

最优解表明,医院的最优投资方案口腔科应设病床 7 张,耳鼻喉科应设病床 15 张,可得最大收益为 81 万元。

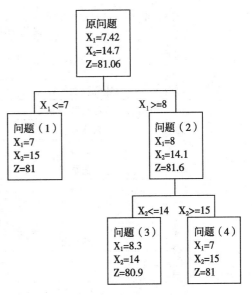

图 4-32 分支求解树形图

D15		f_x	=C12*C5+D12*D5	
	A	B	C	D	E

		医院扩大业务收益的案例			
		项目	放射科业务		
			口腔科	耳鼻喉科	
	分析	每床位需要的职员数	0.6	0.5	
		每床位每年收益	3	4	
		每床位投资	0.5	0.7	
		总投资	14		
		总职员	12		
			决策变量		
			口腔科	耳鼻喉科	
	模型	床位数			
				总利润	
		最大化总利润	=	0	
		约束条件	实际值		最大值
		总投资	0	<=	14
		总职员	0	<=	12

图 4-33 数据建模界面

	A	B	C	D	E
1		放射科的业务安排的案例			
2	分析	项目	放射科业务		
3			口腔科	耳鼻喉科	
4		每床位需要的职员数	0.6	0.5	
5		每床位每年收益	3	4	
6		每床位投资	0.5	0.7	
7		总投资	14		
8		总职员	12		
9					
10	模型		决策变量		
11			口腔科	耳鼻喉科	
12		床位数	7	15	0
13					
14			总利润		
15		最大化总利润	=	81	
16					
17		约束条件	实际值		最大值
18		总投资	14	<=	14
19		总职员	11.7	<=	12

图 4-34 求解过程

■■■ 习 题 4 ■■■

一、是非题

1. 线性优化模型中的最优解不一定出现在极点。

2. 如果一个线性优化模型有两个不同的最优解,则它有无穷多个最优解。

3. 决策变量只能取整数的一类优化问题是离散优化问题。

4. 离散优化的可行解域为连续点集。

5. 分支定界法只适用于解离散优化的纯整数模型。

二、单选题

1. 线性优化模型组成部分不包括( )

A. 决策变量　　　　B. 可行域　　　　　C. 约束条件　　　　D. 目标函数

2. 下列四项中,说法不正确的是( )

A. 线性优化模型中的最优解一定出现在极点

B. 一个线性优化问题只有一个最优解

C. 线性优化问题的每一个基本解对应可行域的一个顶点

D. 如果一个线性优化问题有可行解,那么它必有最优解

3. 下述选项中,不属于离散优化问题的基本模型是( )

A. 分数模型　　　　B. 0-1 整数模型　　　C. 混合整数模型　　D. 全整数模型

4. 图解法解下列线性优化问题的解为(　　　　)

Max $Z = x_1 + 2x_2$

$$\begin{cases} 3x_1 + 5x_2 \leqslant 15 \\ 6x_1 + 2x_1 \leqslant 12 \\ x_1, x_2 \geqslant 0 \end{cases}$$

A. 无可行解　　　　　　　　　　　　　B. 无界解

C. 有唯一最优解　　　　　　　　　　　D. 有无穷多个最优解

5. 离散优化的分支原则是利用离散优化的相邻整数点之间的一个特点,该特点是(　　　　)

A. 有可行解　　　B. 无可行解　　　C. 有可行域　　　D. 无可行域

三、填空题

1. 线性优化模型常用的求解方法包括(　　　)、(　　　)等。

2. 离散优化的约束条件必须为(　　　)。

3. 离散优化与线性优化的差异在于决策变量的(　　　)。

4. 离散优化模型与线性优化模型比较可以得出离散优化的(　　　)、(　　　)、(　　　)等特点。

5. 用分支定界法求解一个极大化的整数规划问题时,任何一个可行整数解的目标函数值是该问题目标函数值的(　　　)界。

四、简答题

1. 请用图解法求解下述线性优化问题。

(1) Max　$Z = 40X_1 + 50X_2$

s. t　$X_1 + 2X_2 \leqslant 40$

$4X_1 + 3X_2 \leqslant 120$

$X_1, X_2 \geqslant 0$

(2) Min　$Z = 6X_1 + 3X_2$

s. t　$2X_1 + 4X_2 \geqslant 16$

$4X_1 + 3X_2 \geqslant 24$

$X_1, X_2 \geqslant 0$

2. 请用 Excel 求解下述线性优化问题,并给出其灵敏度分析报告。

Min　$Z = X_1 + X_2$

s. t　$8X_1 + 6X_2 \geqslant 24$

$4X_1 + 6X_2 \geqslant -12$

$2X_2 \geqslant 4$

$X_1, X_2 \geqslant 0$

3. 请用 Excel 的电子表格建立下述模型并求解。

Max　$Z = 220X_1 + 80X_2$

s. t　$5X_1 + 2X_2 \leqslant 16$

$2X_1 - X_2 \leqslant 4$

$-X_1 + 2X_2 \leqslant 4$

$X_1, X_2 \geqslant 0$

X_1, X_2　是整数

4. 某医院的护士分四个班次,每班工作 12 小时。报到的时间分别是早上 6 点,中午 12 点,下午 6 点,夜间 12 点。每班需要的人数分别为 19 人、21 人、18 人、16 人。问:每天最少需要派多少护士值班？如果早上 6 点上班和中午 12 点上班的人每月有 120 元加班费，下午 6 点和夜间 12 点上班的人每月分别有 100 元和 150 元加班费，如何安排上班人数，使医院支付的加班费最少？

（森　干）

第五章

关 联 规 则

客观世界的事物往往存在关联现象,对于同一事物,如果其具有特征 A,也可能具有特征 B。在购买商品时,如果一个消费者购买了电脑,也可能会购买电脑台,也可能购买打印机。吸烟者得肺癌的机会可能会比非吸烟者大。许多患者常常既有高血压,又患糖尿病。如何发现事物中的关联现象,可用关联规则分析。人们通过发现事物的关联规则,可以从一件事情的发生,来推测另外一件事情会同时发生,从而更好地了解和掌握事物的存在规律,这就是进行关联规则分析的基本意义。本章所列病例资料为示范数据,不代表真实医学研究结果,仅为解释关联规则算法。

第一节 关联规则简介

关联规则的典型例子是购物篮分析,关联规则可以用于发现交易数据库中顾客购买不同商品(项)之间的联系,找出顾客购买行为模式,例如购买了某一商品对购买其他商品的影响。分析结果可以应用于商品货架布局、货存安排以及根据购买模式对用户进行分类服务。

一、啤酒和尿布的故事

沃尔玛拥有世界上最大的数据仓库系统,为了能够准确了解顾客在其门店的购买习惯,沃尔玛对其顾客的购物行为进行购物篮分析,想知道顾客经常一起购买的商品有哪些。沃尔玛数据仓库里集中了其各门店的详细原始交易数据。在这些原始交易数据的基础上,沃尔玛利用数据挖掘方法对这些数据进行分析和挖掘。分析结果显示,啤酒与尿布两件看上去毫无关系的商品会经常出现在同一个购物篮中,这种现象出现在年轻的父亲身上。在美国有婴儿的家庭中,一般是母亲在家中照看婴儿,年轻的父亲前去超市购买尿布。年轻的父亲下班后去买婴儿尿布时,有30% ~40%的人同时也为自己买一些啤酒。这样就会出现啤酒与尿布这两件看上去不相干的商品经常会出现在同一个购物篮的现象。沃尔玛还发现,当把啤酒与尿布摆放在相同的区域后,啤酒和尿布的销量同样得到了很大的增长。

这个故事给商场提供了一个全新的管理理念,即顾客购买的商品存在某种关联关系,通过分析这种关联关系,可以刺激顾客的购买欲望,增加商品的销量。也就是说,关联规则可以帮助零售业找到更好的生存模式,获得更大的利润。

二、关联规则的定义

关联规则就是在大量的看似没有任何关系的数据中,发现数据中存在的潜在的关联关系,分析事物之间的关联性。

定义 5-1 **项、项集、k 项集、事务和事务数据库**:设 I_i 是项,$i=1,2,\cdots,m$,m 是项的总个数,$I=\{I_1,I_2,\cdots,I_m\}$ 是项的集合。项的集合称为项集。包含 k 个项的项集称为 k 项集。每个事务 T 都是一个非空的项集,$T \subset I$,每个事务都有一个标识符,记为 TID。所有事务 T 组成事务数据库 D,$T \in D$。

如商场的商品就是项目,商场销售的所有商品项的集合。某顾客的购买行为就是一个事务,所有购买行为组成事务数据库 D。该顾客购买 k 个商品,就是一个 k 项集。在医学研究上,患者的体格检查数据、检查化验数据、诊断结果、治疗数据、用药数据等数据都可以看成项,患者的每次就诊或每个病例可看成事务,所有就诊或所有病例组成事务数据库 D。

例 5-1 **40 例病例发病数据,项、项集、k 项集、事务和事务数据库分别是什么?** 数据如表 5-1,每例病例都有糖尿病、高血压史和心脏病数据,值为有和无,诊断为 ICD10 标准中的名称。

表 5-1 模拟病例数据

ID	糖尿病	高血压史	高血压家族史	心脏病	ID	糖尿病	高血压史	高血压家族史	心脏病
1		有		有	23	有			
2	有	有		有	24			有	
3		有			25		有	有	有
4		有		有	26			有	
5			有	有	27		有	有	
6	有	有		有	28	有	有	有	
7		有		有	29	有		有	
8	有		有	有	30		有		有
9		有			31		有		
10	有	有		有	32			有	
11	有			有	33	有			有
12			有	有	34	有	有		
13	有		有		35	有		有	有
14	有	有			36	有		有	
15	有	有		有	37	有	有	有	
16	有			有	38	有			有
17	有			有	39	有		有	有
18	有			有	40			有	
19	有		有		41		有		
20	有			有	42	有	有		
21		有		有	43	有			有
22		有	有	有	44	有			有

续表

ID	糖尿病	高血压史	高血压家族史	心脏病	ID	糖尿病	高血压史	高血压家族史	心脏病
45	有	有		有	63		有		
46			有	有	64		有		
47	有			有	65	有			
48		有			66	有			有
49			有		67	有			有
50	有	有		有	68	有			
51	有	有	有	有	69	有	有		
52	有	有		有	70	有		有	有
53		有	有		71	有		有	有
54	有			有	72	有			
55	有		有	有	73	有	有	有	
56			有	有	74	有	有	有	
57			有	有	75	有			
58	有				76	有			
59	有			有	77	有	有		有
60		有			78	有			
61	有	有		有	79				有
62	有			有					

解:I = {有糖尿病、有高血压、有家族高血压史、有心脏病} 是项的总集合,I 中的发病情况是项,共 4 个项,I 中任意项的集合为项集,k 个项的集合是 k 项集,每例病例是一个事务,共 79 个事务,79 例病例组成事务数据库 D。

定义 5-2 **事务包含项集**:设 A 是一个项集,如果事务 T 包含项集 A 中的所有项,则称事务 T 包含项集 A,记为 $A \subset T$。

在例 5-1 中,设项集 A = {有糖尿病、有高血压},第 6 例病例{有糖尿病,有高血压,有心脏病}包含项集 A,第 42 例病例{有糖尿病,有高血压,有心脏病}也包含项集 A。

定义 5-3 **关联规则**:设 A 和 B 是两个项集,$A \subset I, B \subset I, A \neq \emptyset, B \neq \emptyset$,并且 A 和 B 中的项不重叠,即 $A \cap B = \emptyset$。关联规则是形如 $A \Rightarrow B$ 的蕴涵式,表示如果事务包含项集 A,也将包含项集 B。关联分析或关联规则的挖掘就是分析关联规则产生的规律。

在例 5-1 中,设项集 B = {有心脏病},$A \subset I, B \subset I, A \neq \emptyset, B \neq \emptyset, A \cap B = \emptyset$。关联规则 $A \Rightarrow B$ 表示若有糖尿病和高血压,也将有心脏病。

定义 5-4 **项集的支持度**:项集 A 的支持度是事务数据库 D 中同时包含项集 A 的事务占所有事务的百分比,记为 support(A),公式如下:

$$\text{support}(A) = P(A) = \frac{count(A)}{count(D)} \tag{5-1}$$

其中,P(A) 为 A 的概率,count(A) 为事务数据库 D 中包含项集 A 的事务数,count(D) 为事务数据库 D 的事务总数。项集 A 的支持度表示在所有事务中项集 A 出现的频繁程度。

在例 5-1 中,count(D) = 79,support(A) = 0.24,表明在 79 例病例中有 19 例病例同时有

93

高血压,即 count(A) =19,占总数的 24%。

定义 5-5 **关联规则的支持度**:关联规则 A⇒B 是否有用,可用 A⇒B 的支持度来表示。A⇒B 支持度是事务数据库 D 中同时包含项集 A 和 B 的事务占所有事务的百分比,记为 support(A⇒B),公式如下:

$$support(A \Rightarrow B) = P(A \cup B) = \frac{count(A \cup B)}{count(D)} \tag{5-2}$$

其中,P(A∪B)为 A∪B 的概率,count(A∪B)为事务数据库 D 中包含项集 A∪B 的事务数。关联规则 A⇒B 的支持度表示在所有事务中项集 A 和项集 B 同时出现的频繁程度。

在例 5.1 中,有 17 例病例同时包含项集 A 和项集 B,即 count(A∪B) =15,support(A⇒B) = 0.19,占总数的 19%。

定义 5-6 **关联规则的置信度**(在一些 BI 分析软件又称概率):关联规则 A⇒B 是否可信,可用 A⇒B 置信度来表示。A⇒B 置信度是在事务数据库 D 中,包含项集 A 的事务中包含项集 B 的百分比,记为 confidence(A⇒B),公式如下:

$$confidence(A \Rightarrow B) = P(B \mid A) = \frac{support(A \cup B)}{support(A)} = \frac{count A \cup B}{count(A)} \tag{5-3}$$

其中,P(B∣A)为事务在包含 A 的条件下包含 B 的条件概率。

在例 5-1 中,confidence(A⇒B) =0.79,同时有糖尿病和高血压的病例中有 79% 的病例有心脏病,比例非常高,规则是可信的。

定义 5-7 **项集的频度、最小支持度阈值和频繁项集**:某项集的出现频度是包含该项集的事务数,简称项集的频度。如果某项集的出现频度不够多时,可以认为该项集中项间的关联规则不够有用。

只有当项集的频度大于预先设定的某个频度,该规则才有用。因此,在关联分析中,通常预先设定最小支持度阈值(min sup)。如果项集 A 的支持度大于或等于预先设定的最小支持度阈值,则称该项集满足最小支持度阈值,称项集 A 为频繁项集。频繁 k 项集的集合通常记为 L_k。

在例 5-1 中,如果设定最小支持度阈值 min sup =0.15,即项集的最小频度为 12,项集 A 的频度为 22,项集 A 的支持度 support(A) =0.24,大于最小支持度阈值 0.15,项集 A 是频繁项集。

定义 5-8 **最小置信度阈值**:同样,在关联分析中,也需要预先设定最小置信度阈值(min conf)。如果某关联规则的置信度大于或等于预先设定的最小置信度阈值,则称该规则满足最小置信度阈值。

在例 5-1 中,如果设定最小置信度阈值 min conf =0.5,关联规则 A⇒B 的置信度 confidence(A⇒B) =0.79 大于最小置信度阈值 0.5,关联规则 A⇒B 满足最小置信度阈值。

定义 5-9 **强关联规则**:如果某规则同时满足最小支持度阈值和最小置信度阈值,则称该规则为强关联规则。关联分析的目的就是找出强关联规则。

在例 5-1 中,如果设定最小支持度阈值 min sup =0.15,最小置信度阈值 min conf =0.5,规则 A⇒B 的支持度大于或等于最小支持度阈值,置信度大于或等于最小置信度阈值,是强规则。

有时,挖掘到的强关联规则是无意义的。如某顾客购买了可口可乐,一般肯定不会买百事可乐},{买可口可乐}⇒{不买百事可乐}是一个强关联规则,但这一强关联规则是我们已经知道,对商场的营销没有什么意义。在例5-1中,规则{有高血压史,缺血性心脏病}⇒{无糖尿病病程}是强规则,但不符合医学意义,甚至违反医学理论。因此,有必要分析项与项之间的作用是否得到提升。

定义 5-10 **提升度**:项集 A 和 B 之间的提升度记为 lift(A,B),定义如下:

$$lift(A,B) = \frac{P(A \cup B)}{P(A)P(B)} \tag{5-4}$$

提升度是一种简单的相关性度量。如果 $P(A \cup B) = P(A)P(B)$,则 $lift(A,B) = 1$,表明项集 A 和 B 是独立的,没有相关性。否则,项集 A 和 B 是依赖的和相关的。如果 $lift(A,B) < 1$,表明项集 A 和 B 是负相关的和排斥的,一个出现可能导致另一个不出现,这正好解释可口可乐和百事可乐的现象。如果 $lift(A,B) > 1$,表明项集 A 和 B 是正相关的和吸引的,一个出现对另一个的出现有提升能力。

公式(5-4)等价于

$$lift(A,B) = \frac{P(B|A)}{P(B)} \tag{5-5}$$

$$lift(A,B) = \frac{confidence(A \Rightarrow B)}{support(B)} \tag{5-6}$$

项集 A 和 B 间的提升度也称为规则 A⇒B 的提升度。

可用提升度进一步分析挖掘到的规则,使规则更有意义。例5-1中规则 A⇒B 的提升度为1.14,表明两个项集是正相关的,项集 A 对 B 有提升作用,但提升作用不大。而规则{有高血压家族史}⇒{有心脏病}的提升度则为1.44,高血压家族史对心脏病的提升作用较大。

定义 5-11 **重要性**(Importance):在一些文献中也称为兴趣度分数,重要性可以用于度量项集和规则。如果 Importance = 1,刚 A 和 B 是独立的项,它表示购买 A 和购买 B 是两个独立的事件。如果 Importance < 1,刚 A 和 B 是负相关的,这表明如果一个客户购买 A 了,则他购买 B 是不太可能的。如果 Importance > 1,刚 A 和 B 是正相关的。这表示如果一个客户购买了 A,他也可能购买 B。规则的重要性使用以下公式计算:

$$Importance(A => B) = Log(P(B \mid A)/P(B \mid not\ A))$$

重要性为0,表示 A 和 B 之间没有任何关联。正的重要性分数表示当 A 为真时,B 的概率会上升。负的重要性分数表示,当 A 为真时,B 的概率会下降。重要性指标会在本章后面的案例中用到。

关联规则的目的是为了挖掘有意义的强规则。一般而言,关联规则的挖掘过程包括:①找出所有的频繁项集;②由频繁项集产生强关联规则。

如例5-1,先计算所有项集的支持度,找出所有支持度大于或等于0.15的项集,即频繁项集,得到表5-2。

表 5-2 例 5.1 中的频繁项集

项集	频度	支持度	项集	频度	支持度
无糖尿病	36	0.46	有高血压	35	0.44
无高血压	49	0.62	有心脏病	55	0.70

续表

项集	频度	支持度	项集	频度	支持度
有糖尿病,有高血压	19	0.24	有高血压,有心脏病	34	0.43
有糖尿病,有高血压家族史	7	0.09	有高血压家族史,有心脏病	35	0.44
有糖尿病,有心脏病	27	0.34	有糖尿病,有高血压,有心脏病	15	0.19
有高血压,有高血压家族史	20	0.25	有高血压,有高血压家族史,有心脏病	14	0.18

列出表 5-2 中所有频繁项集中的所有规则,计算这些规则的置信度,找出所有置信度大于或等于 0.5 的关联规则,即强关联规则,得到表 5-3。

表 5-3 例 5-1 的强关联规则

序号	强关联规则	置信度	提升度
1	{有高血压家族史}⇒{有心脏病}	1.00	1.44
2	{有糖尿病,有高血压}⇒{有心脏病}	0.79	1.13
3	{有糖尿病}⇒{有心脏病}	0.75	1.08
4	{有高血压,有高血压家族史}⇒{有心脏病}	0.70	1.01
5	{有高血压}⇒{有心脏病}	0.69	1.00
6	{有心脏病}⇒{有高血压家族史}	0.64	1.44
7	{有心脏病}⇒{有高血压}	0.62	1.00
8	{有高血压家族史}⇒{有高血压}	0.57	0.92
9	{有糖尿病,有心脏病}⇒{有高血压}	0.56	0.90
10	{有糖尿病}⇒{有高血压}	0.53	0.85

第二节 Apriori 算法基本原理

在关联规则的挖掘中找出频繁项集的计算量最大,由 m 个项组成的项集数量达 $2^m - 1$ 个,而且在实际商场交易中,商品个数可达几千或上万,在疾病治疗过程中,患者信息、症状、临床数据则更多,要找到所有的频繁项集,对计算设备的计算能力、存储空间要求非常高,因此,很有必要找到效率更高的算法。

如在简单的例 5.1 中,每个病例仅仅列举了糖尿病病程、高血压史、高血压家族史和诊断四个特征,共 6 个项,但项集数却有 $2^6 - 1 = 63$ 个。实际医学研究中,特征将更多,病例将更多,原始的算法肯定不可行。

美国学者 Agrawal 等于 1993 年首先提出了挖掘顾客交易数据库中项集间的关联规则问题,通过分析购物篮中的商品集合,从而找出商品之间关联关系的关联算法,并根据商品之间的关系,找出客户的购买行为。Agrawal 和 R. Srikant 于 1994 年提出 Apriori 算法,Apriori 算法是布尔关联挖掘频繁项集的原创性算法,采用逐层搜索的迭代方法,即通过频繁 k 项集搜索频繁 k + 1 项集。Apriori 算法引入了潜在频繁项集的概念。记潜在频繁 k 项集的集合为 C_k,记频繁 k 项集的集合为 L_k,记 m 个项目构成的 k 项集的集合为 C_m^k,三者满足关系 $L_k \subset C_k \subset C_m^k$。

关联规则的两个性质

性质 1:频繁项集的子集必为频繁项集。

性质 2:非频繁项集的超集一定是非频繁项集。

Apriori 算法就是通过已知的频繁项集构成长度更大的项集,并将其称为潜在频繁项集。C_k 是指由有可能称为频繁 k 项集的项集组成的集合。只需要计算潜在频繁项集的支持度,不必计算所有项集的支持度,这将大大减少计算量。

具体实现过程如下:

1. 通过扫描事务数据库 D,计算各 1 项集的支持度,从而得到频繁 1 项集的集合 L_1。

2. 连接步 假设得到了频繁 k − 1 项集的集合 L_{k-1},要构成潜在频繁 k 项集的集合。假设 p 和 q 为两个频繁 k − 1 项集,p 和 q 中的项是排序的,记 $p = \{p_1, p_2, \cdots, p_{k-2}, p_{k-1}\}$,$q = \{q_1, q_2, \cdots, q_{k-2}, q_{k-1}\}$,$p \in L_{k-1}$,$q \in L_{k-1}$,并且当 $1 \leq i < k-1$ 时,$p_i = q_i$,当 $i = k-1$ 时,$p_{k-1} = q_{k-1}$,则 $p \cup q = \{p_1, p_2, \cdots, p_{k-2}, p_{k-1}, q_{k-1}\}$ 是潜在频繁 k 项集,所有这些潜在频繁 k 项集构成潜在频繁 k 项集的集合 C_k。这一步骤利用关联规则的性质 1。

3. 剪枝步 根据关联规则性质 2,剔除 C_k 中包含非频繁 k − 1 项集的 k 项集。

4. 计算 C_k 中所有项集的支持度,剔除小于最小支持度阈值的项集,得到频繁 k 项集的集合 L_k。

5. 通过迭代循环,重复步骤 2 至 4,直到不能产生新的长度更大的频繁项集的集合。

6. 列出以上步骤得到的所有频繁项集中的所有规则,计算所有规则的置信度,根据最小置信度阈值产生强关联规则。

例 5-2 利用 **Apriori** 算法挖掘例 5-1 心脏病病因数据的强关联规则。

解:设定最小支持度阈值 min sup = 0.15。

1. 计算各 1 项集的支持度,支持度大于或等于 0.15 的为频繁 1 项集,得到频繁 1 项集的集合 L_1 = {{有糖尿病}{有高血压}{有高血压家族史}{有心脏病}}。为节省篇幅,这 4 个频繁 1 项集中的项分别用字母 a、b、c、d 表示。即 L_1 = {{a}{b}{c}{d}}。各项集中的项按例 5-1 的顺序排列。

2. 把各频繁 1 项集进行连接,得到 6 个潜在频繁 2 项集:{ab}{ac}{ad}{bc}{bd}{cd},这些潜在频繁 2 项集组成潜在频繁 2 项集的集合 C_2。

3. 计算所有潜在频繁 2 项集的支持度,支持度大于或等于最小支持度阈值 0.25 的为频繁 2 项集,得到 5 个频繁 2 项集:{ab}{ac}{bc}{bd}{cd},这些项集组成频繁 2 项集的集合 L_2。

4. 把各频繁 2 项集进行连接,得到 2 个潜在频繁 3 项集:{abc}{bcd},这些潜在频繁 3 项集组成潜在频繁 3 项集的集合 C_3。

5. 计算所有潜在频繁 3 项集的支持度,支持度大于或等于最小支持度阈值 0.15 的为频繁 3 项集,得到 2 个频繁 3 项集:{abc}{bcd},这些项集组成频繁 2 项集的集合 L_3。

6. 上述 2 个潜在频繁 3 项集不能进行连接,没有潜在频繁 4 项集。

通过以上六步产生了 4 个频繁 1 项集、5 个频繁 2 项集、2 个频繁 3 项集,没有频繁 4 项集,见表 5-2。

7. 设定最小置信度阈值 min conf = 0.6。因频繁 1 项集无法产生规则,在所有 5 个频繁 2 项集和 2 各频繁 3 项集中列出所有规则:a⇒b、b⇒a、a⇒c、c⇒a、b⇒c、c⇒b、b⇒d、d⇒b、c⇒d、d⇒c、a⇒bc、bc⇒a、b⇒ac、ac⇒b、c⇒ab、ab⇒c、b⇒cd、cd⇒b、c⇒bd、bd⇒c、d⇒bc、bc⇒d,共 22 个。

计算以上 22 个规则的置信度,大于或等于最小置信度阈值 0.5 的为强规则。得到 10 个强规则,见表 5-3。

第三节 多层关联规则和多维关联规则

关联规则可以从不同角度进行分类。

1. 根据规则中处理的项的类别,关联规则可分为布尔型和量化型。如果规则考虑的是项的存在与不存在,则为布尔关联规则。布尔关联规则处理的值都是离散的、种类化的。量化关联规则处理的是量化的项间的关联规则,量化的项也包括可以用种类变量描述的项。

如患者的年龄可以分为婴儿、幼年、童年、少年、青年、中年和老年,也可以按年龄分段,量化的年龄值则变成类别值。化验结果可用超低、低、偏低、正常、偏高、高、超高等,把量化的检验结果值变成类别值。

2. 根据规则中处理的项的维度,关联规则可分为单维的和多维的。如果规则中的项只涉及一个维,只处理一个维的数据,则为单维关联规则。如果规则中的项涉及两个或以上的维,要处理两维或以上维的数据,则是多维关联规则。在例 5-1 中若要分析不同年龄段、不同地域的发病情况时,则为多维关联规则挖掘。

3. 根据规则中处理的项的抽象层次,关联规则可分为单层的和多层的。在同一层发现的规则称为单层关联规则,在多个层次发现的关联规则称为多层关联规则。在例 5-1 中若要分析某年龄段或某地域的发病情况时,则为多层关联规则挖掘。

在第二节中介绍的 Apriori 算法是传统的单维布尔关联规则挖掘算法,以下介绍多层关联规则挖掘算法和多维关联规则算法。

一、多层关联规则挖掘

项可以分为多个层级,用 0 级表示最高层级抽象层,从 1 级、2 级、3 级……往下细分。对于多数应用来说,层次分得越细,越难在低层次上发现强关联规则,需要在较高层次进行挖掘。层次越高,支持度越高,越容易找到强关联规则。根据规则涉及的层次,多层关联规则可分为同层关联规则和层间关联规则。如果分析同一层次的关联规则,则又称为同层关联规则。如果分析不同层次间的关联规则,则又称为层间关联规则。

多层关联规则挖掘算法与单层关联规则类似,可沿用"支持度和信任度"框架。多层关联规则挖掘可采用自上向下的策略,从最高层的抽象层到最细节的具体层,对每个层次搜索频繁项集,直到找不到频繁项集为止,再计算所有频繁项集的置信度,根据最小置信度产生强关联规则。在每个层次均可用 Apriori 算法。

同层关联规则可采用三种支持度策略。

1. 同一的最小支持度阈值,称为一致支持度。对每一层次都使用同一个最小支持度阈值。计算容易,单弊端也明显,较低层次的支持度往往较小。这种方法可能会产生两种结果:①若希望在较低层次得到强关联规则,必须降低项集的最小支持度阈值,必然在较高层次产生许多无意义的规则。②若重点关注在较高层次上挖掘强关联规则,调高最小支持度阈值,则容易得到常识性的规则或无意义的规则,错失在较低层次的有意义的规则。

2. 在较低层次使用较小的最小支持度阈值,称为递减支持度。每个层次都有不同的最小支持度阈值,较低层次的最小支持度阈值相对设置较小。

3. 使用基于项或分组的最小支持度阈值,称为基于分组的支持度。根据项本身的特性或业务的需要,基于某些项或某组项设置特定的最小支持度阈值。通常在挖掘中,取所有组的最低最小支持度阈值,以避免错失有价值的规则。同时,又与每组的最小支持度阈值比较,避免从每个组产生无意义的项集。

层间关联规则考虑最小支持度和最小置信度时,应根据较低层次的最小支持度和最小置信度来定。

二、多维关联规则挖掘

如果数据库是多维的,则采用多维关联规则。如规则:年龄(X,"20…30")∪职业(X,"学生")⇒商品(X,"笔记本电脑")中,涉及三个维度,即年龄、职业和商品。根据是否允许同一维度重复出现,多维关联规则可分为不允许重复出现的维间关联规则和允许维在规则的左右同时出现的混合维关联规则。

对于多维数据库中的数值字段,通常有以下集中处理方法:

1. 数值字段被分成一些预定义的层次结构如区间,这些区间都是由用户预先定义的,由此得出的规则也称为静态量化关联规则。

2. 数值字段根据数据的分布分成一些布尔字段,每个布尔字段都表示一个数值字段的区间,属于其中则为1,否则为0。这种方法是动态的,由此得出的规则也称为布尔量化关联规则。

3. 数值字段被分成一些能体现它含义的区间,它考虑了数据之间的距离的因素,由此得出的规则称为基于距离的关联规则。

4. 直接用数值字段中的原始数据进行分析,使用一些统计的方法对数值字段的值进行分析,并结合多层关联规则的概念,在多个层次之间进行比较从而得出一些有用的规则。由此得出的规则称为多层量化关联规则。

第四节 案例:利用 Excel 进行疾病关联规则挖掘

本节将选择疾病数据,利用 Excel 进行疾病的关联规则挖掘。

一、疾病分析的数据

本例收集了15 例肝病患者的6 种化验指标数据,见表5-4。

表 5-4 肝病患者化验指标数据

ID	丙氨酸氨基转移酶(ALT)	门冬氨酸氨基转移酶(AST)	r-谷氨酰转肽酶(GGT)	结合胆红素(DBIL)	总胆红素(TBIL)	总胆汁酸(TBA)	肝脏情况
1	超高	超高	超高	超高	超高	超高	异常
2	超高	超高	超高	超高	超高	超高	异常
3	超高	超高	超高	超高	超高	超高	异常
4	超高	超高	超高	超高	超高	超高	异常
5	偏低	正常	偏高	正常	偏低	正常	脓肿
6	偏高	超高	正常	超高	超高	超高	衰竭
7	超高	偏高	正常	超高	超高	超高	衰竭
8	正常	偏高	正常	偏高	偏高	正常	硬化
9	正常	偏高	正常	正常	偏高	正常	硬化
10	正常	偏高	正常	超高	超高	超高	硬化
11	偏高	偏高	正常	正常	正常	正常	慢性乙肝
12	超高	超高	正常	超高	超高	超高	慢性乙肝
13	超高	超高	偏高	偏高	偏高	正常	硬化
14	正常	正常	正常	偏高	偏高	正常	硬化
15	正常	正常	正常	超高	超高	超高	硬化
16	超高	超高	偏高	偏高	偏高	正常	慢性乙肝

我们将利用 Excel 的关联规则挖掘工具,分析 6 种化验指标和肝病是否存在某种关联。

在利用 Excel 进行关联规则挖掘之前,要按照 Excel 的要求对数据进行预处理:数据如表 5-4,并按 ID 排列。

二、分析步骤和结果解释

1. 创建挖掘结构 打开 Excel 文件,点击菜单"数据挖掘",点击工具栏"高级",如图 5-1 所示。

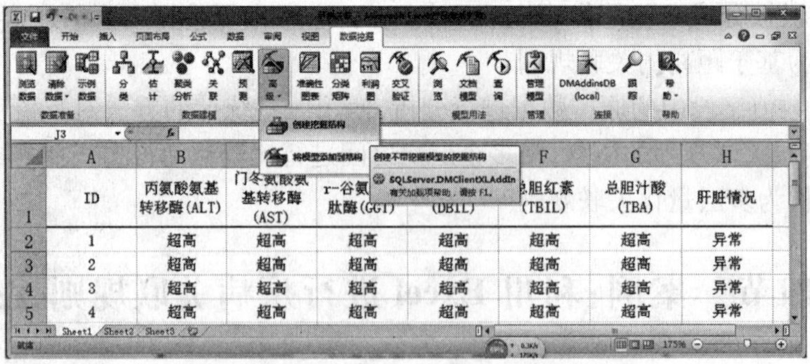

图 5-1 创建挖掘结构按钮

点击"创建挖掘结构",进入"创建挖掘结构向导",单击"下一步",开始选择数据源,如图 5-2 所示。

创建挖掘结构 向导
选择源数据
表(T):
数据区域(D):
'Sheet1'!$J$3
我的数据区域包含页眉(H)
外部数据源(E):
数据源名称(S):
查询(Q):
选择一个包含多个单元的矩形区域。
< 上一步(B)
下一步(N) >
取消

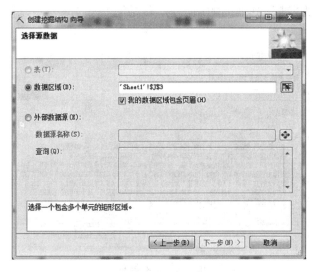

图 5-2　选择数据源

选中"数据区域(D)",并单击图标" ",选中 Excel 表的 $A$1:$H$17 区域,界面如图 5-3 所示。

范围选择
选择一个范围
$A$1:$H$17
确定
取消

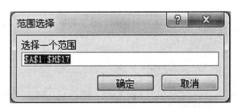

图 5-3　标记需分析的数据

在 Excel 工作表标记需要分析的数据区域,如图 5-3 所示。单击"确定"回到图 5-2 所示界面,单击"下一步",选择待分析的数据列,如图 5-4 所示。

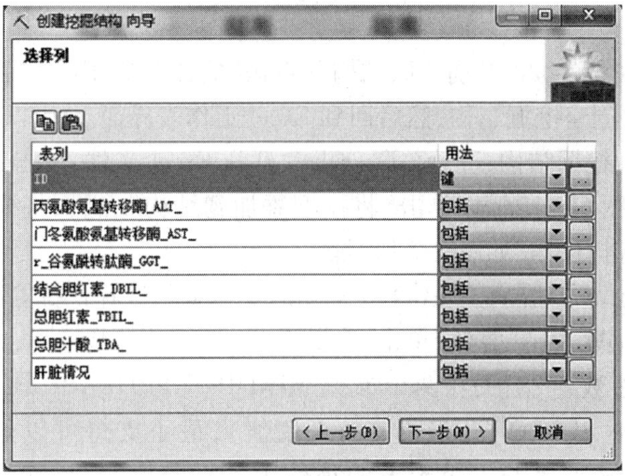

创建挖掘结构 向导
选择列
表列
用法
ID
键
丙氨酸氨基转移酶_ALT_
包括
门冬氨酸氨基转移酶_AST_
包括
r_谷氨酰转肽酶_GGT_
包括
结合胆红素_DBIL_
包括
总胆红素_TBIL_
包括
总胆汁酸_TBA_
包括
肝脏情况
包括
< 上一步(B)
下一步(N) >
取消

图 5-4　选择结构所包括的列

设置ID的用法为"键",其他列的用法为"包括",单击"下一步",进行数据拆分,如图5-5所示。

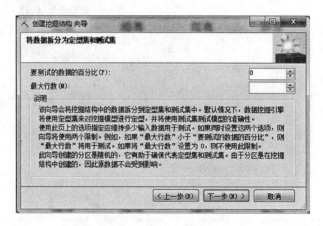

图5-5 拆分数据

将数据拆分为定型集和测试集,本例把所有数据都用于定型,因此把要测试的数据的百分比设置为0,如图5-5所示。单击"下一步",进入定义挖掘结构名称界面,如图5-6所示。

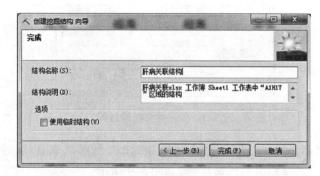

图5-6 定义挖掘结构名称

输入挖掘结构的名称,如"肝病关联结构",单击"完成",则Excel后台的BI挖掘工具会根据上述设置和数据创建挖掘结构,然后回到Excel工作表界面。

2. 将模型添加到挖掘结构,进行关联分析 打开Excel文件,单击菜单"数据挖掘",单击工具栏"高级",如图5-1所示。单击"将模型添加到结构",进入将模型添加到结构的向导,单击"下一步",选择结构,如图5-7所示。

选择上面建立的结构"肝病关联结构",单击"下一步",选择挖掘算法,如图5-8所示。

选择"Microsoft关联规则"算法,单击"参数"进行挖掘的参数选择,如图5-9所示。

设置列表所示参数,一般关注两个参数MINIMUM PROBABILITY(最小概率即最小置信度)和MINIMUN SUPPORT(最小支持度阈值),最小支持可以是百分比,也可以是项出现最低的频度数,如果输入小于1的小数则为百分比,如果输入自然数则为频度。本例采用默认值。点击"确定"回到图5-8,点击"下一步"选择要挖掘的列,如图5-10所示。

102

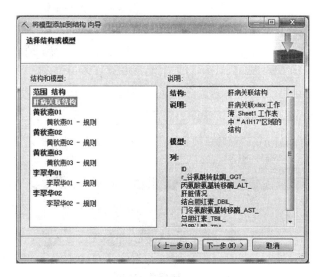

图 5-7 选择结构

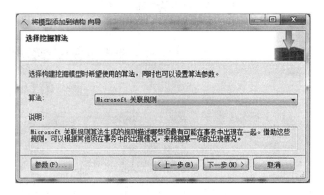

图 5-8 选择挖掘算法

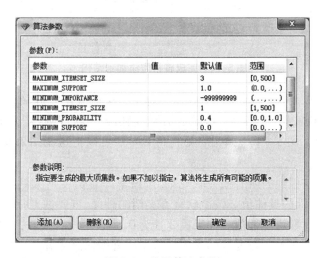

图 5-9 设置算法参数

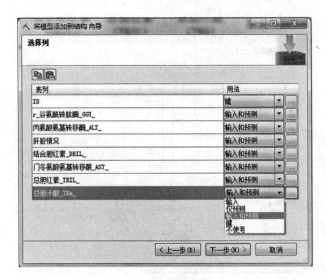

图 5-10 选择要挖掘的列

设置 ID 列的用法为"键",其他列的用法为"输入和预测",点击"下一步",结束挖掘设置,如图 5-11 所示。

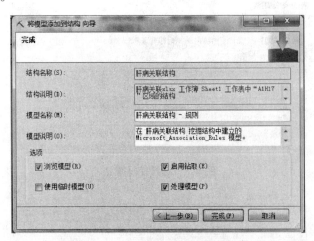

图 5-11 完成将模型添加到结构

单击"完成"按钮,Excel 自动对输入模型名称进行关联规则分析,结果如图 5-12 所示。

3. 挖掘结果分析 挖掘结束后,将显示结果,包括强关联规则(图 5-12)、频繁项集(图 5-13)、依赖网络关系(图 5-14)。单击"复制到 Excel"可以把这些结果复制到打开的 Excel 文件中。

图 5-13 列出了挖掘到的所有强关联规则,按概率即置信度从大到小排列,并给出了这些规则的概率和重要性的具体值。按微软官方文档的翻译,重要性是指,在已知规则左侧的情况下,规则右侧的对数可能性值。如果重要性为 0,则表示没有关联,正的重要性表示正相关,负的重要性表示负相关。重要性的作用类似于提升度。结果显示,本例共挖掘到 423 条关联规则,其中有许多有意义的强关联规则,{DBIL 偏高,AST 超高⟹{GGT 偏高}、{DBIL 偏高,ALT 超高}⟹{GGT 偏高}、{TBIL 偏高,AST 超高}⟹{GGT 偏高}、{TBIL 偏高,ALT 超

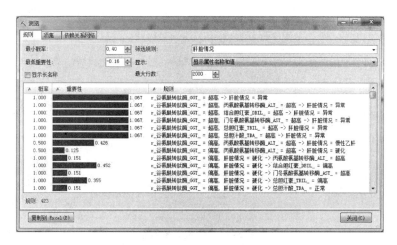

图 5-12　强关联规则

高}⇒{GGT 偏高} 4 个强关联规则的概率都为 100%,重要性都大于 1.051,具有较强的关联;{肝功能异常,DBIL 超高}⇒{GGT 超高} 等多条强关联规则的概率都为 100%,重要性都大于 1.035,具有较强的关联。

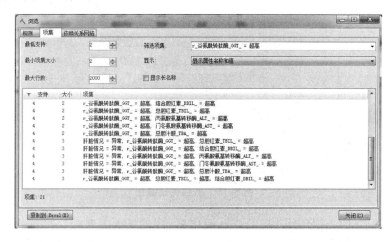

图 5-13　频繁项集

如图 5-13 所示,频繁项集共有 21 个,并其中存在一些非常有意义的结果,例如同时"肝脏情况 = 异常,γ-谷氨酰转肽酶 GGT_ = 超高"等。

在"依赖关系网络"中,读者也不难看出一些很有意义的关系,例如"肝脏情况 = 脓肿,丙氨酸氨基转移酶(ALT) = 偏低,总胆红素(TBIL) = 偏低",以及"肝脏情况 = 硬化,丙氨酸氨基转移酶(ALT) = 正常"的情况,参见图 5-14 依赖关系网络。

挖掘结果也列出了关系链接的强度,拖动图左边的滑块可显示不同强度的链接关系,当滑块拖到接近最下面时,关系图中剩下 2 组强链接,如图 5-15 所示。

分别是"肝脏情况 = 硬化,丙氨酸氨基转移酶(ALT) = 正常"和"肝脏情况 = 异常,γ-谷氨酰转肽酶(GGT) = 超高"。其中,血清中 GGT 主要来自肝脏,具有较强的特异性。所以当肝胆系统病变、酒精性肝损伤、慢性肝炎活动期、胆道感染、肝硬化、肝癌等都可使 GGT 升

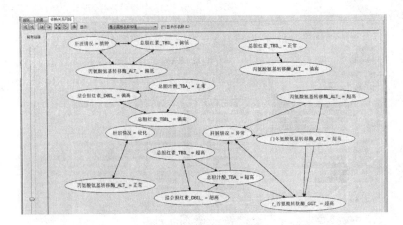

图 5-14 依赖关系网络

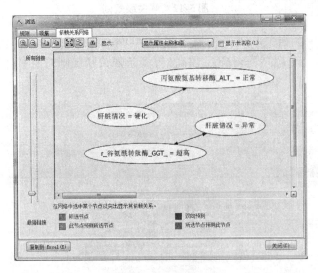

图 5-15 最强关系链接

高;以及"持续的 ALT 正常,且乙型肝炎肝硬化患者"的情况经常是临床探讨肝组织病理特征及其相关因素的热点。相关结论是:对 ALT 持续正常的肝硬化患者,应结合其年龄、HBV DNA 载量及 ALT 水平综合评估,40 岁以上、HBV DNA 载量 > 5 × 105 拷贝/ml、ALT 水平在 30 ~ 40U/L 的患者,应进行肝组织活检以明确疾病有无进展,即使不做肝组织活检,也应予以合理的抗病毒治疗。酒精性肝炎也是一种可能。

■■■ 习 题 5 ■■■

一、是非题

1. I 和 J 是两个项,项集 A = {I,J},项集 B = {J},A⇒B 可能是关联规则。

2. 项集 A 的支持度表示在所有事务中项集 A 出现的频繁程度。

3. 关联规则 A⇒B 的支持度表示在包含项集 A 和项集 B 的事务中项集 A 和项集 B 同时出现的频繁程度。

4. 关联规则的置信度越高,成为强关联规则的可能性越大。

5. 如果 A⇒B 是关联规则,那么项集 A 出现,项集 B 肯定出现。

6. 提升度描述了项集间的提升作用,从啤酒和尿布的故事可得到启示,强关联规则的提升度大于非强关联规则的提升度。

7. I 和 J 是两个项,项集 A = {I,J},项集 B = {J},如果 B 不是频繁项集,那么 A 一定不是频繁项集。

8. I 和 J 是两个项,项集 A = {I,J},项集 B = {J},如果 A 是频繁项集,那么 B 一定是频繁项集。

9. 在多层关联规则挖掘中,层次分得越细,因项所说明的事物越具体,因此,越容易在低层次上发现强关联规则。

10. Apriori 算法只能用于单层关联规则挖掘,多层关联规则挖掘必须采用其他算法。

二、填空题

1. 项集 A 的(　　)是事务数据库 D 中同时包含项集 A 的事务占所有事务的百分比。

2. 关联规则 A⇒B 的(　　)是事务数据库 D 中同时包含项集 A 和 B 的事务占所有事务的百分比。

3. 关联规则 A⇒B 的(　　　)是在事务数据库 D 中,包含项集 A 的事务中包含项集 B 的百分比。

4. 如果项集 A 的支持度大于或等于预先设定的最小支持度阈值,则称该项集满足最小支持度阈值,称项集 A 为(　　)。

5. 如果某规则同时满足最小支持度阈值和最小置信度阈值,则称该规则为(　　)。

6. (　　)的子集必为频繁项集。

7. 非频繁项集的超集一定是(　　)频繁项集。

三、简答题

1. 举例说明什么是事务包含项集。

2. 6 例肝病患者的化验数据见表 5-5。计算项集{ALT 超高,AST 超高,GGT 超高}的支持度,如果最小支持度阈值设定为 0.2,该项集是否为频繁项集?计算规则{ALT 超高,AST 超高,GGT 超高}⇒{肝功能异常}的支持度、置信度和提升度,如果最小置信度阈值设为 90%,该规则是否为强规则?

表 5-5

ID	丙氨酸氨基转移酶(ALT)	门冬氨酸氨基转移酶(AST)	γ-谷氨酰转肽酶(GGT)	肝脏情况
1	超高	超高	超高	异常
2	超高	超高	超高	异常
3	超高	超高	超高	异常
4	超高	超高	超高	异常
5	偏高	超高	正常	衰竭
6	超高	偏高	正常	衰竭

3. 最小支持度阈值设定为 0.4,请列出表 5-5 中的所有频繁 2 项集。

4. 请简述 Apriori 算法的具体实现过程。

5. 请用 Excel 挖掘表 5-4 的所有强规则,最小支持度阈值设定为 0.4,最小置信度阈值设为 90%。

第六章

多 指 标 决 策

　　单一的评价指标仅能反映系统的某一具体特性。当系统规模宏大、影响因素增多、层次结构复杂时,系统的基本特性和要素之间将存在着复杂的关系,需要使用多个相互联系、相互作用的指标来评价。

　　多指标决策问题最早是在 19 世纪末由意大利经济学家帕累托(V. Pareto)从政治经济学的角度提出来的,他把许多本质上不可比较的指标,设法变换成一个单一的最优指标来进行求解。到了 20 世纪 40 年代,冯诺曼等人由从对策论的角度提出在彼此有矛盾的多个决策人之间如何进行多指标决策问题。50 年代初,考普曼(T. C. koopmans)从生产和分配的活动分析中提出多指标最优化问题,并引入了帕累托最优的概念。60 年代初,莱恩思(F. Charnes)和考柏(J. Cooper)提出了目标规划方法来解决多指标决策问题。70 年代中期,甘尼(R. L. Keeney)和拉发用比较完整的描述多属性效用理论来求解多指标决策问题。70年代末,萨蒂(A. L. Saaty)提出了影响广泛的 AHP(the analytical hierarchy process)法,并在80 年代初撰写了有关 AHP 法的专著。自 70 年代以来,有关研究和讨论多指标决策的方法也随之出现。

第一节　多指标决策概述

　　医院拟定购买某型号大型医疗设备,面对多个备选医疗设备制作商,要考虑设备质量、设备售价、运输费用、售后服务与维护费用、设备供应商信誉等等。解决这类问题就需要用到多指标决策理论,学习和研究多指标决策理论具有相当重要的现实意义。

一、什么是多指标决策

　　什么是多指标决策?下面通过一个例子来介绍其基本原理。

　　例 6-1　某患者因胆囊结石反复发作多次到医院就诊。医生在研究治疗方案时有四种方法可以选择:药物溶石治疗、体外震波碎石、腹腔镜手术摘除胆囊、传统手术摘除胆囊。在四种方法中选择哪种方法对该患者进行治疗,或对四种治疗方法进行排序即为一个决策过程。其中可供选择的治疗方法"药物治疗""体外碎石""腹腔镜手术""传统手术"称为方案。医生会根据诸如"治疗时间""治疗费用""治疗效果""副作用""根治程度""安全性"等多种目标因素去反复比较并进行选择,形成如表6-1所示的决策矩阵。

其中,"治疗时间""治疗费用""治疗效果""副作用""根治程度""安全性"等目标因素称为指标,也称为属性,而这种决策问题称为多指标决策,也称之为多属性决策或有限个方案的多目标决策。

多指标决策是一类特殊的多目标决策问题,主要研究决策者基于多个指标对有限方案的评价和排序问题,考虑如何在已确定的方案中进行选优。

二、多指标决策的基本要素

通常,一个多指标决策问题由以下3个要素构成:

- 有 n 个评价指标 $f_j(1 \leqslant j \leqslant n)$;
- 有 m 个决策方案 $A_i(1 \leqslant i \leqslant m)$;
- 有 1 个决策矩阵 $D = (x_{ij})_{m \times n}(1 \leqslant i \leqslant m, 1 \leqslant j \leqslant n)$,其中元素 x_{ij} 表示第 i 个方案,第 j 个指标的值,表示为:

$$D = \begin{matrix} & \begin{matrix} f_1 & f_2 & \cdots & f_n \end{matrix} & \\ & \begin{pmatrix} x_{11} & x_{12} & \cdots & x_{1n} \\ x_{21} & x_{22} & \cdots & x_{2n} \\ \cdots & \cdots & \cdots & \cdots \\ x_{m1} & x_{m2} & \cdots & x_{mn} \end{pmatrix} & \begin{matrix} A_1 \\ A_2 \\ \cdots \\ A_m \end{matrix} \end{matrix} \circ$$

决策矩阵(例如表6-1)提供了分析决策问题所需的基本信息,是各种数据预处理和求解方法的基础。

表6-1 胆囊结石治疗问题的决策矩阵

治疗方案	治疗时间(天)	治疗费用(元)	治疗效果	根治程度	副作用	安全性
	f_1	f_2	f_3	f_4	f_5	f_6
药物治疗 A_1	1	120	差	差	中	好
体外碎石 A_2	1	800	中	中	小	很好
腹腔镜手术 A_3	3	3500	好	好	中	中
传统手术 A_4	7	7000	好	很好	大	差

三、多指标决策的特点

从例6-1可以看出,多指标决策具有如下特点:

1. 决策问题的指标等于或大于2个。如例6-1中共有6个评价指标,分别为治疗时间、治疗费用、治疗效果、副作用、根治程度和安全性。

2. 指标衡量标准不同,即众多指标之间没有一个统一的标准,难以进行相互比较。如例6-1中治疗时间的度量单位是天,而治疗费用的度量单位是元,无法对这两个指标进行相互比较。

3. 指标导向的不一致性。有的指标值越大越好,如治疗效果、根治程度、安全性等,这类指标称作效益型指标。有的指标值越小越好,如治疗时间、治疗费用、副作用等,这类指标称作成本型指标。这两种类型的指标在实际问题中出现得最多。除此之外,还有固定型指标和区间型指标。指标值越接近某一固定值越优的指标称作固定型指标,家用电器稳压器的稳定值就属于这种类型;指标值越接近某一区间越优的指标称作区间型指标,例如血压、血糖等一些生理指标就属于这种类型。

4. 指标之间的矛盾性。某一指标的完善往往会损害其他指标的实现,即改进某一指标值可能会使另一指标值变坏。如例6-1中,改进"治疗费用"指标,即降低治疗费用,可能会导致"治疗效果"指标变坏,即治疗效果变差。

5. 定性指标和定量指标混合。有些指标值可以定量表示,如住院时间、治疗费用等;而有些指标值是定性的,通过程度描述词来模糊表示,如安全性,治疗效果等。

四、多指标决策的解

定义1 单个指标的最优值和最劣值

设指标 $f_j(1 \leq j \leq n)$ 的最优值为 f_j^*,最劣值为 f_j^-。若指标 f_j 为效益型指标,则有 $f_j^* = \max\limits_{1 \leq i \leq m}(x_{ij})$,$f_j^- = \min\limits_{1 \leq i \leq m}(x_{ij})$;若指标 f_j 为成本型指标,则有 $f_j^* = \min\limits_{1 \leq i \leq m}(x_{ij})$,$f_j^- = \max\limits_{1 \leq i \leq m}(x_{ij})$。

定义2 优势原则和劣解

设有两个备选方案 A_s 和 A_t,当指标 f_j 为效益型指标时,有 $x_{sj} \geq x_{tj}(1 \leq j \leq n)$;当指标 f_j 为成本型指标时,有 $x_{sj} \leq x_{tj}(1 \leq j \leq n)$;并且至少存在一个 j,使得 $x_{sj} > x_{tj}$(当 f_j 为效益型指标时)或者 $x_{sj} < x_{tj}$(当 f_j 为成本型指标时)成立。这时,称方案 A_s 优于 A_t,记为 $A_s > A_t$。因为存在其他方案优于方案 A_t,所以方案 A_t 是一个劣解,可将其直接淘汰。

定义3 非劣解

对于某一方案 A_k,如果不存在其他任何方案 $A_i(1 \leq i \leq m, i \neq k)$ 优于它,那么称 A_k 为非劣解,或称有效解。

定义4 满意解

根据决策者的偏好和若干决策准则,从若干非劣解中选择出的最优非劣解,称为满意解。

例6-2 从5个人中选出身体最高又最重的人,要求两项指标达到最优。身高和体重就是两个效益指标。现有5个方案可供选择,如图6-1所示。

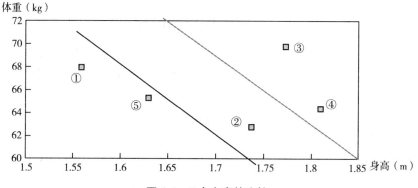

图6-1 5个方案的比较

现用一直角坐标描述"身高"与"体重"两个目标,得到图中 5 个点。从图 6-1 可知,显然点③④都比①②⑤点为优,故①②⑤为劣解,在多目标决策中应舍去。而③④二点中各有一个指标优越,不能舍去,称之为非劣解,也叫有效解。这时,决策者有 3 种决策策略。

第一,从方案③和①中任选一个进行实施;

第二,从方案③和①中综合出一个新的方案进行实施,例如要求④增重。

第三,根据某种意义的最优原则,继续对方案③和①进行排序,从中选择排序为优的方案进行实施。

决策者最后选择的实施方案就为满意解。

从这个例子可以看出,求解多指标决策问题可分为两步:

(1)从解集合中直接淘汰劣解,找出非劣解;

(2)从非劣解集合中选取满意解。这是求解多指标决策问题的关键。如果一个多指标决策问题有多个非劣解,则它就有多个可行方案,各可行方案的指标各有优劣,决策者根据自己的偏好、意愿和某种意义的最优原则,从多个非劣解中选择出满意解。

多指标决策的实质是在各个指标之间和各种限制之间得到一种合理的妥协,用具有相对意义的"满意解"来代替"最优解"。

推论 1　如果 m 个方案中只有一个非劣解,则其他 $m-1$ 个方案一定是劣解。

推论 2　如果 m 个方案中有 r 个非劣解,则其他 $m-r$ 个方案一定是劣解($1 \leqslant r \leqslant m$)。

在多指标决策问题中,通常不考虑只有一个非劣解的特殊情况,而是假定有多个非劣解的一般情况。由于多指标决策问题中的方案个数 m 是有限的,所以非劣解个数 $N(N<m)$ 也有限。据统计,当指标个数 n 和备选方案个数 m 上升时,非劣解的个数 N 显著增加。因此,在实际多指标决策问题中,为了避免决策问题过于复杂,备选方案个数和指标个数都不宜太多。

第二节　决策指标的标准化处理

在多指标决策分析过程中,存在指标量纲不统一、定性和定量指标相结合、指标值导向不一致等问题,这些都会影响决策的结果,甚至会造成决策的失误。为了统一标准,必须对各种数据进行预处理。预处理需要解决的问题包括:指标的量化,特别是定性指标的定量表示;不同量纲指标值的标准化(可比性量化)。

一、定性指标的量化

对定性指标做量化处理常用的方法是将这些指标依描述程度的强弱划分为若干级别,分别赋以不同的量值。通常将描述程度划分为 5 个级别,最优值为 10 分,最劣值为 0 分,其余级别赋以适当分值。定性指标的量化如表 6-2 所示。

表 6-2　定性指标的量化

	很低	低	一般	高	很高
效益型指标	1	3	5	7	9
成本型指标	9	7	5	3	1

定性指标经过量化之后,原来是效益型指标的依然是效益型指标,原来是成本型指标的则转化为效益型指标。

二、不同量纲指标的标准化

多指标决策问题中各指标有不同的量纲,会给综合评价带来许多困难。将决策矩阵 D 中的所有指标通过适当的转换,转化为无量纲、无数量级差异的标准化指标,称为指标的标准化。

由于评价指标类型不同,无量纲标准化处理方法也将不同。目前常用的标准化方法有向量归一化法、线性比例变换法、极差变换法、标准样本变换法等,其中极差变换法是目前多指标决策问题求解中用的最多的决策矩阵标准化方法。

假设原决策矩阵为 $D = (x_{ij})_{m \times n}$,经过标准化处理后得到的矩阵为 $R = (r_{ij})_{m \times n}$。

1. 向量归一化法

令

$$r_{ij} = \frac{x_{ij}}{\sqrt{\sum_{i=1}^{m} x_{ij}^2}} \text{。}$$

优点:① $0 \leqslant r_{ij} \leqslant 1 (1 \leqslant i \leqslant m, 1 \leqslant j \leqslant n)$;

②对于每一个指标 f_j,矩阵 R 中列向量的模为1,因为

$$\sum_{i=1}^{m} r_{ij}^2 = 1 \quad (1 \leqslant j \leqslant n) \text{。}$$

原决策矩阵 $D = (x_{ij})_{m \times n}$ 经过向量归一化处理后,得到的矩阵 $R = (r_{ij})_{m \times n}$ 称为向量归一标准化矩阵,效益型指标和成本型指标的导向没有发生改变,即效益型指标经过归一化变换后,仍是效益型指标;成本型指标经过归一化变换后,仍是成本型指标。

2. 线性比例变换法

令 $f_j^{\Delta} = \max\limits_{1 \leqslant i \leqslant m} x_{ij} \neq 0, f_j^{\triangledown} = \min\limits_{1 \leqslant i \leqslant m} x_{ij} \neq 0$。

对于效益型指标,令

$$r_{ij} = \frac{x_{ij}}{f_j^{\Delta}} ;$$

对于成本型指标,令

$$r_{ij} = \frac{f_j^{\triangledown}}{x_{ij}} \text{。}$$

优点:① $0 \leqslant r_{ij} \leqslant 1 (1 \leqslant i \leqslant m, 1 \leqslant j \leqslant n)$;

②计算方便。

原决策矩阵 $D = (x_{ij})_{m \times n}$ 经过线性比例变换之后,得到的矩阵 $R = (r_{ij})_{m \times n}$ 称为线性比例标准化矩阵,效益型指标和成本型指标均转化为效益型指标,最优值为1,最劣值为0。

3. 极差变换法

令 $f_j^{\Delta} = \max\limits_{1 \leqslant i \leqslant m} x_{ij} \neq 0, f_j^{\triangledown} = \min\limits_{1 \leqslant i \leqslant m} x_{ij} \neq 0, u_j$ 为固定型指标的标准值。

对于效益型指标,令

$$r_{ij} = \frac{x_{ij} - f_j^{\triangledown}}{f_j^{\triangle} - f_j^{\triangledown}};$$

对于成本型指标,令

$$r_{ij} = \frac{f_j^{\triangle} - x_{ij}}{f_j^{\triangle} - f_j^{\triangledown}};$$

对于固定型指标,令

$$r_{ij} = 1 - \frac{\mid x_{ij} - u_j \mid}{\max\limits_{1 \leqslant i \leqslant m} \mid x_{ij} - u_j \mid}。$$

优点:① $0 \leqslant r_{ij} \leqslant 1 (1 \leqslant i \leqslant m, 1 \leqslant j \leqslant n)$;

②对于每一个指标总是有最优值 1 和最劣值 0。

原决策矩阵 $D = (x_{ij})_{m \times n}$ 经过极差变换之后,得到的矩阵 $R = (r_{ij})_{m \times n}$ 称为极差变换标准化矩阵,效益型指标、成本型指标和固定型指标均转化为效益型指标,最优值为 1,最劣值为 0。

4. 标准样本变换法

在决策矩阵 $D = (x_{ij})_{m \times n}$ 中,令 $y_{ij} = \frac{x_{ij} - \bar{x}_j}{s_j} (1 \leqslant i \leqslant m, 1 \leqslant j \leqslant n)$,其中样本均值 $\bar{x}_j = \frac{1}{m} \sum\limits_{i=1}^{m} x_{ij}$,样本方差 $s_j = \sqrt{\frac{1}{m-1} \sum\limits_{i=1}^{m} (x_{ij} - \bar{x}_j)^2}$。

矩阵 $Y = (y_{ij})_{m \times n}$ 成为标准样本变换矩阵,经变换后,矩阵每列的均值为 0,方差为 1。

例 6-3 对例 6-1 中胆囊结石治疗问题的决策矩阵进行标准化处理。

解:在胆囊结石治疗问题的 6 个评价指标中,f_3、f_4、f_5 和 f_6 为定性指标,首先对它们进行量化处理,得到

$$D = (x_{ij})_{4 \times 6} = \begin{matrix} & \begin{matrix} f_1 & f_2 & f_3 & f_4 & f_5 & f_6 \end{matrix} & \\ \begin{pmatrix} 1 & 120 & 3 & 3 & 5 & 7 \\ 1 & 800 & 5 & 5 & 7 & 9 \\ 3 & 3500 & 7 & 7 & 5 & 5 \\ 7 & 7000 & 7 & 9 & 3 & 3 \end{pmatrix} & \begin{matrix} A_1 \\ A_2 \\ A_3 \\ A_4 \end{matrix} \end{matrix}。$$

经过量化处理之后,f_1 和 f_2 依然是成本型指标,f_3、f_4 和 f_6 依然是效益型指标,f_5 则从原来的成本型指标转化为效益型指标。按照不同的方法对该矩阵进行标准化处理。

(1)向量归一化法

$$r_{11} = \frac{x_{11}}{\sqrt{\sum\limits_{i=1}^{m} x_{i1}^2}} = \frac{1}{\sqrt{1^2 + 1^2 + 3^2 + 7^2}} = 0.1291, r_{31} = \frac{3}{\sqrt{1^2 + 1^2 + 3^2 + 7^2}} = 0.3873,以$$

此类推。

向量归一标准化矩阵为

$$R = (r_{ij})_{4 \times 6} = \begin{pmatrix} 0.1291 & 0.0153 & 0.2611 & 0.2343 & 0.4811 & 0.5466 \\ 0.1291 & 0.1017 & 0.4352 & 0.3094 & 0.6736 & 0.7028 \\ 0.3873 & 0.4448 & 0.6093 & 0.5466 & 0.4811 & 0.3094 \\ 0.9037 & 0.8897 & 0.6093 & 0.7028 & 0.2887 & 0.2343 \end{pmatrix}。$$

（2）线性比例变换法

因为 f_1 是成本型指标，所以 $r_{11} = \dfrac{f_1^{\triangledown}}{x_{11}} = \dfrac{1}{1} = 1$，$r_{31} = \dfrac{f_1^{\triangledown}}{x_{31}} = \dfrac{1}{3} = 0.3333$，以此类推；

因为 f_3 是效益型指标，所以 $r_{13} = \dfrac{x_{13}}{f_3^{\triangle}} = \dfrac{3}{7} = 0.4286$，$r_{43} = \dfrac{x_{43}}{f_3^{\triangle}} = \dfrac{7}{7} = 1$，以此类推。

线性比例标准化矩阵为

$$R = (r_{ij})_{4 \times 6} = \begin{pmatrix} 1 & 1 & 0.4286 & 0.3333 & 0.7143 & 0.7778 \\ 1 & 0.1500 & 0.7143 & 0.5556 & 1 & 1 \\ 0.3333 & 0.0343 & 1 & 0.7778 & 0.7143 & 0.5556 \\ 0.1429 & 0.0171 & 1 & 1 & 0.4286 & 0.3333 \end{pmatrix}。$$

（3）极差变换法

因为 f_1 是成本型指标，所以 $r_{11} = \dfrac{f_1^{\triangle} - x_{11}}{f_1^{\triangle} - f_1^{\triangledown}} = \dfrac{7-1}{7-1} = 1$，$r_{31} = \dfrac{f_1^{\triangle} - x_{31}}{f_1^{\triangle} - f_1^{\triangledown}} = \dfrac{7-3}{7-1} = 0.6667$，

以此类推；

因为 f_3 是效益型指标，所以 $r_{13} = \dfrac{x_{13} - f_3^{\triangledown}}{f_3^{\triangle} - f_3^{\triangledown}} = \dfrac{3-3}{7-3} = 0$，$r_{23} = \dfrac{x_{23} - f_3^{\triangledown}}{f_3^{\triangle} - f_3^{\triangledown}} = \dfrac{5-3}{7-3} = 0.5000$，

以此类推。

极差变换标准化矩阵为

$$R = (r_{ij})_{4 \times 6} = \begin{pmatrix} 1 & 1 & 0 & 0 & 0.5000 & 0.6667 \\ 1 & 0.9012 & 0.5000 & 0.3333 & 1 & 1 \\ 0.6667 & 0.5087 & 1 & 0.6667 & 0.5000 & 0.3333 \\ 0 & 0 & 1 & 1 & 0 & 0 \end{pmatrix}。$$

（4）标准样本变换法

$$\bar{x}_1 = \frac{1}{m} \sum_{i=1}^{m} x_{i1} = \frac{1}{5}(1 + 1 + 3 + 7) = 3,$$

$$s_1 = \sqrt{\frac{1}{m-1} \sum_{i=1}^{m} (x_{i1} - \bar{x}_1)^2}$$

$$= \sqrt{\frac{1}{4-1}((1-3)^2 + (1-3)^2 + (3-3)^2 + (7-3)^2)} = 2.828$$

以此类推，标准样本变换矩阵为：

$$Y = (y_{ij})_{4 \times 6} = \begin{pmatrix} -0.7072 & -0.8751 & -1.3055 & -1.1619 & 0 & 0.3873 \\ -0.7072 & -0.6576 & -0.2611 & -0.3873 & 1.2247 & 1.1619 \\ 0 & 0.2064 & 0.7833 & 0.3873 & 0 & -0.3873 \\ 1.4144 & 1.3263 & 0.7833 & 1.1619 & -1.2247 & -1.1619 \end{pmatrix}$$

第三节　决策指标权重的确定

在多指标决策分析中，每个评价指标的相对重要程度不同。决策者要能判断指标之间的相对重要程度，比如胆囊结石治疗问题中安全性和治疗费用哪个更重要。通常采用权重来表

示各指标的重要程度,权重是各指标重要程度关系的定量表示。合理确定和适当调整指标权重,可以在决策过程中体现各评价指标轻重有度、主次有别,增加评价指标之间的相互可比性。通常,确定指标权重的方法有两种,即主观赋权法和客观赋权法。根据决策者主观经验和判断,用某种特定法则确定权重的方法,称为主观赋权法;根据决策矩阵中评价指标携带的客观信息,用某种特定法则确定指标权重的方法,称为客观赋权法。主观赋权法依赖经验和判断,带有一定主观性。客观赋权法虽然依据客观指标信息,但指标信息数据的采集难免受到随机干扰,在一定程度上影响其真实可靠性。因此,两种赋权方法各有利弊,实际应用中应该有机结合。

设多指标决策有 n 个决策指标,分别为 $f_1, f_2, \cdots, f_n$;n 个决策指标所对应的权重分别为 $\omega_1, \omega_2, \cdots, \omega_n$,有 $\omega_1 + \omega_2 + \cdots + \omega_n = 1$。

一、主观赋权法

1. 德尔菲法

德尔菲(Delphi)法又称专家咨询法,在第一章已经做过介绍,它是主观赋权法的一种。

设有 n 个决策指标 $f_j (1 \leq j \leq n)$,向 m 个专家进行咨询,每个专家确定一组指标权重估计值

$$\omega_{i1}, \omega_{i2}, \cdots, \omega_{ij}, \cdots, \omega_{in} (1 \leq i \leq m)。$$

对 m 个专家给出的权重估计值进行平均,得出一组估计平均值

$$\overline{\omega_j} = \frac{1}{m} \sum_{i=1}^{m} \omega_{ij} (1 \leq j \leq n)。$$

计算每一个估计值和其估计平均值的偏差

$$\Delta\omega_{ij} = |\omega_{ij} - \overline{\omega_j}| \quad (1 \leq i \leq m, 1 \leq j \leq n)。$$

对偏差 $\Delta\omega_{ij}$ 较大的权重估计值,再请第 i 个专家重新估计 ω_{ij}。如此反复操作,直到偏差满足一定要求。这样,就得到一组指标权重的估计平均修正值 $\overline{\omega_j}(1 \leq j \leq n)$。

专家咨询法是目前国际上进行决策分析时经常采用的一种简单有效的方法,而且具有一定的科学性。

2. 相对比较法

相对比较法也是一种主观赋权法。它将所有指标分别按行和列排列,构成一个正方形的表,然后指标两两比较进行评分,并将评分值记入表中相应位置,再将评分值按行求和,得到评分总值,最后进行归一化处理,求得各指标的权重。

设有 n 个决策指标 $f_j (1 \leq j \leq n)$,两两相互比较评分,其分值设为 $\omega_{ij} (1 \leq i \leq m, 1 \leq j \leq n)$,则有

$$\omega_{ij} = \begin{cases} \alpha, (0.5 < \alpha \leq 1) & \text{当} f_i \text{ 比 } f_j \text{ 重要时} \\ 0.5 & \text{当} f_i \text{ 与 } f_j \text{ 同样重要时} \\ \beta, (0 \leq \beta < 0.5) & \text{当} f_i \text{ 没有 } f_j \text{ 重要时} \end{cases}$$

其中,$\alpha + \beta = 1$。

指标评分值构成矩阵 $W = (\omega_{ij})_{m \times n}$。显然有 $\omega_{ij} + \omega_{ji} = 1$。指标 f_i 的权重为

$$\omega_i = \frac{\sum_{j=1}^{n} \omega_{ij}}{\sum_{i=1}^{n} \sum_{j=1}^{n} \omega_{ij}} (i = 1, 2, \cdots, n)。$$

应该注意,使用相对比较法时,任意两个指标之间的相对重要程度要有可比性。这种可比性在主观判断评分中,应满足比较的传递性,即若 f_1 比 f_2 重要,f_2 比 f_3 重要,则 f_1 比 f_3 重要。如果主观评分过程中发现某些指标间不满足比较的传递性,要及时对评分值进行适当的调整。

例6-4　对例6-1的胆囊结石治疗问题,用相对比较法确定6个决策指标的权重。

解:列出表6-3,两两比较给出评分值,并计算各指标的权重 $\omega_i(1 \leqslant i \leqslant 6)$,结果列于表6-3 的最后一列。

表6-3　用相对比较法确定胆囊结石治疗问题各指标的权重

	f_1	f_2	f_3	f_4	f_5	f_6	评分总值	权重 ω_i
f_1	0.5	0.4	0.2	0.1	0.3	0.1	1.6	0.0889
f_2	0.6	0.5	0.3	0.2	0.4	0.1	2.1	0.1167
f_3	0.8	0.7	0.5	0.4	0.6	0.3	3.3	0.1833
f_4	0.9	0.8	0.6	0.5	0.7	0.4	3.9	0.2167
f_5	0.7	0.6	0.4	0.3	0.5	0.2	2.7	0.1500
f_6	0.9	0.9	0.7	0.6	0.8	0.5	4.4	0.2444

二、客观赋权法

1. 熵值法

熵值法是一种客观赋权法,依据各指标值所包含的信息量的大小来确定指标权重。熵的概念和规律见第二章内容。熵值法就是利用熵值来确定各指标的权重,其计算步骤是:

(1)对决策矩阵 $D = (x_{ij})_{m \times n}$ 用线性比例变换法作标准化处理,得出标准化矩阵 $R = (r_{ij})_{m \times n}$,并求 $P = (p_{ij})_{m \times n}$,其中

$$p_{ij} = \frac{r_{ij}}{\sum\limits_{i=1}^{m} r_{ij}} \quad (1 \leqslant i \leqslant m, 1 \leqslant j \leqslant n)。$$

(2)计算第 j 个指标的熵值。

$$e_j = -k \sum_{i=1}^{m} p_{ij} \ln p_{ij} \quad (1 \leqslant j \leqslant n),$$

其中,$k = (\ln m)^{-1} > 0, e_j \geqslant 0$。

(3)计算第 j 个指标的偏差度。对于第 j 个指标,指标值的偏差越大,对方案评价的作用越大,熵值就越小。反之,偏差越小,对方案评价的作用越小,熵值就越大。因此,定义偏差度

$$g_j = 1 - e_j \quad (1 \leqslant j \leqslant n)。$$

(4)确定指标权重。第 j 个指标的权重为

$$\omega_j = \frac{g_j}{\sum\limits_{j=1}^{n} g_j} \quad (1 \leqslant j \leqslant n)。$$

熵值法根据原始数据之间的关系确定指标权重,在一定程度上避免了主观随意性。

例6-5 用熵值法确定例6-1中胆囊结石治疗问题各评价指标的权重。

解:(1)胆囊结石治疗问题的线性比例标准化决策矩阵为

$$R = (r_{ij})_{4 \times 6} = \begin{pmatrix} 1 & 1 & 0.4286 & 0.3333 & 0.7143 & 0.7778 \\ 1 & 0.1500 & 0.7143 & 0.5556 & 1 & 1 \\ 0.3333 & 0.0343 & 1 & 0.7778 & 0.7143 & 0.5556 \\ 0.1429 & 0.0171 & 1 & 1 & 0.4286 & 0.3333 \end{pmatrix}$$

(2)求 $P = (p_{ij})_{m \times n}$

$$P = (p_{ij})_{4 \times 6} = \begin{pmatrix} 0.4038 & 0.8324 & 0.1363 & 0.1250 & 0.2500 & 0.2917 \\ 0.4038 & 0.1248 & 0.2273 & 0.2083 & 0.3500 & 0.3750 \\ 0.1347 & 0.0286 & 0.3182 & 0.2917 & 0.2500 & 0.2083 \\ 0.0577 & 0.0142 & 0.3182 & 0.3750 & 0.1500 & 0.1250 \end{pmatrix}$$

(3)分别计算每个指标 f_j 的熵 e_j、偏差度 g_j 及权重 ω_j

	f_1	f_2	f_3	f_4	f_5	f_6
e_j	0.8418	0.4144	0.9645	0.9478	0.9703	0.9478
g_j	0.1582	0.5856	0.0355	0.0522	0.0297	0.0522
ω_j	0.1732	0.6412	0.0389	0.0571	0.0325	0.0571

第四节 多指标决策方法

多指标决策常见的方法包括简单线性加权法、理想解法。其中简单线性加权法简单易用,理想解法实用性强。

一、简单线性加权法

简单线性加权法是一种常用的多指标决策方法。该方法先确定各决策指标的权重,再对决策矩阵进行标准化处理,求出各可行方案评价指标的线性加权和,并以此作为各方案排序的判据。应该注意,简单线性加权法对决策矩阵的标准化处理,应当使所有指标都转换成效益型指标。

简单线性加权法的基本步骤是:

1. 用适当的方法确定各决策指标的权重,设权重向量为

$$W = (\omega_1, \omega_2, \cdots, \omega_n)^T,$$

其中 $\sum_{j=1}^{n} \omega_j = 1$ 。

2. 对决策矩阵 $D = (x_{ij})_{m \times n}$ 作标准化处理,标准化矩阵为 $R = (r_{ij})_{m \times n}$,并且标准化之后的指标均为效益型指标。

3. 求出各方案评价指标的线性加权和

$$U(A_i) = \sum_{j=1}^{n} \omega_j r_{ij} \quad (1 \leq i \leq m) 。$$

4. 以评价指标的线性加权和 $U(A_i)$ 为判据,选择线性加权和最大者为满意方案,如

$$U(A^*) = \max_{1 \leqslant i \leqslant m} U(A_i) = \max_{1 \leqslant i \leqslant m} \sum_{j=1}^{n} \omega_j r_{ij} \quad (1 \leqslant i \leqslant m)。$$

例 6-6 用简单线性加权法对例 6-1 中的胆囊结石治疗问题进行决策。

解 用例 6-5 中得到的结果作为胆囊结石治疗问题 6 个决策指标的权重,即有

$$W = (0.1732, 0.6412, 0.0389, 0.0571, 0.0325, 0.0571)^T。$$

用线性比例变换法,对决策矩阵 $D = (x_{ij})_{m \times n}$ 进行标准化,得

$$R = (r_{ij})_{4 \times 6} = \begin{pmatrix} 1 & 1 & 0.4286 & 0.3333 & 0.7143 & 0.7778 \\ 1 & 0.1500 & 0.7143 & 0.5556 & 1 & 1 \\ 0.3333 & 0.0343 & 1 & 0.7778 & 0.7143 & 0.5556 \\ 0.1429 & 0.0171 & 1 & 1 & 0.4286 & 0.3333 \end{pmatrix}$$

计算各方案评价指标的线性加权和

$$U(A_1) = \sum_{j=1}^{n} \omega_j r_{1j} = 0.9177, U(A_2) = \sum_{j=1}^{n} \omega_j r_{2j} = 0.4185,$$

$$U(A_3) = \sum_{j=1}^{n} \omega_j r_{3j} = 0.2180, U(A_4) = \sum_{j=1}^{n} \omega_j r_{4j} = 0.1647。$$

因此,最佳方案是

$$U(A^*) = \max_{1 \leqslant i \leqslant 4} U(A_i) = U(A_1),$$

即

$$A^* = A_1。$$

胆囊结石治疗问题各方案的排序结果是

$$A_1 > A_2 > A_3 > A_4。$$

二、理 想 解 法

定义 5 理想解和负理想解

令 $A^* = (f_1^*, f_2^*, \cdots, f_n^*)$,即 A^* 中各分量的值均为各评价指标的最优值,称 A^* 为多指标决策的理想解。

令 $A^- = (f_1^-, f_2^-, \cdots, f_n^-)$,即 A^- 中各分量的值均为各评价指标的最劣值,称 A^- 为多指标决策的负理想解。

理想解是一个方案集合中并不存在的、虚拟的最佳方案,而负理想解则是虚拟的最差方案。

定义理想解和负理想解之后,求满意解有以下 3 种方式:

(1)取距理想解最近的方案为满意方案;

(2)取距负理想解最远的方案为满意方案;

(3)取距理想解最近且距负理想解最远的方案为满意方案。

以上 3 种求满意解的方式都用到了距离的概念。在 n 维空间中,$x = (x_1, x_2, \cdots, x_n)$ 和 $y = (y_1, y_2, \cdots, y_n)$ 两点之间的距离一般定义为:

$$d_\alpha = \left\{ \sum_{k=1}^{n} |x_k - y_k|^\alpha \right\}^{1/\alpha} \qquad \alpha \geqslant 1,$$

特别地,当 $\alpha = 2$ 时,欧式距离 $d_2 = \sqrt{\sum_{k=1}^{n} (x_k - y_k)^2}$。

这里只讨论第三种求满意解的方式,即 TOPSIS(technique for order preference by similarity to Ideal solution)法,直译为"逼近理想解的排序方法",简称理想解法。其计算步骤如下:

1. 构造标准化决策矩阵。

对决策矩阵进行标准化处理,$D = (x_{ij})_{m \times n} \Rightarrow R = (r_{ij})_{m \times n}$。

2. 计算加权标准化决策矩阵。

设 n 个指标的权重分别为 $\omega_1, \omega_2, \cdots, \omega_n$,则加权标准化决策矩阵为

$$V = (v_{ij})_{m \times n} = \begin{pmatrix} v_{11} & v_{12} & \cdots & v_{1n} \\ v_{21} & v_{22} & \cdots & v_{2n} \\ \cdots & \cdots & \cdots & \cdots \\ v_{m1} & v_{m2} & \cdots & v_{mn} \end{pmatrix} = \begin{pmatrix} \omega_1 r_{11} & \omega_2 r_{12} & \cdots & \omega_n r_{1n} \\ \omega_1 r_{21} & \omega_2 r_{22} & \cdots & \omega_n r_{2n} \\ \cdots & \cdots & \cdots & \cdots \\ \omega_1 r_{m1} & \omega_2 r_{m2} & \cdots & \omega_n r_{mn} \end{pmatrix}。$$

3. 确定理想解(A^*)和负理想解(A^-)。

理想解 $A^* = (v_1^*, v_2^*, \cdots, v_n^*)$;负理想解 $A^- = (v_1^-, v_2^-, \cdots, v_n^-)$。

4. 计算各方案到理想解和负理想解的距离。

设方案 A_i 与理想解 A^* 的距离为 S_i^*,与负理想解 A^- 的距离为 S_i^-,则有

$$S_i^* = \sqrt{\sum_{j=1}^n (v_{ij} - v_j^*)^2} \quad (1 \leq i \leq m);$$

$$S_i^- = \sqrt{\sum_{j=1}^n (v_{ij} - v_j^-)^2} \quad (1 \leq i \leq m)。$$

5. 计算相对贴近度。

方案 A_i 的相对贴近度为

$$C_i^* = \frac{S_i^-}{S_i^* + S_i^-}。$$

显然,若 $A_i = A^*$,则 $S_i^* = 0, C_i^* = 1$;

若 $A_i = A^-$,则 $S_i^- = 0, C_i^* = 0$;

若 $A_i \rightarrow A^*$,则 $S_i^* \rightarrow 0, C_i^* \rightarrow 1$;

可知,$0 \leq C_i^* \leq 1$。

6. 按相对贴近度的大小,对各方案进行排序。相对贴近度大者为优,相对贴近度小者为劣,排序最优的方案就是满意方案。

例 6-7 用理想解法对例 6-1 中的胆囊结石治疗问题进行决策。

解:用例 6-4 中得到的结果作为胆囊结石治疗问题 6 个决策指标的权重,即

$$W = (0.1732, 0.6412, 0.0389, 0.0571, 0.0325, 0.0571)^T。$$

(1)用极差变换法,对决策矩阵 $D = (x_{ij})_{m \times n}$ 进行标准化,得

$$R = (r_{ij})_{4 \times 6} = \begin{pmatrix} 1 & 1 & 0 & 0 & 0.5000 & 0.6667 \\ 1 & 0.9012 & 0.5000 & 0.3333 & 1 & 1 \\ 0.6667 & 0.5087 & 1 & 0.6667 & 0.5000 & 0.3333 \\ 0 & 0 & 1 & 1 & 0 & 0 \end{pmatrix}。$$

(2)计算加权标准化矩阵,得

$$V = (v_{ij})_{4 \times 6} = \begin{pmatrix} 0.1732 & 0.6412 & 0 & 0 & 0.0163 & 0.0381 \\ 0.1732 & 0.5778 & 0.0195 & 0.0190 & 0.0325 & 0.0571 \\ 0.1155 & 0.3262 & 0.0389 & 0.0381 & 0.0163 & 0.0190 \\ 0 & 0 & 0.0389 & 0.0571 & 0 & 0 \end{pmatrix}。$$

（3）理想解和负理想解分别为

$A^* = (v_1^*, v_2^*, v_3^*, v_4^*, v_5^*, v_6^*) = (0.1732, 0.6412, 0.0389, 0.0571, 0.0325, 0.0571)$ ；

$A^- = (v_1^-, v_2^-, v_3^-, v_4^-, v_5^-, v_6^-) = (0,0,0,0,0,0)$。

（4）各方案到理想解和负理想解的距离分别为

$S_1^* = 0.0735, S_2^* = 0.0765, S_3^* = 0.3235, S_4^* = 0.6674$ ；

$S_1^- = 0.6655, S_2^- = 0.6074, S_3^- = 0.3512, S_4^- = 0.0691$。

（5）各方案的相对贴近度分别为

$C_1^* = 0.9005, C_2^* = 0.8881, C_3^* = 0.5205, C_4^* = 0.0938$。

（6）用理想解法决策各方案的排序结果是

$$A_1 > A_2 > A_3 > A_4。$$

第五节　使用 Excel 进行多指标决策计算

通过处理决策矩阵进行多指标决策时，数据众多，人工计算不仅复杂而且容易出错，使用一些计算机软件可以提高计算效率。本节将通过一个实例介绍如何使用 Excel 软件处理决策矩阵，进行多指标决策计算。

例 6-8　某患者因脑干出血 30ml 入院治疗。医生对该患者进行诊断后，确定了 4 种治疗方案，如表 6-4 所示。现需从这 4 种治疗方案中选择一个最佳方案进行实施。

表 6-4　脑出血治疗问题决策矩阵

治疗方案	治疗费用（元）f_1	治疗时间（天）f_2	患者痛苦 f_3	预后 f_4
中草药治疗 A_1	5000	60	很小	差
药物治疗 A_2	35 000	30	小	一般
手术治疗 A_3	48 000	15	很大	好
综合康复治疗 A_4	70 000	40	大	很好

解：1. 对脑出血治疗问题决策矩阵中各指标的导向进行分析可知，指标 f_1、f_2 和 f_3 是成本型指标，指标 f_4 是效益型指标。

2. 对定性指标 f_3 和 f_4 进行量化处理，得

$$D = (x_{ij}) = \begin{pmatrix} 5000 & 60 & 9 & 3 \\ 35000 & 30 & 7 & 5 \\ 48000 & 15 & 1 & 7 \\ 70000 & 40 & 3 & 9 \end{pmatrix}。$$

经过量化处理之后，指标 f_1 和 f_2 的导向没有改变，仍然是成本型指标；指标 f_3 从成本型指标转化为效益型指标；指标 f_4 的导向没有改变，仍然是效益型指标。

3. 使用极差变换法对决策矩阵进行标准化处理。

(1)在“求标准矩阵”工作表中按矩阵形式依次输入原决策矩阵的元素，如图 6-2 所示。

	A	B	C	D	E
1	一、指标矩阵				
2		f1	f2	f3	f4
3	A1	5000	60	9	3
4	A2	35000	30	7	5
5	A3	48000	15	1	7
6	A4	70000	40	3	9
7	二、标准化矩阵				
8		f1	f2	f3	f4
9	A1	1.00	0.00	1.00	0.00
10	A2	0.54	0.67	0.75	0.33
11	A3	0.34	1.00	0.00	0.67
12	A4	0.00	0.44	0.25	1.00

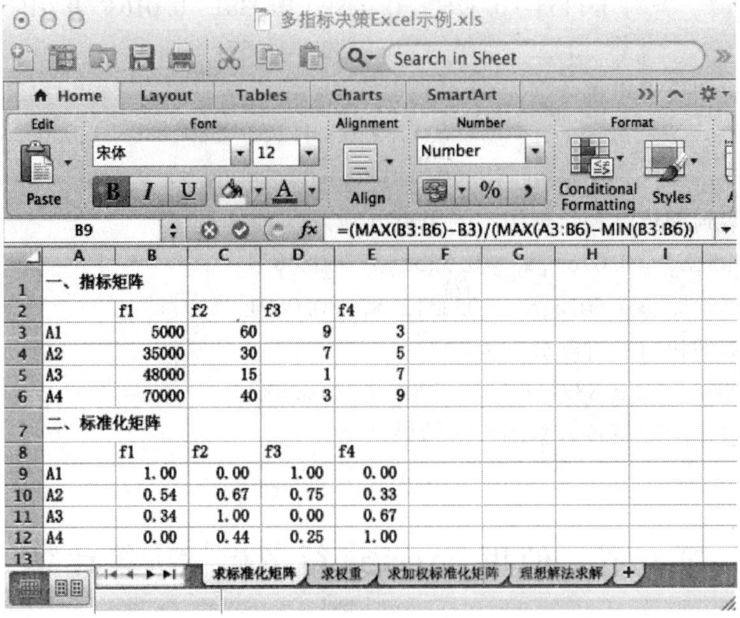

图 6-2　标准化矩阵

(2)对成本型指标进行标准化处理。选中单元格 B9，在编辑栏内输入公式“ = (MAX(B3:B6) - B3)/(MAX(B3:B6) - MIN(B3:B6))”，其中 MAX(B3:B6)和 MIN(B3:B6)是函数调用，分别是求单元格 B3 到 B6 的最大值和最小值函数。如图 6-3 所示。

(3)单元格 B10 的计算公式“ = (MAX(B3:B6) - B4)/(MAX(B3:B6) - MIN(B3:B6))”，可由 B9 复制并稍加修改得到，计算 r_{21}。同样方法计算求得 r_{31}、r_{41}。分别选中 B3:B6，拖动单元格右下角的实心十字自动填充选项可计算求得 r_{12}、r_{22}、r_{32}和 r_{42}，如图 6-2 所示。

(4)对效益型指标进行标准化处理。选中单元格 D9，在编辑栏内输入公式“ = (D3 - MIN(D3:D6))/(MAX(D3:D6) - MIN(D3:D6))”，计算 r_{13}、如图 6-2 所示。复制 D9 公式，方法同(3)，分别求得 r_{23}、r_{33}、r_{43}、r_{14}、r_{24}、r_{34}和 r_{44}。如图 6-2 所示。

利用 Excel 完成了对原决策矩阵的极差变化标准化处理，得到极差变换标准化矩阵：

$$R = (r_{ij}) = \begin{pmatrix} 1 & 0 & 1 & 0 \\ 0.54 & 0.67 & 0.75 & 0.33 \\ 0.34 & 1 & 0 & 0.67 \\ 0 & 0.44 & 0.25 & 1 \end{pmatrix}$$

4. 使用相对比较法确定各指标权重。

(1)确定 4 个指标的相对重要性从高到低依次为“预后”“患者痛苦”“治疗费用”“治疗时间”。

(2)在“求权重”工作表中按矩阵形式依次输入指标两两比较的评分值，如图 6-3 所示：

其中单元格 B3 表示指标 f_1 对指标 f_1 的相对重要程度，单元格 C3 表示指标 f_1 对指标 f_2 的相对重要程度，单元格 B4 表示指标 f_2 对指标 f_1 的相对重要程度。依次类推。

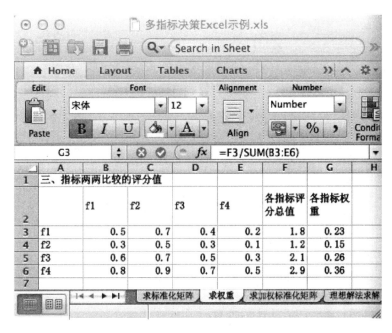

图 6-3　求指标的权重

（3）选中单元格 F3，在编辑栏内输入公式" = SUM（B3：E3）"，得到指标 f_1 的评分总值。同时选中单元格 F3，拖动单元格右下角实心十字自动填充选项可计算求得其他指标的评分总值，如图 6-3 所示。

（4）在单元格 G3 输入公式" = F3/SUM（B3：E6）"，计算指标 f_1 的权重。同样方法求得单元格 G4、G5、G6 中其他指标的权重，如图 6-3 所示。

5. 计算加权标准化矩阵　在"求加权标准化矩阵"工作表中完成以上两个步骤所得标准化矩阵与各指标权重数据的复制。在单元格 B12：B15 分别输入公式" = B3 * B9"" = B4 * B9"" = B5 * B9"" = B6 * B9"，计算求得 r_{11}、r_{21}、r_{31}、r_{41} 的加权值。利用 Excel 自动填充功能，分别拖动 B12：B15 单元格右下角实心十字求得其他加权值，如图 6-4 所示。

求得加权标准化矩阵：

$$V = (v_{ij}) = \begin{pmatrix} 0.23 & 0 & 0.26 & 0 \\ 0.12 & 0.10 & 0.20 & 0.12 \\ 0.08 & 0.15 & 0 & 0.24 \\ 0 & 0.07 & 0.07 & 0.36 \end{pmatrix}$$

6. 使用理想解法进行多指标决策

（1）在"理想解法求解"工作表中按矩阵形式依次输入加权标准化矩阵的元素。

（2）求理想解和负理想解：在单元格 B8 内输入公式" = MAX（B3：B6）"，求得指标 f_1 的加权最大值。同时选中单元格 B8，拖动右下角实心十字光标自动填充 C8：E8，求出其他指标的加权最大值，即求得理想解 $A^* = (0.23, 0.15, 0.26, 0.36)$。同理，求出负理想解 $A^- = (0, 0, 0, 0)$，如图 6-5 所示。

（3）求各方案到理想解和负理想解的距离：在单元格 G3 输入公式" = SQRT（SUMSQ（B3-B8, C3-C8, D3-D8, E3-E8））"，求方案 A_1 到理想解的距离，其中函数 SUMSQ 的功能是

123

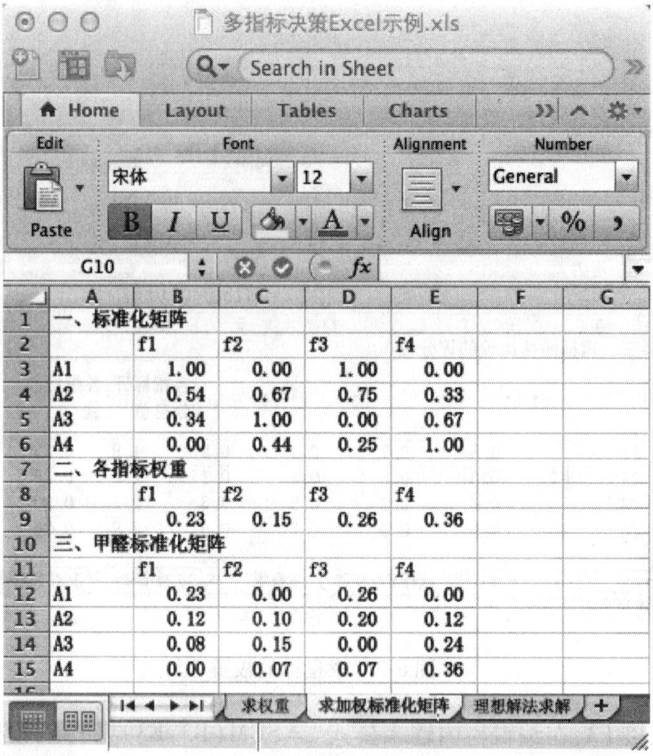

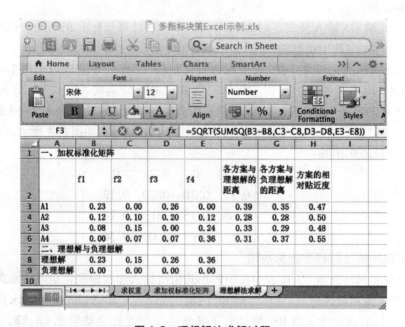

	A	B	C	D	E
1	一、标准化矩阵				
2		f1	f2	f3	f4
3	A1	1.00	0.00	1.00	0.00
4	A2	0.54	0.67	0.75	0.33
5	A3	0.34	1.00	0.00	0.67
6	A4	0.00	0.44	0.25	1.00
7	二、各指标权重				
8		f1	f2	f3	f4
9		0.23	0.15	0.26	0.36
10	三、甲醛标准化矩阵				
11		f1	f2	f3	f4
12	A1	0.23	0.00	0.26	0.00
13	A2	0.12	0.10	0.20	0.12
14	A3	0.08	0.15	0.00	0.24
15	A4	0.00	0.07	0.07	0.36

图 6-4　加权标准化矩阵

F3 =SQRT(SUMSQ(B3-B8,C3-C8,D3-D8,E3-E8))

	A	B	C	D	E	F	G	H
1	一、加权标准化矩阵							
2		f1	f2	f3	f4	各方案与理想解的距离	各方案与负理想解的距离	方案的相对贴近度
3	A1	0.23	0.00	0.26	0.00	0.39	0.35	0.47
4	A2	0.12	0.10	0.20	0.12	0.28	0.28	0.50
5	A3	0.08	0.15	0.00	0.24	0.33	0.29	0.48
6	A4	0.00	0.07	0.07	0.36	0.31	0.37	0.55
7	二、理想解与负理想解							
8	理想解	0.23	0.15	0.26	0.36			
9	负理想解	0.00	0.00	0.00	0.00			

图 6-5　理想解法求解过程

求所有参数的平方和，函数 SQRT 的功能是求参数的平方根，可得 $S_1^* = 0.39$。同样方法可求得其他方案到理想解的距离 G4:G6，如图 6-5 所示。

（4）在单元格 H3，输入公式“=SQRT(SUMSQ(B3-B9,C3-C9,D3-D9,E3-E9))”，求方

案 A_1 到负理想解的距离,可得 $S_1^- = 0.35$。同样方法求得其他方案到负理想解的距离 H4 : H6,如图 6-5 所示。

(5)在单元格 I3,输入公式" $= H3/(G3 + H3)$ "求方案 A1 的相对贴近度,得到 $C_1^* = 0.47$。同样方法求得其他方案的相对贴近度,如图 6-5 所示。

根据各方案的相对贴近度,得到 $A_4 > A_2 > A_3 > A_1$,即方案 A_4 为最优方案。说明采取综合康复治疗对患者的病情控制和疗效是最佳的。

第六节　多指标风险型决策

在第一、二章中对决策面临的各种风险分别从不同角度做了介绍,对于风险型决策,人们关心的是如何根据特定的问题背景和决策者对问题的看法,选择合适方案,以求尽可能地减低风险,增加收益。多指标风险型决策是解决风险决策一种有效的方法。

一、问 题 模 型

设某多指标决策问题具有 n 个评价指标 $f_j(1 \leqslant j \leqslant n)$ 和 m 个方案 $A_i(1 \leqslant i \leqslant m)$,其中的每一个评价指标 f_j,都有 K 种可能状态 $S_k(1 \leqslant k \leqslant K)$,状态 S_k 的概率为 P_k。对每一个评价指标 $f_j(1 \leqslant j \leqslant n)$,都有一张风险决策表 $D_j(1 \leqslant j \leqslant n)$ 与之对应,如表 6-5 所示。这样,n 个评价指标就有 n 张风险决策表。

表 6-5　指标 f_j 的风险决策表 D_j

方案	S_1	...	S_k
	P_1	...	P_k
A_1	x_{1j}^1	...	x_{1j}^K
...	...	...	...
A_m	x_{mj}^1	...	x_{mj}^K

类似地,对于某一特定的状态 $S_k(1 \leqslant k \leqslant K)$,有如表 6-6 所示的决策矩阵表 $G_k(1 \leqslant k \leqslant K)$。

表 6-6　状态 S_k 的决策矩阵表 G_k

方案	指标		
	f_1	...	f_n
A_1	x_{11}^k	...	x_{1n}^k
...	...	...	...
A_m	x_{m1}^k	...	x_{mn}^k

这样,K 个状态就有 K 张决策矩阵表。因此,这样的决策问题实际上是多方案、多指标风险型决策问题,简称多指标风险型决策问题。

对于多指标风险型决策问题,其处理方法通常有两种,第一种方法是把它转化为单指标风险型决策问题,第二种方法是把它转化为多指标确定型决策问题。这里只介绍第二种方法。

二、转化为多指标确定型决策

（一）基本思路

将 K 个状态所对应的 K 张决策矩阵表合并为一张多指标决策表,从而将多指标风险型决策问题简化为传统的多指标确定型决策问题。

（二）问题求解步骤

1. 将 K 张风险决策矩阵表合并为一张。

设第 k 个状态 S_k 的决策矩阵为 $G_k = (x_{ij}^k)_{m \times n}$　　$(1 \leqslant k \leqslant K)$。

将 K 个状态概率分别为 $P_1, P_2, \cdots, P_K$ 的风险决策矩阵合并为多指标确定型决策矩阵

$$D = P_1 G_1 + P_2 G_2 + \cdots + P_K G_K = (x_{ij})_{m \times n}。$$

2. 对合并后的多指标确定型决策矩阵进行标准化处理。

用线性比例变换法对合并后的多指标确定型决策矩阵进行标准化处理,即有

对于效益型指标,定义 $r_{ij} = \dfrac{x_{ij}}{f_j^{\triangle}}$　　$(1 \leqslant i \leqslant m, 1 \leqslant j \leqslant n)$;

对于成本型指标,定义 $r_{ij} = \dfrac{f_j^{\triangledown}}{x_{ij}}$　　$(1 \leqslant i \leqslant m, 1 \leqslant j \leqslant n)$;

其中 $f_j^{\triangle} = \max\limits_{1 \leqslant i \leqslant m}(x_{ij}), f_j^{\triangledown} = \min\limits_{1 \leqslant i \leqslant m}(x_{ij})$。

经过标准化处理后,多指标确定型决策标准化矩阵为

$$R = (r_{ij})_{m \times n}。$$

3. 按多指标确定型决策方法,如简单线性加权法、理想解法,选择最优方案。

三、医学实例——治疗方案风险分析

对多指标风险型决策问题进行分析的一般步骤为:

1. 明确决策问题;

2. 组织决策机构;

3. 确定决策指标及各指标的权重;

4. 设计决策方案;

5. 各状态分析及其概率预测;

6. 预测各方案在不同状态下各评价指标的值;

7. 用某种决策方法对方案进行选优;

8. 组织实施满意方案。

例 6-9　某患者患重病住院接受治疗,医院组织专家组对患者进行会诊之后,将进行讨论,确定治疗方案。由于患者病情严重,无论实施哪种治疗方案都存在一定风险。

1. **明确决策问题**　本例主要是为患者选择最佳治疗方案。

2. **组织决策机构**　医院组织一个专家组进行讨论,确定患者的治疗方案。

3. **确定决策指标及各指标的权重**　医院组织专家确定决策指标及各指标的权重。此问题中,选取人体的 4 个生理指标作为决策指标,并已把这 4 个生理指标转换成效益型指标,即指标值越大越好。转换后的 4 个评价指标分别记为 f_1, f_2, f_3, f_4,它们的权重分别为

$\omega_1 = 0.5, \omega_2 = 0.25, \omega_3 = 0.15, \omega_4 = 0.1$。

4. 设计决策方案　专家组经过充分研究讨论之后,确定了 4 个治疗方案,分别记为 A_1, A_2, A_3, A_4。

5. 各状态分析及其概率预测　经过分析研究,患者经过治疗之后的状态可分为疗效好、疗效一般和疗效差 3 种。各方案出现三种状态的概率如表 6-7 所示。

表 6-7　各状态概率表

方案	疗效好(θ_1)	疗效一般(θ_2)	疗效差(θ_3)
A_1	0.2	0.3	0.5
A_2	0.2	0.4	0.4
A_3	0.2	0.5	0.3
A_4	0.3	0.4	0.3

6. 预测各方案在不同状态下各评价指标的值　经过专家组讨论分析预测,各方案在不同状态下的 4 个评价指标的值如表 6-8 所示。

表 6-8　不同状态下的各评价指标值表

	指标		f_1	f_2	f_3	f_4
	θ_1	0.2	7	120	86	98
A_1	θ_2	0.3	4	76	86	80
	θ_3	0.5	3	30	86	60
	θ_1	0.2	9	180	75	100
A_2	θ_2	0.4	6	75	75	85
	θ_3	0.4	5	27	75	70
	θ_1	0.2	6	250	70	80
A_3	θ_2	0.5	4	96	70	70
	θ_3	0.3	2	80	70	40
	θ_1	0.3	9	99	60	71
A_4	θ_2	0.4	4	142	60	68
	θ_3	0.3	3	58	60	37

7. 用某种决策方法对方案进行选优

(1)转化为多指标确定型决策问题,如表 6-9 所示。

表 6-9　确定型多指标决策矩阵表

指标	f_1	f_2	f_3	f_4
A_1	4.1	61.8	86	73.6
A_2	6.2	76.8	75	82
A_3	3.8	122	70	63
A_4	5.2	103.9	60	59.6

（2）采用线性比例变换法对决策矩阵进行标准化处理，如表 6-10 所示。

表 6-10 多指标标准化决策矩阵表

指标	f_1	f_2	f_3	f_4
A_1	0.661	0.507	1.000	0.898
A_2	1.000	0.630	0.872	1.000
A_3	0.613	1.000	0.814	0.768
A_4	0.839	0.852	0.698	0.727

（3）采用简单加权选择最优方案：由于各指标的权重为 $\omega_1=0.5$，$\omega_2=0.25$，$\omega_3=0.15$，$\omega_4=0.1$，所以各方案评价指标的线性加权和分别为 $U(A_1)=0.698$，$U(A_2)=0.888$，$U(A_3)=0.756$，$U(A_4)=0.811$。因此，方案 A_2 为最优。

（4）采用理想解法选择最优方案

1）计算加权标准化矩阵

表 6-11 加权标准化决策矩阵表

指标	f_1	f_2	f_3	f_4
A_1	0.331	0.127	0.150	0.090
A_2	0.500	0.158	0.130	0.100
A_3	0.307	0.250	0.122	0.077
A_4	0.420	0.213	0.105	0.073

2）求理想解和负理想解

$A^*=(0.500,0.250,0.150,0.100)$；$A^-=(0.307,0.127,0.105,0.073)$。

3）计算距离

$S_1^*=0.209$，$S_2^*=0.094$，$S_3^*=0.196$，$S_4^*=0.123$；

$S_1^-=0.054$，$S_2^-=0.199$，$S_3^-=0.124$，$S_4^-=0.142$。

4）计算相对贴近度

$C_1^*=0.205$，$C_2^*=0.679$，$C_3^*=0.388$，$C_4^*=0.536$。

由于 C_2^* 最大，所以方案 A_2 为最优。

两种方法都是方案 A_2 为最优，可确定方案 A_2 为最优，即对患者实施治疗方案 A_2。

8. 组织实施满意方案 医生对患者实施治疗方案 A_2 后，降低风险，获得最大收益，患者经治疗后恢复良好。

■■■ 习 题 6 ■■■

一、单选题

1. 下列选项中，不属于多指标决策问题的三个要素是（　　）

A. n 个评价指标　　B. m 个决策方案　　C. 1 个决策矩阵　　D. 多个决策矩阵

2. 设指标 $f_j(1\leq j\leq n)$ 的最优值为 f_j^*,则指标的最优值是指(　　)

A. 指标 f_j 为效益型指标或成本型指标,都有 $f_j^* = \max\limits_{1\leq i\leq m}(x_{ij})$

B. 若指标 f_j 为效益型指标,则有 $f_j^* = \max\limits_{1\leq i\leq m}(x_{ij})$,若指标 f_j 为成本型指标,则有 $f_j^* = \min\limits_{1\leq i\leq m}(x_{ij})$

C. 指标 f_j 为效益型指标或成本型指标,都有 $f_j^* = \min\limits_{1\leq i\leq m}(x_{ij})$

D. 若指标 f_j 为效益型指标,则有 $f_j^* = \min\limits_{1\leq i\leq m}(x_{ij})$,若指标 f_j 为成本型指标,则 $f_j^* = \max\limits_{1\leq i\leq m}(x_{ij})$

3. 设指标 $f_j(1\leq j\leq n)$ 的最劣值为 f_j^-,则指标的最优值是指(　　)

A. 指标 f_j 为效益型指标或成本型指标,都有 $f_j^- = \max\limits_{1\leq i\leq m}(x_{ij})$

B. 若指标 f_j 为效益型指标,则有 $f_j^- = \max\limits_{1\leq i\leq m}(x_{ij})$,若指标 f_j 为成本型指标,则有 $f_j^- = \min\limits_{1\leq i\leq m}(x_{ij})$

C. 指标 f_j 为效益型指标或成本型指标,都有 $f_j^- = \min\limits_{1\leq i\leq m}(x_{ij})$

D. 若指标 f_j 为效益型指标,则有 $f_j^- = \min\limits_{1\leq i\leq m}(x_{ij})$,若指标 f_j 为成本型指标,则 $f_j^- = \max\limits_{1\leq i\leq m}(x_{ij})$

4. 多指标决策问题中各指标的量纲常常不同,其标准化的方法很多,其中使用频率最高的一种为(　　)

　　A. 向量归一化法　　B. 线性比例变换法　　C. 极差变化法　　　　D. 标准样本变换法

5. 决策矩阵经过向量归一化处理后(　　)

A. 效益型指标和成本型指标的导向均没有发生变化

B. 效益型指标导向不变,成本型变为效益型指标

C. 成本型指标不变,效益型指标变为成本型指标

D. 以上说法均不对

6. 通常多指标决策分析中,确定指标权重的方法有两种,即主观赋权法和客观赋权法。下列方法中,属于客观赋权法的为(　　)

　　A. 德尔菲法　　　　B. 相对比较法　　　　C. 熵值法　　　　D. 层次分析法

7. 下列多指标决策方法中,适用性最强的为(　　)

　　A. 简单线性加权法　　B. 理想解法　　　　C. 熵值法　　　　D. 层次分析法

8. 在使用简单线性加权法对决策矩阵进行标准化处理时应注意(　　)

A. 成本型指标不变,效益型指标转化为成本型指标

B. 效益型指标不变,成本型指标转化为效益型指标

C. 成本型指标和效益型指标均不变

D. 以上说法都不对

9. 多指标决策的特点不包括(　　)

　　A. 决策问题的指标等于或大于两个　　　　B. 指标衡量标准不同

　　C. 指标导向一致性　　　　　　　　　　　　D. 指标之间的矛盾性

10. 如果选择标准样本变换法对多指标决策中的不同量纲指标进行标准化,经变换后,决策矩阵每列的(　　)

　　A. 均值为 0,方差也为 0　　　　　　　　B. 均值为 1,方差也为 1

　　C. 均值为 1,方差为 0　　　　　　　　　D. 均值为 0,方差为 1

11. 在定义了理想解和负理想解后,求满意解的方式有3种,其中不包括(　　)

A. 取距理想解最近的方案为满意方案

B. 取距负理想解最远的方案为满意方案

C. 取距理想解最近且距负理想解最远的方案为满意方案

D. 取距理想解较近且距负理想解较远的方案为满意方案

12. 下列选项中,不属于处理多指标决策问题要遵循的原则是(　　)

A. 尽量减少指标个数

B. 对各指标按重要性赋予权数

C. 归并不同的指标

D. 先考虑重要性大的指标,再考虑次要指标

13. 在确定决策指标权重中,属于客观赋权法的有(　　)

A. 德尔菲法　　　　　B. 相对比较法　　　　　C. 熵值法　　　　　D. 以上均不是

14. 关于德尔菲法的说法,错误的是(　　)

A. 德尔菲法吸取和综合了众多专家的意见,避免了个人预见的片面性

B. 德尔菲法应采取多轮预测的方法

C. 德尔菲法应采取匿名方式进行

D. 德尔菲法是一种集体讨论的预测方法

15. 权是对指标重要性的度量,权的含义包括(　　)

A. 决策人对指标的重视程度　　　　　　B. 各指标属性值的相似程度

C. 各指标属性值的差异程度　　　　　　D. 各指标属性值的可靠程度

二、填空题

1. 20 世纪40 年代,冯诺曼等人由从(　　)的角度提出在彼此有矛盾的多个决策人之间如何进行多指标决策问题。

2. 多指标决策是一类特殊的(　　)问题,主要研究决策者基于多个指标对有限方案的评价和排序问题,考虑如何在已确定的方案中进行选优。

3. 通常,一个多指标决策问题由3个要素构成,即(　　)、(　　)和(　　)。

4. 对于某一方案 A_k ,如果不存在其他任何方案 $A_i(1 \leqslant i \leqslant m, i \neq k)$ 优于它,那么称 A_k 为(　　),或称(　　)。

5. 根据决策者的偏好和若干决策准则,从若干非劣解中选择出的最优非劣解,称为(　　)。

6. 标准化是指将决策矩阵 D 中的所有指标通过适当的转换,转化为(　　)、(　　)差异的标准化指标。

7. 德尔菲(Delphi)法又称(　　),在第一章已经做过介绍,它是(　　)的一种。

8. 熵值法是一种(　　),依据各指标值所包含的(　　)的大小来确定指标权重。

9. 多指标决策常见的方法包括(　　)、(　　)。

10. TOPSIS(technique for order preference by similarity to ideal solution)法,直译为(　　)。

三、是非题

1. 多指标决策是一种特殊的多目标决策问题。

2. 如果 m 个方案只有 1 个非劣解,不能够保证其他 m－1 个方案均为劣解。

3. 如果 m 个方案中有 r 个非劣解,则其他 m − r 个方案一定是劣解($1 \leqslant r \leqslant m$)。

4. 设指标 f_j($1 \leqslant j \leqslant n$)的最优值为 f_j^*,则指标 f_j 为效益型指标或成本型指标,都有 $f_j^* = \max\limits_{1 \leqslant i \leqslant m}(x_{ij})$。

5. 设指标 f_j($1 \leqslant j \leqslant n$)的最劣值为 f_j^-,则指标 f_j 为效益型指标或成本型指标,都有 $f_j^- = \min\limits_{1 \leqslant i \leqslant m}(x_{ij})$。

6. 不同量纲的指标经过向量归一化处理后,导致效益型指标和成本型指标的性质也随之发生了变化。

7. 不同量纲的指标经极差变化后,效益型指标、成本型指标和固定型指标均转化为效益型指标。

8. 多指标决策方法中,熵值法的适用性最强。

9. 极差变换法是目前多指标决策问题求解中用的最多的决策矩阵标准化方法。

10. 德尔菲法和熵值法均属于客观赋权法。

11. 简单线性加权法对决策矩阵的标准化处理,应当使所有指标都转化为效益型指标。

12. TOPSIS 法求满意解时,取距理想解最近且距负理想解最远的方案为满意方案。

13. 决策的定量方法是依靠人们的知识、经验和判断能力来进行决策的方法。

14. 在决策指标权重确定时,应该将主观赋值法和客观赋值法有机结合。

15. 多指标决策是一类特殊的多目标决策问题,主要是决策者基于多个指标对有限方案的评价和排序问题,考虑如何在已确定的方案中进行选优。其中:有的指标值越大越好的称为成本型指标,有的指标值越小越好称为效益型指标。

四、问答题

1. 什么是多指标决策? 它的应用有什么特殊性?

2. 在多指标决策中怎样对决策指标进行标准化处理?

3. 简述 TOPSIS 方法的计算步骤。

五、案例分析

1. 某药店需采购复方樟脑桔梗铵口服溶液,有四个采购方案可供选择。采购员根据药品的质量要求,考虑了 3 项评价指标。

采购复方樟脑桔梗铵口服溶液问题的决策矩阵

方案	指标		
	总氯量(%)f_1	细菌数(个)f_2	霉菌酵母菌数(个)f_3
A_1	0.44	52	24
A_2	0.40	38	20
A_3	0.42	44	10
A_4	0.43	28	16
A_5	0.43	36	14

这三项指标中,总氯量的合格范围为 0.38% ~ 0.46%,最佳值为 0.42%;细菌数上限值为 100 个,最佳值为 0 个;霉菌酵母菌数上限为 100 个,最佳值为 0 个。

为了计算方便,各评价指标的权重取相同值。请用理想解法对采购复方樟脑桔梗铵口服溶液问题进行决策。

2. 某医院临床专家对医疗质量各种指标进行筛选,确定了两级十项指标,并请专家对两级指标赋予权重,试计算权向量,建立对策矩阵并标准化。

	第一层与权重	第二层与权重	代号	组合权重
医疗质量	工作效率(0.12)	床位周转次数(0.6)	X1	0.07
		床位使用率(0.2)	X2	0.02
		出院者平均住院日(0.2)	X3	0.02
	诊断质量(0.56)	出入院诊断符合率(0.6)	X4	0.34
		手术前后诊断符合率(0.2)	X5	0.11
		住院者三日确诊率(0.2)	X6	0.11
	治疗质量(0.32)	治愈好转率(0.5)	X7	0.16
		病死率(0.2)	X8	0.07
		重危患者抢救成功率(0.2)	X9	0.07
		院内感染率(0.1)	X10	0.03

年度	X1	X2	X3	X4	X5	X6	X7	X8	X9	X10
2010	20.97	113.81	18.73	99.42	99.8	97.28	96.08	2.57	94.53	4.6
2011	21.41	116.12	18.39	99.32	99.14	97	95.65	2.72	95.32	5.99
2012	19.13	102.85	17.44	99.49	99.11	96.2	96.5	2.02	96.22	4.79

3. 试用加权 TOPSIS 法对 2010-2012 年该医院医疗质量进行评价。

第七章

层次分析法

层次分析法(analytic hierarchy process,AHP)是定性分析和定量分析相结合的、多准则的一种决策方法,其特点是在对复杂决策问题的本质、影响因素及其内在关系等进行深入分析的基础上,利用较少的定量信息使决策过程数学化,从而为多目标、多准则或无结构特性的复杂决策问题提供定量依据。它是由美国匹兹堡大学教授、运筹学家托马斯·塞蒂(T. L. Saaty)于20世纪70年代提出,在1982年传入我国,并迅速传播开来,目前已广泛应用于军事、经济、管理、能源分配和医学等众多领域。

第一节　层次分析法的基本原理及步骤

在现实生活中,人们可能会面临在一定条件下选择某种方案的问题,例如,假设可以从北戴河、杭州、桂林和大理4个城市选择一个作为旅游目的地。在进行选择时,一般会考虑费用、天气、景色、食宿以及交通等等因素,综合比较、评价诸因素,最后选择一个满意的目的地。由于不同的人对上述因素的关注不同,选择结果也不尽相同。首先会确定每个因素所占的重要性,例如经济条件较好者会认为景色较重要,中老年旅游者会较大关注食宿、交通等条件。再者依据确定的准则对备选方案中的各因素进行评价,例如:大理景色最好,桂林地点次之;北戴河费用最低,桂林次之;杭州食宿等条件最好;等等。最后,对上述各因素下的景点优劣排序,综合判断以确定最佳目的地。

采用层次分析法解决问题的基本思路是:先分解,后综合。具体可以分为以下4个步骤:

1. 构造递阶层次结构　将决策的问题看作受多种因素影响的大系统,找出解决问题涉及的主要因素,将因素按关联、隶属关系构成从高到低的若干递阶层次模型;

2. 构建两两比较矩阵　请专家、权威人士或通过逻辑分析对各层因素的重要性两两比较;

3. 根据比较结果对各因素层层排序;

4. 对排序结果进行分析,辅助决策。

一、建立层次分析结构模型

构造一个好的层次分析结构模型对于问题的解决非常重要,它决定了分析结果的有效程度。在分析问题的性质与总目标基础上,将实际问题自上而下地分解成若干不同层次的因素组合,诸因素按照相互关联、相互影响、不同隶属关系进行组合,同一层的因素从属于上一层的因素或对上层因素有影响,同时又支配下一层的因素或受到下层因素的作用。

一个递阶层次结构可以分为3个层次:目标层、准则层和方案层,分别对应于最高层、中间层和最低层。

1. 最高层　为目标层,该层次中只有一个元素,表示决策的目的、要解决的问题、预定目标或理想结果;

2. 中间层　通常称为准则层或指标层。该层次包含了为实现目标而建立的一套判断准则,即所涉及的全部因素、决策的准则、子准则。它可以仅有一个层次,往往由若干个层次组成,当准则过多时,例如超过9个,应进一步分解出子准则层。

3. 最低层　为方案层,该层次包括了为实现目标可供选择的各种措施、决策方案等,即决策备选方案。

下面通过两个具体例题进一步理解和掌握层次分析结构模型的构造过程。

例7-1　某综合性医院在扩大医院自主权后,医院领导正在考虑如何合理地使用医院留成的利润。可供选择的方案有:①发奖金;②扩建食堂和托儿所;③医护人员专业技术培训;④扩建图书馆;⑤引进新技术设备。在决策时需要考虑到是否可以调动职工劳动生产积极性、提高职工文化水平和改善职工物质文化生活状况3个方面。

解:根据以上内容可以得到如下的决策系统:

目标层——合理地使用医院留成的利润。

准则层——调动职工劳动生产积极性、提高职工医疗服务技能、改善职工物质文化生活状况。

方案层——发奖金、扩建食堂和托儿所、医护人员专业技术培训、扩建图书馆、引进新技术设备。

层次结构模型如图7-1所示。

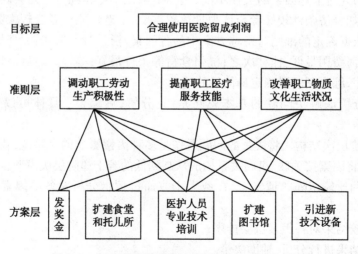

图7-1　合理地使用医院留成利润的层次结构模型

例7-2　某研究者希望采用层次分析法研究某医院护理人员绩效评价指标,按照现代人力资源管理的观点,通过征询医院人力资源、护理等方面专家团队的意见,医院护理人员绩效评价因素首先可分为五大部分:工作能力、工作数量、工作质量、工作态度和工作行为,进一步细分可以形成14个下一级指标:①工作能力:观察病情及处理情况、护理操作技能、业务知识水平;②工作数量:住院服务床日数、手术服务例次数、普通门诊例次数;③工作质量:护理效果、护理合格率、执行医嘱及时准确率;④工作态度:患者满意度、团结协作、岗位职责履行;⑤工作行为:值班、巡视病房。可建立如图7-2层次分析结构模型:

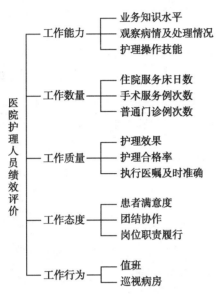

图7-2 医院护理人员绩效评价指标层次结构模型

最高层——医院护理人员绩效评价。

中间层——工作能力、工作数量、工作质量、工作态度和工作行为。

最低层——观察病情及处理情况、护理操作技能、业务知识水平、住院服务床日数、手术服务例次数、普通门诊例次数、护理效果、护理合格率、执行医嘱及时准确率、患者满意度、团结协作、岗位职责履行、值班、巡视病房。

构造递阶层次结构时,如果上层的每个因素都支配着下一层的所有因素,或被下一层所有因素影响,称为完全层次结构,否则称为不完全层次结构。例7-1和例7-2均为不完全层次结构。

从上述两个例题可以看出,递阶层次结构可以清楚地描述系统各组成部分(因素)的关联(隶属关系),以及高层次元素的排序变化对低层次元素排序的影响,并具有很强的灵活性和稳定性,微小的扰动对整个递阶层次结构的影响是有限的。因此AHP的递阶层次结构具有如下主要特征:

(1)从上到下顺序地存在支配关系。

(2)整个结构中的层次数不受限制,层次数的多少取决于问题的复杂程度和系统分析的需要。

(3)发现较为密切,不能忽略的因素必须加入时,必须重新确定层次位置和结构。

二、构造成对比较矩阵

在建立层次分析结构模型后,需要比较每一层因素对前一层目标的影响,从而确定它们在目标中所占比重。例如,例题1中3个准则对于不同决策者,其重要程度会不同,而不同的方案在相同的准则上也有不同的适用程度。准则层中的各准则在目标衡量中所占的比重并不一定相同,通常会进行准则间的两两比较来判定。然而在确定影响某因素的诸因子在该因素中所占的比重时,并不容易定量化。

托马斯·塞蒂开创性地提出了成对元素两两比较的方法,充分运用了人的经验、知识和判断能力,统一了有形与无形、可定量与不可定量的诸多因素,是解决许多社会系统问题的有力手段。AHP在构建出递阶层次结构之后,从层次结构模型的第2层开始,对于从属于(或影响)上一层每个因素的同一层诸因素进行一对一的比较,采用1~9的比例标度构造出成对比较的判断优选矩阵,直到最下层。1~9的比例标度方法,如表7-1所示。

表7-1　判断矩阵标度及其含义

序号	重要性等级	标度 B_{ij}	含义
1	i 与 j 同等重要	1	两者对目标的贡献相同
2	i 比 j 略为重要	3	根据经验一个比另一个评价稍微有利
3	i 比 j 明显重要	5	根据经验一个比另一个评价更为有利
4	i 比 j 确实重要	7	一个比另一个评价更为有利,且在实践中证明
5	i 比 j 绝对重要	9	重要程度十分明显
6	i 比 j 和上述两相邻重要程度相反	1/3,1/5,1/7,1/9	稍不重要、明显不重要、确实不重要、绝对不重要
7	i 比 j 在上述两相邻程度之间	2,4,6,8	需要折中时采用

用1~9标度方法使决策判断数量化:①根据评价因素,两两比较重要性大小,给予相应的比率标度(即评分),其"重要性"分为5级,比率标度为1,3,5,7,9;"不重要性"分为4级,比率标度为1/3,1/5,1/7,1/9。②将评价因素两两比较其"重要性"和"不重要性",得到判断矩阵。相对目标层(A_k 元素)下一层各元素 $B_1,B_2,\cdots,B_n$ 按照1~9的比例标度进行两两比较,即可得出对于 A_k 的判断矩阵 B,B_{ij} 表示因素 i 和因素 j 相对于目标重要值,其一般形式如表7-2所示:

表7-2　判断矩阵

A_k	B_1	B_2	$\cdots$	B_j	$\cdots$	B_n
B_1	B_{11}	B_{12}	$\cdots$	B_{1j}	$\cdots$	B_{1n}
B_2	B_{21}	B_{22}	$\cdots$	B_{2j}	$\cdots$	B_{2n}
$\cdots$	$\cdots$	$\cdots$	$\cdots$	$\cdots$	$\cdots$	$\cdots$
B_i	B_{i1}	B_{i2}	$\cdots$	B_{ij}	$\cdots$	B_{in}
$\cdots$	$\cdots$	$\cdots$	$\cdots$	$\cdots$	$\cdots$	$\cdots$
B_n	B_{n1}	B_{n2}	$\cdots$	B_{nj}	$\cdots$	B_{nn}

B 判断矩阵具有如下性质:

(1)$B_{ij} > 0$

（2）$B_{ij} = 1/B_{ji}$

（3）$B_{ii} = 1$

这类矩阵称之为正反矩阵。当元素间的两两比较判断具有传递性时，有 $B_{ij} = B_{ik} \cdot B_{kj}$ $(i,j,k=1,2,\cdots,n)$，此时称该 B 判断矩阵为一致性矩阵，否则判断矩阵为不一致性矩阵。

判断矩阵 B_{ij} 的赋值，是 AHP 法关键的一环，若赋值不合理，则计算出的权重亦不合理。AHP 法并不追求每一组元素在两两比较判断中的一致性，而是尽量每个比较都能独立地进行，这样可以提供尽可能多的信息，降低个别判断失误的影响，从而达到尽可能提高最后结果的一致性。实际上，比较复杂的决策问题的判断矩阵，是经过征求专家个人意见，在专家各自单独给评价指标的相对重要性打分的基础上，进行统计处理，以确定各指标的权重。为减少判断受专家个人创造能力、专业知识深度与广度的影响，在专家填写咨询表之前，必须全面分析每个影响因素的地位和作用，切忌盲目行事。因为不一致性难以避免，但可尽量估计和控制不一致性的程度。

例 7-3　以例 7-2 的一个子目标层为例（如图 7-3），用 Saaty 提出的两两成对比较的方法，构造成对比较矩阵。

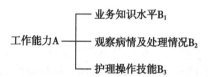

图 7-3　医院护理人员绩效评价：工作能力层次结构

解：假设护理人员的业务知识水平（B_1）、观察病情及处理情况（B_2）、护理操作技能（B_3）3 个因素重要性之间的相对关系为：B_2 比 B_1 的影响强，B_3 比 B_1 的影响稍强，B_2 比 B_3 的影响稍强，则两两相对比较的定量结果如下：

$$B_1:B_1 = 1:1; \quad B_1:B_2 = 1:5; \quad B_1:B_3 = 1:3$$
$$B_2:B_1 = 5:1; \quad B_2:B_2 = 1:1; \quad B_2:B_3 = 3:1$$
$$B_3:B_1 = 3:1; \quad B_3:B_2 = 1:3; \quad B_3:B_3 = 1:1$$

为了便于数学处理，通常把上面的结果写成如（7-1）式矩阵形式，称为成对比较矩阵。

$$\begin{array}{c} \\ B_1 \\ B_2 \\ B_3 \end{array} \begin{array}{ccc} B_1 & B_2 & B_3 \\ \begin{pmatrix} 1 & 1/5 & 1/3 \\ 5 & 1 & 3 \\ 3 & 1/3 & 1 \end{pmatrix} \end{array} \tag{7-1}$$

亦可将式（7-1）写成式（7-2）矩阵 A。

$$A = \begin{bmatrix} 1 & 1/5 & 1/3 \\ 5 & 1 & 3 \\ 3 & 1/3 & 1 \end{bmatrix} \tag{7-2}$$

在 AHP 两两比较时，重要性是由人来比较判断的，每个人对复杂事物采用两两比较的方法获得的重要性比值不可能做到完全一致，往往存在估计误差，对于式（7-1）成对比较矩阵就有：

$$B_{2,1} = 5, B_{2,3} = 3, B_{3,1} = 3; B_{2,1} \neq B_{2,3} \cdot B_{3,1}$$

三、判断矩阵的一致性检验

所谓判断思维的一致性是指专家在判断指标重要性时,当出现 3 个以上的指标互相比较时,各判断之间协调一致,不会出现内部相互矛盾的结果。假设对 3 种药物 a、b、c 治疗高血压的疗效进行两两比较,在 a 比 b 更有效,b 比 c 更有效的情况下,如果出现 c 比 a 更有效的评价,则称专家思维非一致性。在多阶段判断中,极易出现此类不一致性的矛盾。虽然 AHP 法在构造判断矩阵时并不要求判断具有一致性,但判断偏离一致性过大也是不允许的。为了保证层次分析法所得到的结论合理,需要对判断矩阵进行一致性检验。

理论上已经证明:对于具有一致性的成对比较矩阵,最大特征值为 n;反之如果一个成对比较矩阵的最大特征值为 n,则一定具有一致性。但估计误差的存在破坏了一致性,会导致特征向量及特征根值也有偏差,因此可以用判断矩阵特征根的变化来检验判断的一致性程度。在层次分析法中,用 $\lambda_{\max}$ 表示带有偏差的最大特征值,则 $\lambda_{\max}$ 与 n 之差的大小反映了不一致的程度。考虑到因素个数的影响,引入判断矩阵最大特征根以外的其余特征根负平均值,作为度量判断矩阵偏离一致性的指标,Saaty 将其一致性指标定义为 CI。

$$CI = \frac{\lambda_{\max} - n}{n - 1} \tag{7-3}$$

显然,当 $CI = 0$ 时,成对比较矩阵 B 矩阵完全一致,否则就存在不一致;CI 越大,不一致程度越大。但 CI 值超出一定范围,则无法确定不同判断矩阵的一致性。对于是否具有"满意"的一致性,需要引入判断矩阵的平均随机一致性指标 RI 值。1980 年 Saaty 做了样本容量各为 500 的 1 ~ 11 阶矩阵的实验,其所得的判断矩阵 RI 值如表 7-3 所示:

表 7-3　1 ~ 11 阶判断矩阵 RI 值

n	1	2	3	4	5	6	7	8	9	10	11
RI	0	0	0.58	0.90	1.12	1.24	1.32	1.41	1.45	1.49	1.51

表 7-3 中 1,2 阶判断矩阵,RI 值只是形式上的,因为 1,2 阶判断矩阵总是具有完全一致性。当阶数大于 2 时,为了确定不一致程度的允许范围,Saaty 又定义了一个一致性比率 CR。

$$CR = CI/RI < 0.1 \tag{7-4}$$

当 $CR < 0.1$ 时,认为其不一致性可以被接受,即认为判断矩阵总是具有满意的一致性,不会影响排序的定性结果,否则就需要调整判断矩阵使之具有满意的一致性。这种一致性检验的方法在 AHP 中被普遍接受,对于低阶矩阵的检验比较容易通过,但对于高阶矩阵则较困难。这是因为 CR 临界值的选取存在明显的缺陷。首先,临界值 0.1 的选取是凭经验确定的,缺乏必要的理论依据;其次,用 0.1 这个统一的临界值标准来检验不同阶数判断矩阵的一致性程度,是不尽合理的。有些学者研究用统计检验的方法,直接求得各阶矩阵的临界 CI 值,作为一致性检验的指标。当置信水平为 90% 时,判断矩阵的一致性指标 CI 临界值如表 7-4 所示:

表 7-4　判断矩阵的一致性指标 CI 临界值

矩阵阶数	3	4	5	6	7	8	9	10	11
CI 临界值	0.049	0.092	0.122	0.142	0.161	0.169	0.178	0.185	0.194

检验时只要将计算得出的 CI 值与上表中的 CI 临界值作比较,当 CI 值小于同阶 CI 临界

值时,该判断矩阵即通过一致性检验。

第二节 判断矩阵排序的计算

AHP 的关键步骤在于构造判断矩阵以及如何由判断矩阵导出其排序权重。排序权重的求解算法,目前已由传统的单一的特征向量排序方法发展成为 40 多种排序方法。从优化角度考虑,这些排序方法大致可分为近似算法和最优化算法两大类。属于近似算法的排序方法主要有:列和求逆归一化方法(NHM)、行和归一化方法(NRA)、和积法(ANC)、方根法(NGM)、右主特征向量法(EM)、左主特征向量法(LEM)、左右主特征向量算术平均法(AL-REM)、左右主特征向量几何平均法(GLREM)、梯度特征向量法(GEM)、梯度特征向量上下三角算术平均法(AGEM)、广义梯度特征向量法(GGEM)以及加权梯度特征向量法(WGEM)。这里仅介绍 AHP 中最常采用的方根法与和积法的计算。

一、单一准则下的排序

判断矩阵建立之后,可以求得在该准则下,各元素相对重要性的排序,这一过程称为单一准则下的排序或称层次单排序。其理论可归结为计算判断矩阵的最大特征根及其对应特征向量的问题。

(一)特征根和特征向量

特征值是指:设 A 为 n 阶矩阵,λ 是一个数,W 是一 n 阶列向量,如果 $AW = \lambda W$ 存在非零解向量,则称 λ 为 A 的一个特征值。$AW = \lambda W$ 可改写为 $(\lambda I - A)W = 0$,其中 I 为 n 阶单位矩阵。

特征根是指:设 A 为 n 阶矩阵,含有未知量 λ 的矩阵 $|\lambda I - A|$ 称为 A 的特征矩阵,其行列式 $|\lambda I - A|$ 为 λ 的 n 次多项式,称为 A 的特征多项式,$|\lambda I - A| = 0$ 称为 A 的特征方程。λ 是矩阵的一个特征值,则一定是特征方程 $|\lambda I - A| = 0$ 的根,所以 λ 又称为特征根。矩阵 A 共有 n 个特征根,其最大特征根 $\lambda_{max} = n$,其余特征根均为 0。

若 A 是 AHP 对应于准则 B 的一致性判断矩阵时,它的对应于最大特征根 $\lambda_{max} = n$ 的特征向量 $W = (W_1, W_2, \cdots, W_n)^T$,就是受准则 B 支配的元素对于准则 B 的排序权重向量。

(二)最大特征根计算方法

1. 方根法的计算步骤。

第一步,计算判断矩阵 A 的每一行元素的乘积 M_i:

$$M_i = \prod_{j=1}^{n} a_{ij}, \quad i = 1, 2, \cdots n \tag{7-5}$$

第二步,计算 M_i 的 n 次方根 $\overline{W_i}$:

$$\overline{W_i} = \sqrt[n]{M_i} \tag{7-6}$$

第三步,对向量 $\overline{W} = (\overline{W_1}, \overline{W_2}, \cdots, \overline{W_n})^T$ 进行归一化:

$$W_i = \frac{\overline{W_i}}{\sum_{k=1}^{n} \overline{W_k}} \tag{7-7}$$

则 $W = (W_1, W_2, \cdots, W_n)^T$ 即为所求的特征向量。

第四步,计算判断矩阵的最大特征根:

$$\lambda_{max} = \sum_{i=1}^{n} \frac{(AW)_i}{nW_i} \tag{7-8}$$

式(7-8)中，$(AW)_i$ 表示向量(AW)的第 i 个分量。

2. 和积法的计算步骤。

第一步，将判断矩阵每一列归一化：

$$\overline{a_{ij}} = \frac{a_{ij}}{\sum\limits_{k=1}^{n} a_{kj}}, \quad i,j = 1,2,\cdots,n \tag{7-9}$$

第二步，每一列均经归一化后的判断矩阵按行相加：

$$\overline{W_i} = \sum_{j=1}^{n} \overline{a_{ij}}, \quad i = 1,2,\cdots,n \tag{7-10}$$

第三步，将向量$\overline{W} = (\overline{W_1},\overline{W_2},\cdots,\overline{W_n})^T$ 归一化：

$$W_i = \frac{\overline{W_i}}{\sum\limits_{k=1}^{n} \overline{W_k}}, \quad i = 1,2,\cdots,n \tag{7-11}$$

则向量 $W = (W_1,W_2,\cdots,W_n)^T$ 即为所求的特征向量。

第四步，计算判断矩阵的最大特征根：

$$\lambda_{max} = \sum_{i=1}^{n} \frac{(AW)_i}{nW_i} \tag{7-12}$$

式(7-12)中，$(AW)_i$ 表示向量(AW)的第 i 个分量。

方根法与和积法均为简便易行的方法。

二、层次总排序

在单一准则下排序的基础上，还需要进行层次总排序。即根据递阶层次结构从最高层次（目标层）开始自上而下逐层进行合成排序，直至最低层次（方案层）。具体过程如下：

若上一层次 B 包含 m 个元素：$B_1,B_2,\cdots,B_m$，其层次总排序（对于第二层次而言，它的层次总排序权值，就是单一准则——总目标下的层次单排序）权值分别为 $b_1,b_2,\cdots,b_m$；下一层次 C 包含 n 个元素：$C_1,C_2,\cdots,C_n$，它们对于元素 B_j 的层次排序权值分别为 $C_{1j},C_{2j},\cdots,C_{nj}$（当 C_k 与 B_j 无联系时，$C_{kj}=0$），此时 C 层次总排序组合权重由表 7-5 给出。

表 7-5　总排序组合权重计算

层次 B	B_1	B_2	$\cdots$	B_m	组合权重 W
	b_1	b_2	$\cdots$	b_m	
C_1	C_{11}	C_{12}	$\cdots$	C_{1m}	$\sum\limits_{j=1}^{m} b_j c_{1j}$
C_2	C_{21}	C_{22}	$\cdots$	C_{2m}	$\sum\limits_{j=1}^{m} b_j c_{2j}$
$\cdots$	$\cdots$	$\cdots$	$\cdots$	$\cdots$	$\cdots$
C_n	C_{n1}	C_{n2}	$\cdots$	C_{nm}	$\sum\limits_{j=1}^{m} b_j c_{nj}$

其中 $b_j c_{ij}$ 就是元素 c_i 通过 B 层次元素 B_j 对于总目标的权重贡献,$\sum_{j=1}^{m} b_j c_{ij}$ 就是元素 c_i 相对于总目标的组合权重。

对于层次总排序也需进行一致性检验。这一步骤也是从上到下逐层进行的。如果受 B_j 支配的 C 层次某些元素通过两两比较所构成的判断矩阵的一致性指标为 $C.I._j$,相应的平均随机一致性指标为 $R.I._j$,则 C 层次总排序随机一致性比率为:

$$C.R. = \frac{\sum_{j=1}^{m} b_j \times C.I._j}{\sum_{j=1}^{m} b_j \times R.I._j} \tag{7-13}$$

类似地,当 $CR \leqslant 0.1$ 时,认为递阶层次结构在 C 层次水平上的所有判断具有整体满意的一致性。

第三节 层次分析法在医学领域中的应用

层次分析法在医学领域中应用非常广泛,以下通过一个实例来详细介绍和说明其应用过程。

例 7-4 医院消毒是预防院内感染的重要措施,为了评价消毒工作的质量,某市卫生防疫机构依法开展了市直医院消毒效果监测工作。为了全面、客观、科学、公正地评价各医院的消毒效果,考虑采用层次分析法对该市市直医院的消毒效果进行评价(图 7-4)。

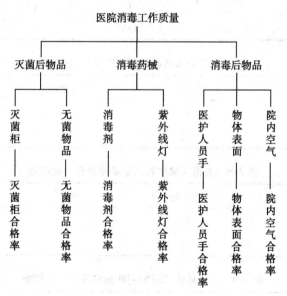

图 7-4 医院消毒效果层次结构模型

一、构造层次分析结构

医院的消毒效果评价系统:

目标层——评价医院的消毒效果。

准则层——消毒效果监测包括灭菌后物品、消毒药械和消毒后物品。其中灭菌物品包括灭菌柜与其他无菌物品,消毒药械包括消毒剂与紫外线灯,消毒后物品包括医护人员的手消毒、物体表面消毒、空气消毒。

方案层——形成7个指标:灭菌柜合格率,无菌物品合格率,消毒剂合格率,紫外线灯合格率,医护人员手消毒合格率,物体表面消毒合格率,空气消毒合格率。

二、构造判断矩阵

对层次结构模型自上而下分层次——对比打分,建立成对比较的判断优选矩阵。多个专家分别给定判断矩阵,分别通过一致性检验后,运用几何平均法(方根法)将专家意见综合平均,得到最终的指标评价判断矩阵。

三、计算权重系数及一致性检验

1. 计算权重系数
(1)用方根法求出评价因素权重向量的近似值。
(2)将评价因素权重向量的近似值做归一化处理,确定评价因素权重向量。
计算结果如表7-6~表7-9所示。

表7-6　目标层判断矩阵及归一化权重

	灭菌后物品	消毒药械	消毒后物品	归一化权重
灭菌后物品	1	3	5	0.6370
消毒药械	1/3	1	3	0.2583
消毒后物品	1/5	1/3	1	0.1047

表7-7　灭菌后物品准则判断矩阵及归一化权重

灭菌后物品	灭菌柜	无菌物品	归一化权重
灭菌柜	1	2	0.6667
无菌物品	1/2	1	0.3333

表7-8　消毒药械准则判断矩阵及归一化权重

消毒药械	消毒剂	紫外线灯	归一化权重
消毒剂	1	2	0.6667
紫外线灯	1/2	1	0.3333

表7-9　消毒后物品准则判断矩阵及归一化权重

消毒后物品	医护人员手	物体表面	院内空气	归一化权重
医护人员手	1	2	3	0.5396
物体表面	1/2	1	2	0.2970
院内空气	1/3	1/2	1	0.1634

2. 对权重进行一致性检验

(1)用一致性指标 CI 检验评价因素判断矩阵是否有逻辑混乱,判定方法是观察一致性指标 CI,如果 $CI < 0.1$ 则无逻辑混乱(表7-10)。

(2)用评价矩阵的阶数 m 查表7-3 获得平均随机一致性指标 RI,计算一致性比率 $CR = CI/RI$,如果 CI 和 CR 都小于 0.10,则认为评价矩阵合理,并给出诸因素的权重。

表7-10　各层的一致性检验指标

层次	λ_i	λ_{max}	CI	CR
准则层				
灭菌后物品	3.0385	3.0385	0.0193	0.0332
消毒药械	3.0385			
消毒后物品	3.0385			
指标层				
灭菌柜	2.0000	2.0000	0.0000	
无菌物品	2.0000			
消毒剂	2.0000	2.0000	0.0000	
紫外线灯	2.0000			
医护人员手	3.0092	3.0092	0.0046	0.007 933
物体表面	3.0092			
院内空气	3.0092			

3. 计算组合权重

$C11 = 0.6667 \times 0.6370 = 0.4247$

$C12 = 0.3333 \times 0.6370 = 0.2123$

$C21 = 0.6667 \times 0.2583 = 0.1722$

$C22 = 0.3333 \times 0.2583 = 0.0861$

$C31 = 0.5396 \times 0.1047 = 0.0565$

$C32 = 0.2920 \times 0.1047 = 0.0306$

$C33 = 0.1634 \times 0.1047 = 0.0171$

4. 计算综合评分指数,进行综合评估(表7-11)。

表7-11　层次分析法对某市市直7所医院的消毒效果的综合评价结果

指标名称	权重系数	医院						
		A	B	C	D	E	F	G
灭菌柜合格率	0.4247	100.00	100.00	100.00	100.00	100.00	100.00	100.00
无菌物品合格率	0.2123	93.33	93.33	80.00	73.33	60.00	33.33	90.00
消毒剂合格率	0.1722	100.00	100.00	90.00	100.00	83.33	100.00	100.00

续表

指标名称	权重系数	医院						
		A	B	C	D	E	F	G
紫外线灯合格率	0.0861	76.67	50.00	86.67	90.00	50.00	83.33	86.67
医护人员手合格率	0.0565	100.00	83.33	66.67	100.00	100.00	100.00	66.67
物体表面合格率	0.0311	56.67	56.67	43.33	43.33	50.00	33.33	66.67
空气合格率	0.0171	100.00	100.00	83.33	100.00	66.67	66.67	83.33
综合评分指数 GI	——	95.23	91.99	88.95	91.71	82.21	81.77	93.52
工作质量顺位	——	1	3	5	4	6	7	2

结论:某市的市直 7 所医院的消毒效果的综合评价结果排序为 A、G、B、D、C、E、F。

第四节 层次分析法的 Excel 实现过程

Excel 具有"所见即所得"、变动灵活、适用强等优点,有大量数学、统计函数可供利用,与 SAS、SPSS 等统计软件相比,其操作简单、普及率高。下面介绍用 Excel 实现层次分析的过程。

一、新建 Excel 文件

新建一个"层次分析 Excel 实现"Excel 文件,建立 4 个工作簿,分别命名为"建立目标图、数据库、数据库汇总、层次分析过程"。

1. 建立目标图 在第一个工作簿建立层次分析的目标图,并指定不同变量名表示。如图 7-5 所示。

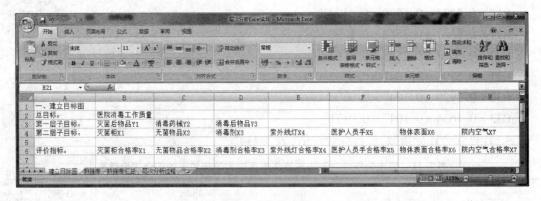

图 7-5 建立层次分析法的 Excel 表格

2. 建立数据库 将各评价指标的检查结果整理成数据库,存于"数据库"工作表。

该例有"A、B、C、D、E、F、G"7 家医院,列于数据库工作簿第一列"A"列,第二列"B"列的变量 No. 为对每个对象的编号,共有 210 个对象,每个医院 30 个,指标有 7 个,即建立目标图过程中确定的 7 个指标:灭菌柜合格率 X1、无菌物品合格率 X2、消毒剂合格率 X3、紫外线灯合格率 X4、医护人员手合格率 X5、物体表面合格率 X6、院内空气合格率 X7，分别占据数据库第3-9列"C-I"列，指标值 = 0 代表检查合格，指标值 = 1 代表检查不合格。如图 7-6 所示。

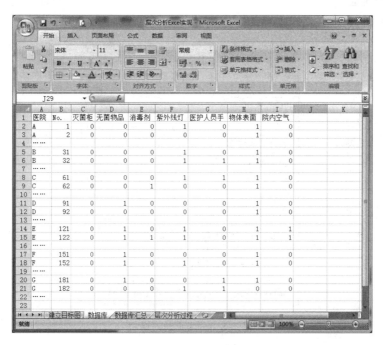

图7-6　输入数据库数据

3. 进行数据库汇总　将已建立的数据库复制到第三个工作簿"数据库汇总"，选中所有数据，点击菜单栏"数据"，选择子菜单中的"分类汇总"，如图 7-7 所示。

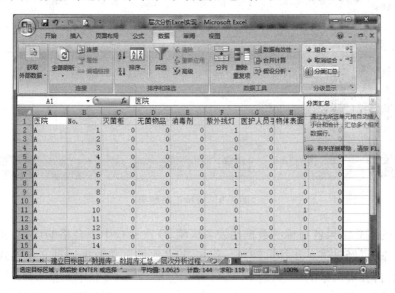

图7-7　分类汇总

选择"分类汇总"后，会出现如图 7-8 所示的对话框。"分类字段"处点击▼，选定"医

145

院"为分类字段;"汇总方式"处点击 ▼ ,选定"求和"为该例汇总方式;在"选定汇总项"处,将灭菌柜、无菌物品、消毒剂、紫外线灯、医护人员手、物体表面、院内空气 7 个指标均选中,选择完毕点击确定。

在汇总页面,点击表格左上角的"2",将出现如图 7-9 所示汇总结果。

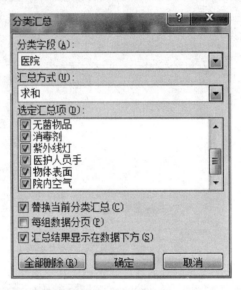

图 7-8　分类汇总对话框

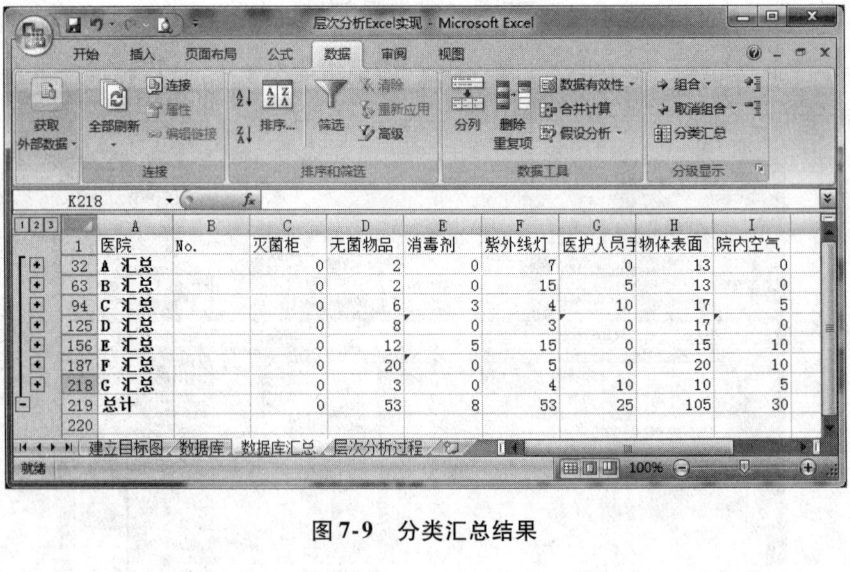

图 7-9　分类汇总结果

图 7-9 的汇总结果各指标的数据代表各医院 30 次检查中不合格的次数,要计算各医院各指标合格率,得经过进一步计算转换。首先,将各医院汇总数据通过文本形式选择性粘贴到汇总下面,再在提出来的汇总数据下方计算相应的合格率,在单元格 B233 处英文状态下输入计算公式" = (1 − B223/30) * 100",键入回车键,然后用填充柄往横向拖至 H233,即可得到 A 医院七个指标的合格率,再用填充柄将所得 7 个合格率往下拖至 239 行,则可得到七家医院各指标的合格率,如图 7-10 所示。

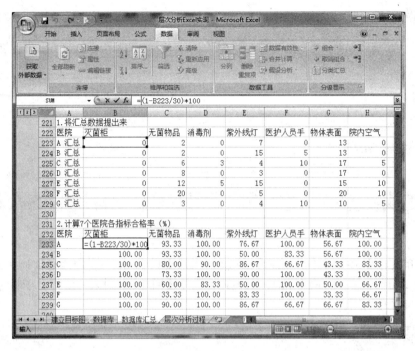

图 7-10　医院各指标的合格率

二、层次分析过程

在数据库准备完毕基础上，下面根据层次分析法的 4 大步骤，进行数据的分析与处理。

（一）计算权重系数和一致性检验指标

1. 将第一个工作簿的目标图拷贝到第四个工作簿"层次分析过程"，然后输入第一层子目标的两两比较判断矩阵，并在矩阵右方 E9-K9 单元格内分别输入初始权重系数、归一化权重、$\sum\alpha_{ij}w_j$、λi、λmax、CI 和 CR，如图 7-11 所示。

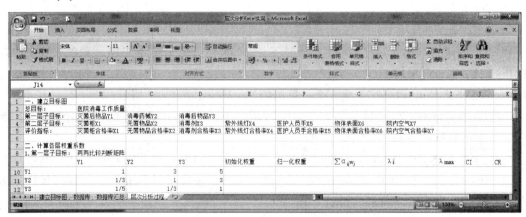

图 7-11　第一层子目标成对比较判断优选矩阵

2. 在单元格 E10 输入计算初始化权重的公式" = GEOMEAN（B10∶D10）"并按回车，用填充柄往下拖至 E12，得到第一层 3 个子目标的初始化权重。如图 7-12 所示。

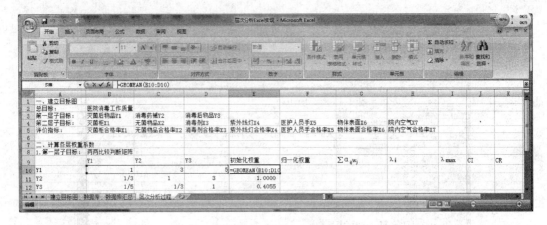

图 7-12 初始化权重

3. 在单元格 F10-F12 分别输入计算归一化权重的公式" = E10/SUM(E10:E12)""=E11/SUM(E10:E12)""= E12/SUM(E10:E12)"并按回车,得到第一层 3 个子目标的归一化权重。如图 7-13 所示。

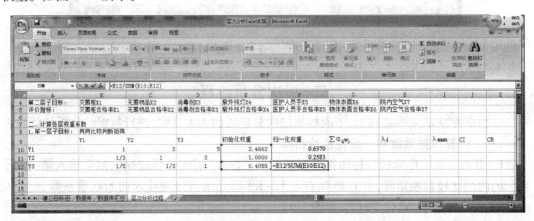

图 7-13 归一化权重

4. 在单元格 G10-G12 分别输入计算 $\sum \alpha_{ij} w_j$ 的公式" = SUM(B10 * F10, C10 * F11, D10 * F12)""= SUM(B11 * F10, C11 * F11, D11 * F12)""= SUM(B12 * F10, C12 * F11, D12 * F12)"并回车,得到第一层 3 个子目标的 $\sum \alpha_{ij} w_j$。如图 7-14 所示。

5. 在单元格 H10 输入计算 λi 的公式" = G10/F10"并回车,用填充柄往下拖至 H12 得到第一层 3 个子目标的 λi。如图 7-15 所示。

6. 在单元格 I10、J10、K10 分别输入计算 λmax、CI 和 CR 的公式" = SUM(H10:H12)/3""=(I10-3)/(3-1)"和" = J10/0.58"并回车,可得出该层子目标成对比较判断优选矩阵的一致性检验指标 CI 和 CR。如图 7-16 所示。

7. 计算第二层子目标矩阵的权重和检验指标。参照第一层子目标的分析过程(图 7-16)。矩阵阶数相同时只需将判断矩阵拷贝代替原有矩阵,结果自动显示,矩阵阶数不同时稍做修改即可。如图 7-17 所示。

8. 计算组合权重系数。将上一阶段所计算的各层归一化权重系数用选择性粘贴、以数

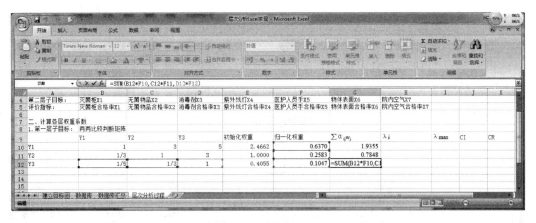

图7-14 第一层3个子目标的 $\sum \alpha_{ij} w_j$ 求解

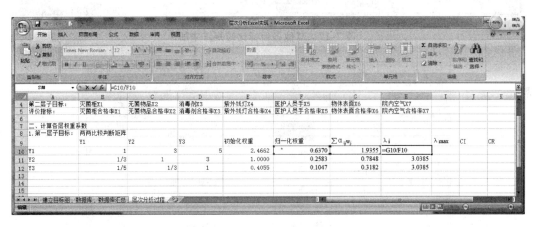

图7-15 第一层3个子目标的 λ

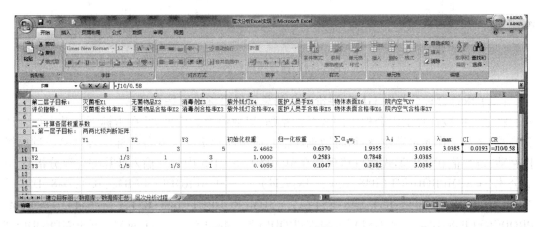

图7-16 CI和CR求解

值形式拷贝整理,并在右上角键入"组合权重"。在单元格E38内输入组合权重的计算公式" = B38 * D38"回车,并用填充柄往下拖至E44,可得各指标的组合权重系数,如图7-18所示。

	X1	X2		初始化权重	归一化权重	$\sum\alpha_{ij}w_j$	λ_i	λ max	CI	CR
2.第二层子目标：两两比较判断矩阵，计算各指标的归一化权重，并对归一化权重进行检验										
2.1灭菌后物品										
X1	1	2		1.4142	0.6667	1.3333	2.0000	2.0000	0.0000	-
X2	1/2	1		0.7071	0.3333	0.6667	2.0000			
2.2消毒药械										
X3	1	2		1.4142	0.6667	1.3333	2.0000	2.0000	0.0000	-
X4	1/2	1		0.7071	0.3333	0.6667	2.0000			
2.3消毒后物品										
X5	1	2	3	1.8171	0.5396	1.6238	3.0092	3.0092	0.0046	0.0079
X6	1/2	1	2	1.0000	0.2970	0.8936	3.0092			
X7	1/3	1/2	1	0.5503	0.1634	0.4918	3.0092			

图 7-17　其他各目标比较矩阵求解

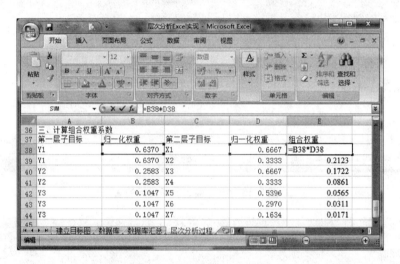

三、计算组合权重系数				
第一层子目标	归一化权重	第二层子目标	归一化权重	组合权重
Y1	0.6370	X1	0.6667	=B38*D38
Y1	0.6370	X2	0.3333	0.2123
Y2	0.2583	X3	0.6667	0.1722
Y2	0.2583	X4	0.3333	0.0861
Y3	0.1047	X5	0.5396	0.0565
Y3	0.1047	X6	0.2970	0.0311
Y3	0.1047	X7	0.1634	0.0171

图 7-18　组合权重系数计算

（二）求综合评分指数 GI，对评价对象的总评价目标进行综合评估

将上一阶段计算的组合权重用选择性粘贴、以数值形式拷贝，并在指标下方键入综合评分指数 GI 和工作质量顺位，然后将数据库汇总阶段所得 7 家医院各指标的合格率通过选择性粘贴、以数值和转置形式拷贝整理。在单元格 C55～I55 内分别输入计算综合评分指数 GI 的公式" = SUMPRODUCT(B48：B54，C48：C54)"" = SUMPRODUCT(B48：B54，D48：D54)" " = SUMPRODUCT(B48：B54，E48：E54)"" = SUMPRODUCT(B48：B54，F48：F54)"" = SUM-PRODUCT(B48：B54，G48：G54)" = SUMPRODUCT(B48：B54，H48：H54)"" = SUMPRODUCT (B48：B54，I48：I54)"并回车，可得出各医院综合评分指数 GI，对 GI 从大到小排序，序号计为工作质量评价排序，如图 7-19 所示。

结论：通过上述利用 Excel 表格及其提供的函数和方法，完成了市直 7 家医院的院内消毒状况的综合评价工作，定量化的结果为监察管理部门的工作提供了比较直观的决策依据。

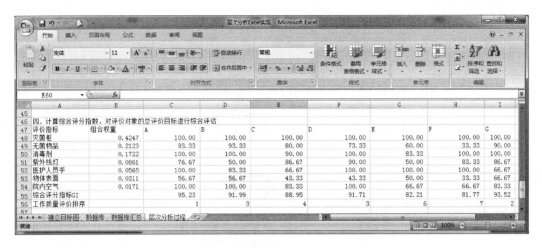

图 7-19 各医院综合评分指数 GI 及排序

第五节 门诊患者满意度评价案例

本章第一至五节详细介绍了层次分析法的基本理论、分析步骤和实际应用,而在实际工作生活中,所遇到的情况往往比较复杂。如果某研究者希望采用层次分析法研究某医院门诊患者满意度的影响因素,应该如何实施呢?让我们共同来帮助他。

一、确定影响因素,建立层次分析结构模型

通常情况下,我们可以采用患者访谈与专家征询相结合等方式,确定医院门诊患者满意度的影响因素。

假设经过收集整理,所确定的影响因素首先可分为四大部分:医疗专业水平、等候的时间、人员服务态度和硬件设施条件。在此基础上,又可将这些部分细分为 18 个下一级指标:①医疗专业水平:医师的专业技术、病情及治疗方式解说、先进的医疗设备;②等候的时间:挂号等候时间、候诊时间、划价等候时间、领药等候时间;③各类医务人员服务态度:挂号人员服务态度、医师服务态度、划价人员服务态度、药房人员服务态度、服务台人员服务态度、检验科人员服务态度;④硬件设施条件:院区指示标志、医师介绍、环境清洁、停车便利性、公共电话数量。那么,我们便可建立如图 7-20 的层次分析结构模型:

目标层——门诊患者满意度影响因素。

准则层——医疗专业水平、等候的时间、人员服务态度和硬件设施条件。

方案层——医师的专业技术、病情及治疗方式解说、先进的医疗设备、挂号等候时间、候诊时间、划价等候时间、领药等候时间、挂号人员服务态度、医师服务态度、划价人员服务态度、药房人员服务态度、服务台人员服务态度、检验科人员服务态度、院区指示标志、医师介绍、环境清洁、停车便利性、公共电话数量。

二、构造判断矩阵

此步骤需要对层次结构模型自上而下分层次一一对比打分,建立成对比较的判断优选矩阵。

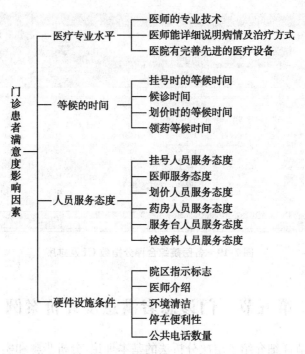

图7-20　医院门诊患者满意度影响因素层次结构模型

　　在本案例中,一般可以采用患者问卷调查与医院管理专家打分相结合的方式形成多个判断矩阵,分别通过一致性检验后,运用几何平均法(方根法)将各个判断矩阵综合平均,得到最终的指标评价判断矩阵。

三、计算权重系数及一致性检验

　　1. 计算权重系数

　　(1)用方根法求出评价因素权重向量的近似值。

　　(2)将评价因素权重向量的近似值作归一化处理,确定评价因素权重向量
　　计算结果如表7-12~表7-16所示。

表7-12　目标层判断矩阵及归一化权重

门诊患者满意度	医疗专业水平	等候的时间	人员服务态度	硬件设施条件	归一化权重
医疗专业水平	1	1/4	1/5	1/3	0.0725
等候的时间	4	1	1/2	2	0.2854
人员服务态度	5	2	1	3	0.4723
硬件设施条件	3	1/2	1/3	1	0.1697

表7-13　医疗专业水平准则判断矩阵及归一化权重

医疗专业水平	医师专业技术	医师能详细说明病情及治疗方式	先进的医疗设备	归一化权重
医师专业技术	1	1/3	1/4	0.1220

续表

医疗专业水平	医师专业技术	医师能详细说明病情及治疗方式	先进的医疗设备	归一化权重
医师能详细说明病情及治疗方式	3	1	1/2	0.3196
先进的医疗设备	4	2	1	0.5584

表7-14　等候的时间准则判断矩阵及归一化权重

等候的时间	挂号等候时间	候诊时间	划价等候时间	领药等候时间	归一化权重
挂号等候时间	1	1/3	1/2	2	0.1603
候诊时间	3	1	2	4	0.4668
划价等候时间	2	1/2	1	3	0.2776
领药等候时间	1/2	1/4	1/3	1	0.0953

表7-15　人员服务态度准则判断矩阵及归一化权重

人员服务态度	挂号人员	医师	划价人员	药房人员	登记室人员	检验科人员	归一化权重
挂号人员	1	1/4	2	3	1/2	1/3	0.1009
医师	4	1	5	6	3	2	0.3806
划价人员	1/2	1/5	1	2	1/3	1/4	0.0643
药房人员	1/3	1/6	1/2	1	1/4	1/5	0.0425
登记室人员	2	1/3	3	4	1	1/2	0.1602
检验科人员	3	1/2	4	5	2	1	0.2516

表7-16　硬件设施条件准则判断矩阵及归一化权重

硬件设施条件	院区指示标志	医师介绍	环境清洁	停车便利性	公共电话数量	归一化权重
院区指示标志	1	4	3	2	5	0.4174
医师介绍	1/4	1	1/2	1/3	2	0.0975
环境清洁	1/3	2	1	1/2	3	0.1602
停车便利性	1/2	3	2	1	4	0.2634
公共电话数量	1/5	1/2	1/3	1/4	1	0.0615

2. 对权重进行一致性检验

（1）用一致性指标 CI 检验评价因素判断矩阵是否有逻辑混乱,判定方法是观察一致性指标 CI,如果 $CI<0.1$ 则无逻辑混乱(表7-17)。

（2）用评价矩阵的阶数 m 查表7-3 获得平均随机一致性指标 RI,计算一致性比率 $CR = CI/RI$,如果 CI 和 CR 都小于0.10,则认为评价矩阵合理,并给出诸因素的权重。

表 7-17　各层的一致性检验指标

层次	λ_i	λ_{max}	CI	CR
准则层				
医疗专业水平	4.0668	4.0511	0.0170	0.0189
等候的时间	4.0329			
人员服务态度	4.0541			
硬件设施条件	4.0505			
指标层				
医师专业技术	3.0183	3.0183	0.0091	0.0158
医师能详细说明病情及治疗方式	3.0183			
先进的医疗设备	3.0183			
挂号等候时间	4.0262	4.0310	0.0103	0.0115
候诊时间	4.0356			
划价等候时间	4.0255			
领药等候时间	4.0366			
挂号人员	6.1037	6.1223	0.0245	0.0197
医师	6.1583			
划价人员	6.1014			
药房人员	6.1701			
登记室人员	6.1011			
检验科人员	6.0994			
院区指示标志	5.0843	5.0680	0.0170	0.0152
医师介绍	5.0550			
环境清洁	5.0586			
停车便利性	5.0536			
公共电话数量	5.0888			

结果可以看出，评价矩阵较合理，具有满意的一致性。

3. 计算组合权重。

C11 = 0.1220 × 0.0725 = 0.0088

C12 = 0.3196 × 0.0725 = 0.0232

C13 = 0.5584 × 0.0725 = 0.0405

C21 = 0.1603 × 0.2854 = 0.0457

C22 = 0.4668 × 0.2854 = 0.1332

C23 = 0.2776 × 0.2854 = 0.0792

C24 = 0.0953 × 0.2854 = 0.0272

C31 = 0.1009 × 0.4723 = 0.0477

C32 = 0.3806 × 0.4723 = 0.1798

C33 = 0.0643 × 0.4723 = 0.0304

C34 = 0.0425 × 0.4723 = 0.0201

C35 = 0.1602 × 0.4723 = 0.0757

C36 = 0.2516 × 0.4723 = 0.1188

C41 = 0.4174 × 0.1697 = 0.0708

C42 = 0.0975 × 0.1697 = 0.0165

C43 = 0.1602 × 0.1697 = 0.0272

C44 = 0.2634 × 0.1697 = 0.0447

C45 = 0.0615 × 0.1697 = 0.0104

4. 收集整理数据,计算综合评分指数,进行综合评估。

研究者根据模拟得到的门诊患者满意度影响因素层次模型,以对各指标"满意4分、较满意3分、一般2分、较不满意1分、不满意0分"为标准设计门诊患者满意度调查问卷,到各医院门诊连续发放3天共计1000份,回收率达100%。经数据整理,得到5所医院各不同指标的评分状况如下,见表7-18:

表7-18 层次分析法对某地区5所医院门诊患者满意度的评价结果

指标名称(患者满意率)	权重系数	医院				
		A	B	C	D	E
医师专业技术	0.0088	72.23	75.37	70.08	82.03	80.15
医师能详细说明病情及治疗方式	0.0232	70.87	80.54	75.34	80.64	78.32
先进的医疗设备	0.0405	65.92	75.34	75.51	80.38	85.21
挂号等候时间	0.0457	75.03	70.05	78.34	56.39	52.54
候诊时间	0.1332	60.43	65.59	65.32	47.05	45.38
划价等候时间	0.0792	65.23	65.53	70.39	60.29	65.53
领药等候时间	0.0272	65.55	60.34	65.43	55.84	60.05
挂号人员	0.0477	65.45	70.39	75.64	75.45	72.03
医师	0.1798	70.36	75.45	75.39	80.46	80.06
划价人员	0.0304	70.05	72.63	70.83	75.72	73.43
药房人员	0.0201	80.34	75.75	85.83	82.48	80.93
登记室人员	0.0757	70.23	70.83	75.05	65.37	60.84
检验科人员	0.1188	75.45	70.85	75.39	70.05	70.83
院区指示标志	0.0708	80.93	80.84	75.38	85.54	85.43
医师介绍	0.0165	75.34	80.53	80.03	85.43	85.83
环境清洁	0.0272	70.92	72.53	75.64	75.84	75.73
停车便利性	0.0447	70.37	75.83	70.37	50.45	55.76
公共电话数量	0.0104	85.06	80.57	82.28	80.48	82.34
综合评分指数 GI	——	70.11	72.04	73.45	68.90	68.83
患者满意度顺位	——	3	2	1	4	5

结论:某地区5所医院门诊患者满意度的评价结果排序为C、B、A、D、E。(在用Excel实

155

现时,需注意多阶矩阵计算公式的变化。具体 Excel 实现过程略。)

■■■ 习 题 7 ■■■

1. 简述层次分析法的基本原理。

2. 叙述层次分析法的基本步骤。

3. 对例7-1的三个子目标(调动职工劳动生产积极性、提高职工医疗服务技能、改善职工物质文化生活状况)用 Saaty 两两成对比较的方法,构造成对比较矩阵。

4. 对例7-3的成对比较判断矩阵进行一致性检验。

5. 某研究者欲评价医院绩效,做了如下层次分析结构模型(图7-21),试运用所学的层次分析法构造成对比较矩阵、进行一致性检验并计算层次总排序权重。

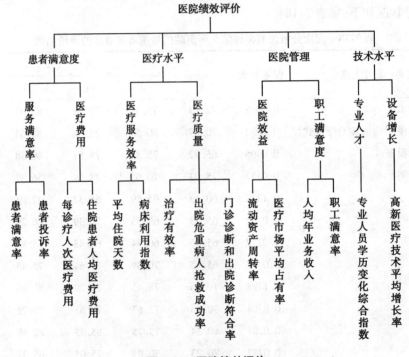

图 7-21 医院绩效评价

(隋 虹)

第八章

数据包络分析(DEA)

数据包络分析(data envelopment analysis,DEA)的方法,是评价效率最有效的非参数方法之一,其模型目前已经达到140多种,被广泛应用在不同的行业和领域。

第一节　相对有效性评价

一、DEA 方法的研究进展

DEA 由美国数学家和经济管理学家 A. Charnes 和 W. W. Cooper 等人创立,以相对效率概念为基础,根据多指标投入(输入)和多指标产出(输出),对同类部门或单位(即决策单元 Decision Making Unit,DMU)进行相对有效性或效益评价的一种效率评价方法,具有很强的客观性,可排除较多主观因素,在评价多输入多输出复杂系统上具有一定优势。近年来,我国学者对数据包络分析方法的研究多注重在各领域的具体应用,包括医院效率测算与评价、地方区域经济效率分析、科学投入产出评价、商业银行评估以及供应链管理应用等其他方面。

数据包络分析作为一种新的效率评价方法,与传统的方法相比,具有如下特点:

1. 客观性强　该方法是以投入、产出指标的权重为变量,从最有利于被评价单元的角度进行评价,无须事先确定各指标的权重,避免了评价者的主观意愿对评价结果的影响。

2. 不需考虑指标量纲　由于它在分析时不必计算综合投入量和综合产出量,因此避免了由于各指标量纲等方面的不一致而寻求相同度量因素时所带来的麻烦。

3. 计算简便化　一个多投入、多产出的复杂系统中变量之间可能存在着交错复杂的数量关系时,准确估计具体函数形式存在一定难度,而数据包络分析方法,可以在不明确函数关系的前提下,正确测定各种投入、产出量的数量关系。

4. 应用广泛、实用性强　该方法不仅可以用来对生产单位的效率进行评价,而且可以对企事业单位、公共服务部门的工作效率进行评价,同时能够指明某个决策单元非有效的原因,便于提出具体的改善方向和程度。

为了发展和完善 DEA 理论,使之更符合客观现实的需要,国内外学者们在 DEA 初始的经典模型基础上,不断深入探讨研究,又提出和发展了许多新的 DEA 模型,如表8-1所示。

表 8-1 DEA 的发展模型

模型	研究者	现实应用价值
Log-DEA 模型	Charnes 等	用 Cobb-Douglas 生产函数局部逼近,适合于边际产出递增的有效性分析
CCWH 模型	Charnes 等	考虑权重约束的锥比例,体现决策者偏好
FDH 模型	Tulkens 等	考虑到生产可能不满足凸性假设
超效率模型	Andersen 等	能够对 DEA 有效的决策单元进行进一步的比较
ERM 模型	Pastor 等	基于 Russell 测度,解决经典 DEA 模型所有输入或输出量必须同比例变化的问题
SBM 模型	Tone	把松弛变量直接放到目标函数中,不区分投入、产出方向

在国外,DEA 方法已经被成功地应用于评价银行、医院、企业等盈利和非营利性组织。在国内,DEA 方法也在工业部门、城市经济、企业技术进步等社会经济和管理领域得到应用,并取得一系列应用成果。除了对已知的决策单元进行效率评价外,DEA 方法还被应用于经济系统的预测和预警,揭示系统的未知信息,为管理者提供决策支持。

二、DEA 方法的工作步骤

在应用 DEA 方法进行评价时,为获得一个比较可靠的结果需要在某些步骤上多次反复,不断完善,其基本的工作步骤如图 8-1 所示。

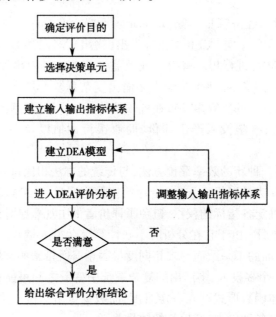

图 8-1 DEA 方法的工作步骤

1. 确定评价目的 为使 DEA 方法所提供的信息更准确和科学,需要明确评价目的,并对评价的对象进行分析,包括识别各级目标,确定各种影响因素的性质,同时考虑因素间可能的定性与定量关系,以及辨明决策单元的边界。

2. 选择决策单元 DMU 是效率评价的对象,可以理解为一个将一定"投入"转化为一定"产出"的实体。每个 DMU 都在生产过程中将一定数量的生产要素转化成产品,努力实现自身的决策目标,因此他们都表现出一定的经济意义。所选择的 DMU 必须具有相同的目标、相同的外部环境、相同的投入和产出指标等特征,同时具有一定的代表性。

3. 建立输入输出指标体系 根据前面的分析结果,确定能全面反映评价目标的指标体系,并且把指标间的一些定性关系反映到权重的约束中,同时,还可以考虑输入输出指标体系的多样性,将每种情况下的分析结果进行比较研究,然后获得比较合理的管理信息。

从数据包络分析的应用角度考虑,指标选取应当遵循以下四个基本原则:①目的性:选取评价指标要能够全面反映评价目的。②精简性:要考虑评价指标的数量,大量的输入、输出指标将导致有效 DMU 数目的增加,从而降低 DEA 方法的评价功能。评价指标应在满足目的性前提下尽量精简,要注意抓住能够将决策单元区分开来的强项指标。③关联性:要选择逻辑相关而非数值相关的指标,保持输入、输出指标间不存在较强的线性关系。④多样性:在一个大的评估目标下,一般都会存在不同侧面,要考虑输入、输出指标体系的多样性。

4. 选择 DEA 模型与分析 根据有效性分析的目的和实际问题的背景,选择适当的 DEA 模型进行计算。并根据相关定理和规则,对计算结果进行分析和比较,如果结果不满意,可以调整输入输出指标体系,然后重新进行计算分析。最后找出无效 DMU 及原因,并提供进一步改进的途径。

5. 综合评价 根据定性的分析和预测的结果来考察评价结果的合理性,必要时可应用 DEA 模型对多种方案分别评价,将结果综合分析,也可参考其他评价方法提供的信息进行综合分析。

三、DEA 方法研究中值得关注的几个方向

数据包络分析的优点吸引了许多研究人员和管理者,它的应用范围越来越广泛,比较值得关注的几个研究方向包括:

1. 在运筹学领域的应用 作为运筹学的一个新的研究领域,为运筹学及其他学科的发展提供了一种新的分析工具。2000 年,Liu 等就应用 DEA 模型找到了"0-1"规划问题的部分有效解。

2. 相对效率和效益方面 学校、医院等非单纯盈利的公共服务部门,不能简单利用利润最大化对其进行评价,也很难找到一个合理的包含各个指标的效用函数,而数据包络分析由于方法本身的特点就成为解决这类问题的较理想的选择。主要应用在关于学校的评价、医院的评价、银行效率的评价、交通部门的评价和电信部门的评价等等。

3. 产品质量评估 伴随市场竞争,多品牌多类型的某类产品共同存在于市场上,如何科学地评估同类产品的质量是一个复杂的问题。1996 年,盛昭翰在专著中介绍了如何运用数据包络分析方法对产品质量进行评估,这也是目前市场经济环境下产品发展和竞争的需要。

4. 管理决策分析 建立科学合理的管理业绩测评方法,并进行管理的有效性分析,找出差距和原因,从而提高管理水平。由于数据包络分析在评价有效性的同时给出了存在的差距,所以近年在管理决策分析的应用研究比较多。

5. 经济系统建模与参数估计方面的应用 经济系统建模与参数估计是经济分析中一项重要的工作,数据包络分析方法可以通过对 DMU 的评价向我们提供在相对有效意义下生

产过程的运作信息。在某种程度上,这些信息可以看作是对经济系统模型结构和参数的描述,应用数据包络分析方法在综合评价基础上提供的信息来建立经济系统模型和估计参数更具有现实意义,如估计前沿生产函数,技术进步的估计与评价,生产力指标的计算,等等。

6. 在预测方面的应用 传统的预测方法,例如:常用的回归统计预测方法本质上是对平均趋势的预测,由于各部门中各个历史时期的生产状况分为有效和非有效两种,而回归预测方法对此并不加以区分,因此得到的预测值只能是平均产值,不能提供本部门所能达到的最大产值,而对这种最大产值的预测往往对决策者更有参考价值,应用数据包络分析预测方法可以克服通常方法中常见的平滑性,进行最优性预测。

总之,作为一种有效的系统决策分析方法,DEA 评价方法近年来被广泛运用到技术和生产力进步、技术创新、关于成本收益利润问题、资源配置、金融投资、绩效评价等各个领域,为多输入多输出情况下的评价和决策问题开辟了新的前景,提供了新的手段。

第二节　DEA 基本模型——CCR 模型

DEA 模型有多种不同形式,在众多模型之中,CCR(又称 C2R)和 BCC 模型是两个最基本最重要的 DEA 模型。CCR 模型是第一个 DEA 模型,由 Charnes,Cooper 和 Rhodes 于 1978 年建立,以三位作者的第一个英文字母命名。该模型是以规模收益不变(constant returns to scale,CRS)为前提,对决策单元进行效率评价,也为数据包络分析的其他模型奠定了基础。

CCR 模型有分式规划和线性规划两种形式,分式规划是通过工程效率比率概念得到的,体现了 DEA 最初的评价思想和概念,而线性规划是基于一组生产公理性假设获得的,利于概念的推广和计算。

一、基于工程效率概念的 DEA 模型及 DEA 有效性

效率(efficiency)既是经济学又是管理学中的一个基本而又重要的概念。效率评价最先由 Farrell(1957)在 Debreu(1951)工作的基础上提出,源于将生产率(productivity)的概念扩展为更一般的效率概念。在 Farrell 工作的基础上,Charnes 等人提出了 DEA 方法,对具有多个投入、多个产出的生产单元进行效率评价。应用 DEA 方法进行效率评价,就是评价一系列决策单元之间的相对效率,而要具体判断出每个决策单元的效率,则需要构造具有一定经济含义的度量,识别出表现最好的生产单元,并且构造出有效前沿面(即包络面)。

CCR 的提出是为了评价多投入多产出决策单元的投入产出效率,利用产出/投入的比例方式来评估效率,借用"包络"(envelope)的概念将所有的决策单元的投入和产出投射到超平面中,寻找产出最高或者投入最少的"有效前沿面"(efficiency frontier)。凡是落在有效前沿面的 DMU 称为 DEA 有效,落在有效前沿面以内的 DMU 称为非 DEA 有效。为了研究的需要,常将效率分为规模效率、技术效率、资源配置效率等类型。技术效率是指在保持决策单元投入不变的前提下,实际产出与理想产出的比值。而规模效率是指生产系统是否在最合适的投资规模下进行生产,反映的是实际规模与最优生产规模的差距,与生产函数紧密相关,又称为规模收益、规模报酬。其中 CCR 效率值称为全局技术效率,BCC 效率值称为局部纯技术效率,两者的比值称为规模效率。

CCR 模型可以延伸出四个形式，投入型和产出型以及他们的对偶形式。对偶形式比原模型能进一步提供非有效单元的改善值，即要成为有效单元需增加的产出值或减少的投入值。它主要采用数学规划方法，以相对效率概念为基础，利用观察到的样本资料数据，把每一个被评价单位作为一个决策单元 DMU，再由众多 DMU 构成被评价群体，通过对投入、产出比率进行综合分析，以 DMU 的各个投入和产出指标的权重为变量进行评价运算，确定有效生产前沿面，并根据各 DMU 与有效生产前沿面的距离状况，确定各决策单元是否 DEA 有效，同时还用投影方法指出决策单元非 DEA 有效或弱 DEA 有效的原因，并提出非有效决策单元或弱有效决策单元应改进的方向和程度。

（一）CCR 模型

构建 DEA 模型必须选定决策单元 DMU。DMU 代表所要评价的同类部门或对象，其中决策单元，记为 DMU_j，设 $DMUs$ 代表决策单元集，$DMUs = \{DMU_j, j = 1,2,\cdots,n\}$，n 代表决策单元个数。每个决策单元有 m 种输入、s 种输出的假设下，可令 $x_j = (x_{1j}, x_{2j}, \cdots, x_{mj})^T, j = 1, 2,\cdots,n$；$y_j = (y_{1j}, y_{2j}, \cdots, y_{sj})^T, j = 1,2,\cdots,n$，分别表示 DMU_j 的输入向量和输出向量。其中，$x_{ij} > 0$，为 DMU_j 的第 $i(i = 1,2,\cdots,m)$ 种输入的量；$y_{kj} > 0$，为 DMU_j 的第 $k(k = 1,2,\cdots,s)$ 种输出的量。

定义 8-1　集 T = {(x,y) | 产出 y 需用输入 x 生产出来}，为决策单元集 DMUs 的所有可能的投入与产出组合的集合。

设 ν 和 u 分别表示 m 种投入和 s 种产出的权重向量（$\nu \geq 0, u \geq 0$），权重向量：$v = \{v_i, i = 1,2,\cdots,m\}$；$u = \{u_k, k = 1,2,\cdots,s\}$。

设 $h_j = \dfrac{u^T y_j}{v^T x_j} = \dfrac{\sum\limits_{k=1}^{s} u_k y_{kj}}{\sum\limits_{i=1}^{m} v_i x_{ij}}, j = 1,2,\cdots,n$，为第 j 个决策单元 DMU_j 的效率评价指数。

效率评价指数 h_j 的含义是，在权系数 v 和 u 之下，投入为 $\nu^T X_j$、产出为 $u^T X_j$ 时的产出与投入之比。对于 h_j，总可以选取适当的权系数 v 和 u，使得 $h_j \leq 1 (1 \leq j \leq n)$。

对第 j_0 个决策单元 $DMU_{j_0}(1 \leq j_0 \leq n)$ 进行效率评价，h_{j_0} 越大，表明 DMU_{j_0} 能够用相对较少的输入而取得相对较多的输出。当对 $DMU_{j_0}(1 \leq j_0 \leq n)$ 效率进行评价时，以最大化 h_{j_0} 为目标，以所有决策单元的效率评价指数 $h_j \leq 1, j = 1,2,\cdots,n$ 为约束，就构造了初始的 CCR 模型：

$$\begin{cases} \max \dfrac{\sum\limits_{k=1}^{s} u_k y_{kj_0}}{\sum\limits_{i=1}^{m} v_i x_{ij_0}} \\ s.t. \ \dfrac{\sum\limits_{k=1}^{s} u_k y_{kj}}{\sum\limits_{i=1}^{m} v_i x_{ij}} \leq 1, j = 1,2,\cdots,n \\ u_k \geq 0, k = 1,2,\cdots,s \\ v_i \geq 0, i = 1,2,\cdots,m \end{cases}$$

上述规划模型是一个分式规划,使用 Charnes - Cooper 变化,令:

$$t = \frac{1}{v^T x_0}, \omega = tv, \mu = tu, \text{由 } t = \frac{1}{v^t x_0} \Rightarrow \omega^t x_0 = 1$$

可变成如下的线性规划模型 P:

$$(P)\begin{cases} \max h_{j_0} = \mu^T y_{j_0} \\ s.t. \ \omega^T x_j - \mu^T y_j \geq 0, j = 1, 2, \cdots, n \\ \omega^T x_{j_0} = 1 \\ \omega \geq 0, \mu \geq 0 \end{cases}$$

为方便,记 DMU_{j_0} 对应的输入和输出数据分别是 $x_0 = x_{j_0}, y_0 = y_{j_0}, 1 \leq j_0 \leq n$,则上式模型可表示为:

$$(P_{CCR})\begin{cases} \max h_{j_0} = \mu^T y_0 \\ s.t. \ \omega^T x_j - \mu^T y_j \geq 0, j = 1, 2, \cdots, n \\ \omega^T x_0 = 1 \\ \omega \geq 0, \mu \geq 0 \end{cases}$$

在此可利用线性规划之最优解来定义决策单元 j_0 的有效性。从模型可看出该决策单元 j_0 的有效性是相对其他决策单元而言的。

CCR 模型可以用线性规划 P 表达,但了为更容易从理论和经济意义角度展开讨论,规划 P 可转换为以下的对偶规划 D:

$$(D_{CCR})\begin{cases} \min\theta \\ s.t. \ \sum_{j=1}^n \lambda_j x_j + s^- = \theta x_0 \\ \sum_{j=1}^n \lambda_j y_j - s^+ = y_0 \\ \lambda_j \geq 0, j = 1, 2, \cdots, n \\ s^+ \geq 0, s^- \geq 0 \end{cases}$$

事实上,无论是通过规划(P)还是(D),当决策单元数量较多时上述判断都存在一定困难。A. Charnes 和 W. W. Cooper 引入了非阿基米德无穷小量(non- Archimedean)的概念以便判定决策单元 DEA 有效性。设 ε 是非阿基米德无穷小量,ε 表示一个小于任何正数且大于零的数,带有 ε 的 CCR 模型如下:

$$(p_\varepsilon)\begin{cases} \max u^T y_0 = V_p \\ s.t. \ \omega^T x_j - \mu^T y_j \geq 0, j = 1, 2, \cdots, n \\ \omega^T x_0 = 1 \\ \omega^T \geq \varepsilon \hat{e}^T \\ \mu^T \geq \varepsilon \hat{e}^T \end{cases}$$

其中,$\hat{e} = (1, \cdots, 1)^T \in R^m; e = (1, \cdots, 1)^T \in R^s$。其对偶问题为:

$$(D_\varepsilon)\begin{cases} \min\left[\left(\theta - \varepsilon(\hat{e}^T s^- + e^T s^+)\right)\right] = V_{D_\varepsilon} \\[2mm] s.t. \sum_{j=1}^{n}\lambda_j x_j + s^- = \theta x_0 \\[2mm] \sum_{j=1}^{n}\lambda_j y_j - s^+ = y_0 \\[2mm] \lambda_j \geqslant 0, j = 1,2,\cdots,n \\[2mm] s^+ \geqslant 0, s^- \geqslant 0 \end{cases}$$

随着计算软件的不断更新,例如 Excel、Lingo、Matlab 等工具均能帮助解决求解多个变量的烦琐,同时求解大型线性规划模型,为进一步运用 DEA 方法解决实际问题创造了条件。

下面以一个例题来说明 CCR 模型线性规划和对偶规划的过程,其利用 Excel 的求解过程在第四节详细介绍。

【例8-1】 2010 年全国范围的各类医疗卫生机构的投入和产出情况如表8-2 所示,其中卫生技术人员数、总支出是投入指标,门急诊人数、病床使用率为产出指标。为确定各类医疗卫生机构的运行是否 DEA 有效,请建立其规划模型。

表8-2　2010 年各类卫生医疗机构统计数据

	综合医院	中医医院	中西医结合医院	民族医院	专科医院	护理院	权重
卫生技术人员（万人）x1	314.3	55.8	4.7	1.3	46.3	0.3	V_1
总支出（万元）x2	7533.6	1108.7	107.1	16	1066.2	3.8	V_2
门急诊（万人次）y1	147 730.4	31 752.5	2633.6	525	16 483.4	52.9	U_1
病床使用率（%）y2	87.5	84.1	82.8	70.6	85.7	85.3	U_2

对综合医院而言,有 LP1

Max　$147\,730.4U_1 + 87.5U_2$

S.T　$314.3V_1 + 7533.6V_2 - 147730.4U_1 - 87.5U_2 \geqslant 0$

　　$55.8V_1 + 1108.7V_2 - 31\,752.5U_1 - 84.1U_2 \geqslant 0$

　　$4.7V_1 + 107.1V_2 - 2633.6U_1 - 82.8U_2 \geqslant 0$

　　$1.3V116V2 - 525U1 - 70.6U2 \geqslant 0$

　　$46.3V_1 + 1066.2V_2 - 16\,483.4U_1 - 85.7U_2 \geqslant 0$

　　$0.3V_1 + 3.8V_2 - 52.9U_1 - 85.3U_2 \geqslant 0$

　　$3\,143\,335V_1 + 7533.6V_2 = 1$

　　$V_1, V_2, U_1, U_2 \geqslant 0$

同理可得其他类医院的线性规划模型。

对偶规划 D 为

Min E

S.T　$147\,730.4\lambda_1 + 31\,752.5\lambda_2 + 2633.6\lambda_3 + 525\lambda_4 + 16\,483.4\lambda_5 + 52.9\lambda_6 \geqslant 147\,730.4E$

$87.5\lambda_1 + 84.1\lambda_2 + 82.8\lambda_3 + 70.6\lambda_4 + 85.7\lambda_5 + 85.3\lambda_6 \geqslant 87.5E$

$314.3\lambda_1 + 55.8\lambda_2 + 4.7\lambda_3 + 1.3\lambda_4 + 46.3\lambda_5 + 0.3\lambda_6 \leqslant 314.3E$

$$7533.6\lambda_1 + 1108.7\lambda_2 + 107.1\lambda_3 + 16\lambda_4 + 1066.2\lambda_5 + 3.8\lambda_6 \leqslant 7533.6E$$

$$\lambda_1 + \lambda_2 + \lambda_3 + \lambda_4 + \lambda_5 + \lambda_6 = 1$$

$$\lambda_i \geqslant 0$$

利用 Excel、Matlab 等工具可以求解线性规划,具体的求解过程可参考本章第四节。此题的求解可作为后面的练习,结果如表 8-3 所示。

表 8-3　2010 年全国范围各类医疗机构有效性判断结果

	综合医院	中医医院	中西医结合医院	民族医院	专科医院	护理院
效率值 θ	0.8	1	1	1	0.6	1
有效性判断	非 DEA 有效	DEA 有效	DEA 有效	DEA 有效	非 DEA 有效	DEA 有效

结合实际情况,对该分析结果不太满意,根据 DEA 方法的步骤,通过调整输入输出指标后,得到新的分析模型(表 8-2(1)),分析结果较满意(表 8-3(1))。

表 8-2(1)　2010 年各类卫生医疗机构统计数据(新增输出指标)

	综合医院	中医医院	中西医结合医院	民族医院	专科医院	护理院	权重
卫生技术人员(万人)x1	314.3	55.8	4.7	1.3	46.3	0.3	V_1
总支出(万元)x2	7533.6	1108.7	107.1	16	1066.2	3.8	V_2
门急诊(万人次)y1	147730.4	31752.5	2633.6	525	16483.4	52.9	U_1
病床使用率(%)y2	87.5	84.1	82.8	70.6	85.7	85.3	U_2
出院人数(万人)y3	7475.8	1160.1	91.3	24.3	724.4	2	U_3

在原基础上增加一个输出指标,将形成新的 CCR 模型,请读者参照上述步骤自行构建,在此不做描述。

表 8-3(1)　2010 年全国范围各类医疗机构有效性判断结果(新增输出指标)

	综合医院	中医医院	中西医结合医院	民族医院	专科医院	护理院
效率值 θ	1	1	1	1	0.7	1
有效性判断	DEA 有效	DEA 有效	DEA 有效	DEA 有效	非 DEA 有效	DEA 有效

结果分析:

1. 从表 8-3(1)知,综合医院效率值为 1,一定程度反映出综合医院各类科室齐全以及软硬件投入巨大,病患对此的信任度较高,是就诊人数最多的医院;与此对比的是专科医院,效率值小于 1,属于 DEA 无效;专科医院面向的就医人群比较固定,但近年为了提高医院效益,也增设了一些与综合医院相同的科室,但技术实力无法与综合医院相比,同时又弱化了其专科医院性质,分散了医疗力量。

2. 特别值得关注的是随着群众对用药安全、耐药性等知识的增加,以及国家在中医药发展和医疗人才培养等方面的扶持,中医医院和中西医结合医院逐步被认可和推崇,但实际情况存在一定的不乐观因素,例如各类医院的竞争激烈,病患对医院的认知度等。民族医院的服务地区和人群比较特殊,不同的地区结合地域情况,引入了专门的如苗医、藏医、蒙医等,弘扬了中华古老的医术,也一定程度上解决了部分疑难杂症,提升了患者的信任度和关注度。

CCR 模型是基于决策单元固定规模报酬的假设提出的。然而这种假设在长期的实际生产中显得过于理想化。BCC 模型和超效率模型是与 CCR 模型应用紧密的两个模型,为方便读者查阅和使用,下面简单补充介绍两个模型的基本知识。

(二) BCC 模型

1984 年,Banker、Charnes 和 Cooper 给出了 BCC 模型(以作者名字的第一个字母命名),该模型将 CCR 模型固定规模报酬假设放宽至可变规模报酬假设,把生产企业的技术效率分为纯技术效率和规模效率,且技术效率等于纯技术效率与规模效率之乘积。这就意味着技术无效可能是纯技术上的资源配置不当或运行规模安排存在问题所致,甚至是两者同时作用所致。在 BCC 模型中,通过比较 DMU 在规模报酬不变下的技术效率与在可变规模报酬下的技术效率来判断其无效来源因素,比较的结果无差异则表示该 DMU 的效率无效因素并非是规模因素;比较的结果若存在差异,则表明该 DMU 的效率无效因素来自规模无效。因此,通过 BCC 模型可以指导技术无效的决策单元作出改进的方向。面向投入和面向产出的BCC 模型如表 8-4 所示:

表 8-4　BCC 模型

面向投入模型	面向产出模型
$(D_{BCC}^{I})\begin{cases}\min\theta \\ \sum\limits_{j=1}^{n}\lambda_j x_j \leqslant \theta x_0 \\ \sum\limits_{j=1}^{n}\lambda_j y_j \geqslant y_0 \\ \sum\limits_{j=1}^{n}\lambda_j = 1 \\ \lambda_j \geqslant 0\end{cases}$	$(D_{BCC}^{O})\begin{cases}\max\phi \\ \sum\limits_{j=1}^{n}\lambda_j x_j \leqslant x_0 \\ \sum\limits_{j=1}^{n}\lambda_j y_j \geqslant \phi y_0 \\ \sum\limits_{j=1}^{n}\lambda_j = 1 \\ \lambda_j \geqslant 0\end{cases}$

比较 CCR 模型与 BCC 模型可知,在形式上 BCC 模型加入了凸性约束条件,即引入了 $\sum\limits_{j=1}^{n}\lambda_j = 1$ 加以限制。$\sum\limits_{j=1}^{n}\lambda_j$ 为衡量规模报酬状况的指标。若 $\sum\limits_{j=1}^{n}\lambda_j > 1$,则表示该决策单元正处于规模报酬递增阶段;$\sum\limits_{j=1}^{n}\lambda_j < 1$,则表示该决策单元正处于规模报酬递减阶段;$\sum\limits_{j=1}^{n}\lambda_j = 1$,则表示该决策单元正处于最适生产规模阶段。在评价过程中,可以通过 DMU 所处的生产规模状况做出改进的方向。

(三) 超效率模型[※]

超效率 DEA 模型解决了传统 DEA 模型不能对有效决策单元进行排序的问题。在运用 CCR 和 BCC 模型时可能会得到多个有效决策单元,而两种模型本身无法判断有效决策单元之间相对效率之高低。因此,1993 年 Andersen 和 Petersen 提出了 DEA 的"超效率"模型,该模型能够比较有效决策单元之间的相对效率,其方法主要是在计算有效决策单元的效率时,将该决策单元排除在决策单元集合之外,其目的是对所有决策单元进行排序。面向投入和面向产出的超效率 DEA 模型如表 8-5 所示。

表 8-5 超效率模型

面向投入模型	面向产出模型
$(D^I)\begin{cases}\min\theta-\varepsilon\left(\sum_{i=1}^{m}s_i^-+\sum_{k=1}^{s}s_k^+\right)\\ \sum_{j=1}^{n}\lambda_j x_{ij}+s_i^-=\theta x_0\\ \sum_{j=1}^{n}\lambda_j y_{kj}-s_k^+=y_0\\ \lambda_j\geq 0\end{cases}$	$(D^O)\begin{cases}\max\phi+\varepsilon\left(\sum_{i=1}^{m}s_i^-+\sum s_k^+\right)\\ \sum\lambda_j x_{ij}+s_i^-=x_0\\ \sum\lambda_j y_{kj}-s_k^+=\phi y_0\\ \lambda_j\geq 0\end{cases}$

值得注意的是，DEA 模型有面向投入模型与面向产出模型之分。以上所述的 CCR 模型是面向投入的 DEA 模型。面向投入模型是指在设定产出水平的情况下，每一项投入能同时减少的比例；面向产出模型是在设定的投入水平下，每一项产出能同时增加的比例。面向产出和面向投入的 DEA 模型结构差异不大，在规模报酬不变之情况下两者所算的技术效率值相等。面向产出的 CCR 模型如下：

$$(D_{CCR}^O)\begin{cases}\max\phi\\ \sum_{j=1}^{n}\lambda_j x_j\leq x_0\\ \sum_{j=1}^{n}\lambda_j y_j\geq \phi y_0\\ \lambda_j\geq 0\end{cases}$$

二、DEA 有效性的判定方法

DEA 有效性与经济学中帕累托有效性等价。为了确定哪一个 DMU 是有效的，引入 Pareto-Koopmans 有效，定义如下：

定义 8-2 （Pareto-Koopmans 有效）一个决策单元完全有效，当且仅当不能在没有使其他 DMU 输入或输出变坏的情况下改善任何输入或输出。

因此，DEA 有效性的判定方法有以下定义。

定义 8-3 若(P_{CCR})的最优解 ω^0,μ^0，满足 $\mu^{0T}y_0=1$，则 DMU_{j_0}为弱 DEA 有效。

定义 8-4 若(P_{CCR})的最优解 ω^0,μ^0，满足 $\mu^{0T}y_0=1$，且 $\omega^0>0,\mu^0>0$，则 DMU_{j_0}为 DEA 有效。

定义 8-5 若(D_{CCR})的每一个最优解 $s^+,s^-,\theta_0,\lambda_0,j=1,2,\cdots,n$，都满足最优值 $\theta_0=1$，则 DMU_{j_0}弱 DEA 有效。

定义 8-6 若(D_{CCR})的最优值 $\theta_0=1$ 且每一个最优解 $s^+,s^-,\theta_0,\lambda_0,j=1,2,\cdots,n$，都满足 $s^{0-}=0,s^{0+}=0$，则 DMU_{j_0}DEA 有效。其中，s^{0-},s^{0+}为上述相应约束条件的松弛变量和剩余变量的最优解。松弛变量和剩余变量分别表示输入冗余和输出不足。

根据对偶理论以及互补松弛定理可证明，以上两组定义是等价的。

而对于线性规划$(D\varepsilon)$有效性的判断有如下定义。

定理 8-7 设 ε 为非阿基米德无穷小量，线性规划$(D\varepsilon)$的最优解为 $\lambda^*,s^{*-},s^{*+},\theta^*$，有

1）若 $\theta^* =1$,则决策单元 DMU_{j_0} 为弱 DEA 有效,即在这 n 个决策单元组成的经济系统中:若 $s^{*-}>0$,表示第 i 种资源没有充分利用的数额为 s^{*-};若 $s^{*+}>0$,表示第 r 种产出指标与最大产出值存在 s^{*+} 的不足。

2）若 $\theta^* =1$,并且 $s^{*-}=0,s^{*+}=0$,则决策单元 DMU_{j_0} 为 DEA 有效。即在这 n 个决策单元组成的经济系统中,资源获得了充分利用,投入要素达到最佳组合,取得了最大的产出效果。

3）$\theta^0 <1$ 时,DMU_0 为非 DEA 有效。即该经济系统可通过组合将投入降至原投入的 θ^0 比例而保持原产出不减,实现生产最优化。将各有效单元连接起来形成一个效率边界,以此边界作为衡量效率的基础,可以衡量各非 DEA 有效单元的"投入冗余"和"产出不足"。通过分析可提供各决策单元在目前情况下资源使用情况的信息。不但可以作为目标设定的基准,也可以了解该决策单元尚有多少改善空间。

线性规划问题(P)和其对偶规划(D)都是在保持产出不变的情况下尽量缩小 DMU_{j_0} 投入,即从输出不变、输入最小的角度来判断 DMU_{j_0} 的 DEA 有效性的,所以又称为投入导向(input-oriented)的 C2R 模型。相应地,还可以从输入不变、输出最大的角度考察 DMU_{j_0} 的 DEA 有效性,这样得到的就是输出导向(output-oriented)的 C2R 模型。二者所得到的 DEA 有效性是等价的。

第三节　DEA 有效的经济含义

DEA 有效的经济含义即经济学中帕累托有效性,指除非增加一种或多种投入,或减少其他种类的产出,无法再增加任何产出;除非增加一种或多种投入,或减少其他种类的产出,无法再减少任何投入。主要由生产可能集和生产函数两个概念所支撑。

一、生产可能集(production possibility set,PPS)

生产可能集是用来描述生产技术约束的基本概念,是投入与产出的各种组合的集合。生产技术用来衡量投入和产出之间关系,表示为了生产某一给定的产出量需要的投入量,或者给定一组投入时,最多能够生产出产品的数量。生产可能集的边界称为生产前沿面,是由给定投入前提下的最大可能产出点组成的集合。生产可能集及其前沿面是微观经济学生产理论中的基本而又重要的术语。DEA 方法下的生产前沿面则是由系统内所有有效决策单元的输入、输出数据所代表的点组成的"包络面"组成,"数据包络"的概念也正是起源于此。

设某个 DMU 在一项生产活动中的输入和输出向量分别为 $X =(x_1,x_2,\cdots,x_m)^T,Y =(y_1,y_2,\cdots,y_s)^T$,用(X,Y)表示该决策单元的整个生产活动情况。

定义 8-8　称集合 T ＝{(X,Y)｜产出向量 Y 可以由投入向量 X 生产出来},为所有可能的生产活动构成的生产可能集。

定义 8-9　设 $\omega\geqslant 0,\mu\geqslant 0$,以及 $L =\{(X,Y)|\omega^T X -\mu^T Y =0\}$ 满足

$$T\subset\{(X,Y)|\omega^T X -\mu^T Y\geqslant 0\}$$

$$L\cap T\neq\emptyset$$

则称 L 为生产可能集 T 的弱有效面,称 L∩T 为生产可能集 r 的弱生产前沿面。

特别地,若 $\omega\geqslant 0,\mu\geqslant 0$ 则称 L 为 T 的有效面,称 L∩T 为生产可能集 T 的生产前沿面(魏权龄,2004)。

在实际应用中,为方便问题研究,往往需要根据实际情况采用公理体系确定出唯一形式的生产可能集的结构。由于篇幅有限,在此不作深入讨论,如有需要请参考相关文献。

二、生 产 函 数

生产函数是指在一定时期内,在技术水平不变的情况下,生产中所使用的各种生产要素的数量(X_1、X_2、$\cdots$、X_m)与所能生产的最大产量 y 之间的关系。它可以用数理模型、图表或图形来表示。生产函数不仅是表示投入与产出之间关系的对应,更是一种生产技术的制约。例如,在考虑成本最小化问题时,必须要考虑到技术制约,而这个制约正是由生产函数给出的。在经济学分析中,通常只使用劳动(L)和资本(K)这两种生产要素,所以生产函数可以写成:$y = f(L, K)$。经济学家先后开发了多种类型的生产函数,常见的有柯布-道格拉斯生产函数、随机前沿生产函数等。

生产函数是对最佳生产状态的描述,适合于一种或多种投入但只有一种产出的生产情形,因此,它只是生产前沿面的一种特例。受研究对象的特点、微观经济主体的发展阶段、外部环境等多种因素制约,设计合理的函数形式比较困难,而数据包络分析方法实际上是生产函数概念的推广,尤其适用于多投入、多产出决策单元效率的度量。DEA 方法避开生产函数,直接根据观察样本的数据而确定各决策单元的技术效率,因此,它所确定的技术有效性是一种相对效率。

定义 8-10　对生产可能集 T,所有有效的生产活动点(X,Y)构成的 R^{m+s} 超曲面 $Y = f(X)$ 称为生产函数。

假设生产单位投入 m 种生产要素,数量分别为 $x_1, x_2, \cdots, x_m$,在一定的技术条件下,当生产处于最佳状态时,所能达到的最大产出为 y。这时,投入 $x_1, x_2, \cdots, x_m$ 与最大产出 y 之间就形成了如下的一个函数关系:

$$y = f(x_1, x_2, \cdots, x_m) = f(x)$$

其中,$X = (x_1, x_2, \cdots, x_m)^T$ 这个函数关系就是生产函数,可见,生产函数是用来描述投入和产出之间技术关系的。以一种投入要素(x)和一种产出品(y)的简单情形为例,曲线 $y = f(x)$ 是生产函数,其以下的部分就是生产可能集。

在图 8-2 中,点 A、点 D、点 E 都是一种生产可能,但点 D、点 E 在它们各自的投入下已经达到了最大产出,而点 A 虽然和点 D 的产出相同,但投入却比点 D 多得多。于是,点 A 的技术效率为:$TE_A = BD/BA$

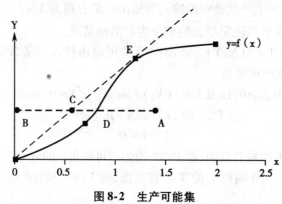

图 8-2　生产可能集

由于所有的考察对象只能在生产函数曲线 $y = f(x)$(包括曲线本身)以下进行生产,因而技术效率都是小于或等于 1 的。越接近生产函数,技术效率越高,处于生产函数曲线上的考察对象的技术效率就是 1,称为技术有效,如点 D、点 E,而点 A 就称为技术无效。

第四节 案例:医院的有效性评价

医院的运行效率一直为各国医院管理者和社会所关注,提升医院医疗资源的使用效率,改善医疗服务绩效,合理控制医疗费用一直是医院改革与发展的主要问题。医院评价的目的不仅仅是比较名次高低,更重要的是通过评价引导医院客观地分析自身的优劣差距,发现医院发展中存在的问题,以此为契机改善和提高医院的服务质量与绩效。国内多侧重于DEA 方法对医院效率值的测算,已成为评价医疗机构效率最常用的分析方法之一。DEA 方法对于更加客观、动态地评价医院发展差异,更科学地呈现评价结果,更有效地促进医院发展具有重要意义。结合各研究文献,一般对医院效率评价,其指标体系中投入指标通常包括开放床位数、医院总支出、在职职工数、总资产,产出指标包括总住院费用、年总门诊人次及培训的全职卫生人员数。

一、建立评价指标体系

建立评价指标体系是应用 DEA 方法的基本工作,评价指标体系的选取首先要考虑到是否能够达到评价目的。因此根据研究样本的特点,第一次指标选取了卫生技术人员数、医院年度总支出作为输入指标,选取门急诊人次、病床使用率作为输出指标,经过求解得到的效率值结果不满意,如表 8-5 所示。为实现 DEA 模型的有效利用,最后确定选择医院年度总支出作为输入指标,选取门急诊人次、病床使用率以及出院患者数作为输出指标,下面的求解过程以该指标为示范进行。

在指标选取中,需要注意以下问题:

1. 指标个数要合适 DEA 理论中的拇指法则(rule of thumb)规定,决策单元个数至少要为评价指标个数的两倍。一旦指标个数较多,违背了拇指法则,将会导致有效决策单元个数较多,大大降低 DEA 模型的区分度,而指标个数较少,则不利于发现问题,也无法为决策者提供充分的信息以辅助决策。

2. 选取的指标能够真实反映生产过程 这就要求指标选取要尽量避免任意性和主观性,并能正确定义每一个指标的属性(或为投入变量,或为产出变量1)。

3. 所选指标要易于获取数据 因为 DEA 是基于数据的一种效率评价方法,效率值也通过投入、产出数据表示,没有数据,也就无法进行计算。

二、构建 DEA 模型与数据准备

DEA 是一种以线性规划(liner programming)为基础的评价方法,每个决策单元 DMU 都要各做目标函数一次,在所对应相同的限制条件下,求出可能达到的最大值,因此所求的效率值是比较公平、客观的。其优势主要表现为:

1. 可以同时处理多项投入与产出的评价问题,无预设生产函数以及参数的困难。

2. 投入、产出的权重由数学规划产生,提高了评价的客观公正性。

3. DEA 可以产出一个单一的综合相对效率指标,来表现其资源使用的状况。

4. 可以处理比率资料和排序资料,使其在资料处理上具有较好的弹性。

5. 通过松弛变量分析,可以获得最佳的投入产出值,提供管理者无效率单位改进的方向和相关信息。

6. 可以同时处理不同环境下决策单位的效率。

7. 只要被评价的 DMU 都使用相同的计量单位,效率值不受影响。

例 8-2　根据卫生部所公布的 2011 年卫生统计年鉴,选择各类专科医院作为研究对象,以评价其在 2010 年期间的效率,见表 8-6。

表 8-6　2010 年全国范围内各专科医院统计数据

机构	投入投标		产出指标		
	卫生技术人员 $x1$	总支出 $x2$	门急诊 $y1$	病床使用率 $y2$	出院人数 $y3$
口腔医院	2.7	46.6	1822.3	52.2	6.4
眼科医院	2	40	1088.7	59.8	45.7
耳鼻喉科医院	0.4	9.2	231.1	59.7	6.6
肿瘤医院	4.7	213.8	713.6	101.8	110.3
心血管病医院	1.2	42.2	256.7	77.6	19.4
胸科医院	1	37.1	174.9	96.2	16.2
血液病医院	0.1	7.1	15.8	85.8	1.6
妇产(科)医院	4.6	81.6	2002.6	66	86.3
儿童医院	3.7	138.7	3592.5	104.2	110.5
精神病医院	9.4	150.3	1991	96.4	91.2
传染病医院	3.9	97.7	846.1	86.4	56
皮肤病医院	0.5	8.7	469.6	52.5	3.1
结核病医院	0.9	24.4	160.1	85.7	15.9
麻风病医院	0.1	1.3	51.4	27.4	0.1
职业病医院	0.3	5.5	66.1	90.3	3.1
骨科医院	2.8	47.3	875.8	75	52.9
康复医院	1.9	23	517.6	69.3	20.4
整形外科医院	0.2	4.4	27.9	60.5	3.5
美容医院	0.5	7.7	51.7	19.8	3.5
其他专科医院	5.4	19.8	1527.8	61.2	71.6

注:数据来源为《2011 中国卫生统计年鉴》

三、利用 Excel 的 DEA 模型线性规划求解过程

以口腔医院为例,构建其线性规划模型,其初始界面如图 8-3 所示。

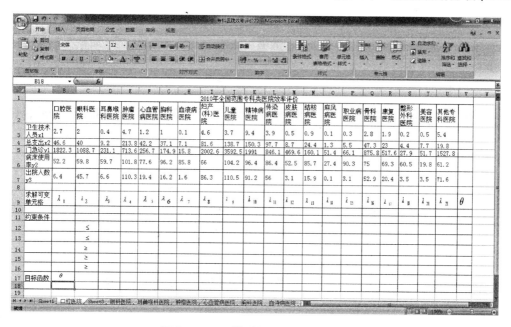

图 8-3　DEA 模型规划求解设定界面

1. 对约束条件进行赋值　其中 B12 = SUMPRODUCT(B3 : U3, $ B $ 9 : $ U $ 9)，同样对单元格 B13 至 B16 依次赋值，方法：可以选择拖动单元格 B12 右下角的实心十字形状，或对单元格分别输入公式赋值 B13 = SUMPRODUCT(B4 : U4, $ B $ 12 : $ U $ 12)，B14 = SUMPRODUCT(B5 : U5, $ B $ 12 : $ U $ 12)，B15 = SUMPRODUCT(B6 : U6, $ B $ 12 : $ U $ 12)，B16 = SUMPRODUCT(B7 : U7, $ B $ 12 : $ U $ 12)。约束值 D12 = B3 * $ V $ 10，D13 = B4 * $ V $ 10，D14 = B5，D15 = B6，D16 = B7。

2. 对目标函数赋值 B18 = V10　以上两个步骤得到如图 8-4 所示的结果。

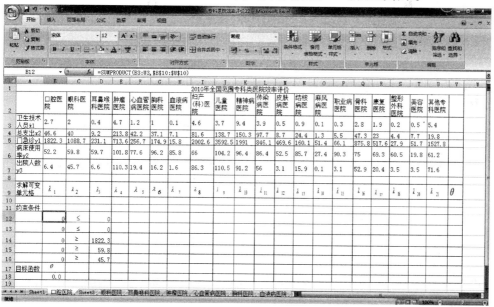

图 8-4　约束条件与目标函数设定结果

3. 在菜单"数据"选项中选择"规划求解",如果没有,请点击 Excel 最左上角的圆形图标"office 按钮",出来的右下角有一个"Excel 选项",点击进去后左边有一项"加载项",点击,然后下面有一个"Excel 加载项"后面有一个"转到"按钮,点击进去选择"规划求解加载项"即可。如图 8-5 所示。

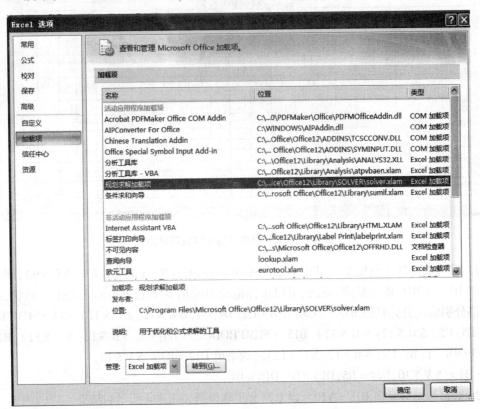

图 8-5　Excel 加载"规划求解宏"

加载完成后入下图 8-6 所示:

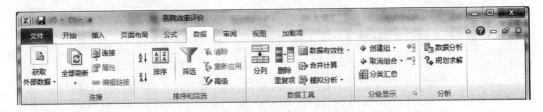

图 8-6　"数据"菜单下的"规划求解"

4. 点击"规划求解",进入如下图 8-7 所示的界面,设置目标单元格为 B16,选择"最小值",可变单元格为 B10:V10,分别添加约束条件 B12 < = D12,B13 < = D13,B14 > = D14,B15 > = D15,B16 > = D16。

其中规划求解的"选择",选择"采用线性模型"和"假定非负",如下图 8-8 所示,以保证得到符合要求的可行解。

得到目标函数为 θ = 1,如图 8-9 所示,说明口腔医院的效率属于 DEA 有效。

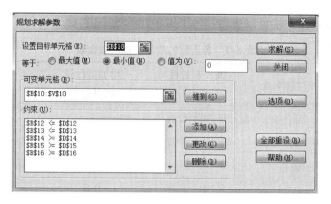

图 8-7 规划求解参数设定

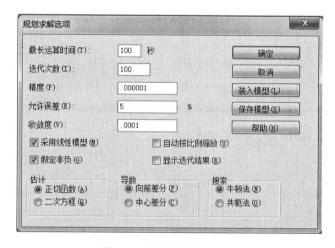

图 8-8 规划求解选项要求

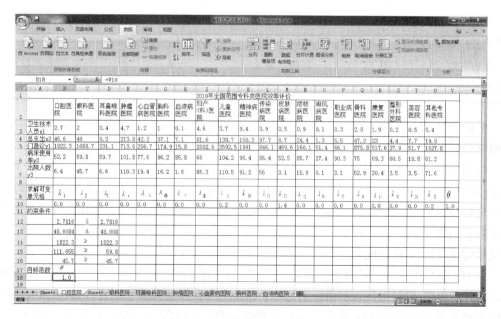

图 8-9 口腔医院的 DEA 模型计算结果

5. 结果分析　同样方法可以求出其他决策单元的效率值，如表8-7所示。

表8-7　各医院的效率值指汇总比较

决策单元	相对效率 θ	DEA 有效性（CCR）	增加指标后相对效率	增加指标后 DEA 有效性（CCR）
口腔医院	0.7	非 DEA 有效	1	DEA 有效
眼科医院	0.6	非 DEA 有效	1	DEA 有效
耳鼻喉科医院	0.7	非 DEA 有效	1	DEA 有效
肿瘤医院	0.2	非 DEA 有效	0.8	非 DEA 有效
心血管病医院	0.3	非 DEA 有效	0.6	非 DEA 有效
胸科医院	0.3	非 DEA 有效	0.6	非 DEA 有效
血液病医院	1	DEA 有效	1	DEA 有效
妇产(科)医院	0.5	非 DEA 有效	0.9	非 DEA 有效
儿童医院	1	DEA 有效	1	DEA 有效
精神病医院	0.2	非 DEA 有效	0.5	非 DEA 有效
传染病医院	0.2	非 DEA 有效	0.6	非 DEA 有效
皮肤病医院	1	DEA 有效	1	DEA 有效
结核病医院	0.3	非 DEA 有效	0.8	非 DEA 有效
麻风病医院	1	DEA 有效	1	DEA 有效
职业病医院	0.9	非 DEA 有效	1	DEA 有效
骨科医院	0.3	非 DEA 有效	0.9	非 DEA 有效
康复医院	0.4	非 DEA 有效	0.7	非 DEA 有效
整形外科医院	0.8	非 DEA 有效	1	DEA 有效
美容医院	0.2	非 DEA 有效	0.4	非 DEA 有效
其他专科医院	1	DEA 有效	1	DEA 有效

　　根据 DEA 有效性的判定方法，为说明指标变化前后所求效率值的影响，表8-7特将两次结果加以汇总比较。下面对增加输出指标后的计算结果分析：

　　(1)计算结果显示有 10 类专科医院的效率值为 1，属于 DEA 有效，占所有专科医院类型的一半，其中口腔医院、眼科医院、耳鼻喉医院和儿童医院是群众熟悉的医院，病患数量与许多综合医院相当，其中儿童医院非常明显，不管是发达地区还是中小城市的儿童医院几乎每天都挤满了来看病的人群，儿童是疾病多发人群，季节的变化或饮食不规律都可能引起身体不适，加上父母的过度担心，也造成儿童医院人满为患，医生工作负荷严重。

　　(2)属于非 DEA 有效的专科医院包括 11 类，效率值集中在 0.5 与 0.7 之间，其中大家比较熟悉的肿瘤医院、骨科医院效率值分别为 0.8 和 0.9，与实际情况基本相符，两类医院存在尽管就医人数众多，但由于目前对恶性肿瘤和较难修复的机体损伤等疾病治愈率较低，影响了医院的整体效率。而效率值低于 0.5 只有美容医院，与近年被大肆宣传的美容整形存在一定关系，该类医院乱象丛生,医院资质、技术人员和软硬件水平等存在很大差别,医疗纠纷和事故频发,严重影响社会对其的评价。

■■■ 习　题　8 ■■■

一、名词解释

1. 有效性
2. 规模效率
3. 生产可能集
4. 生产函数

二、简答题

1. 使用 DEA 方法评价有哪些优势?
2. DEA 方法构建输入输出指标有哪些注意事项?

三、案例分析题

1. 表 8-8 是根据 2011 年卫生统计年鉴获取的 2010 年部分省份医疗卫生机构的相关数据,输入和输出指标与第四节案例相同,请构建 DEA 模型并进行计算分析。

表 8-8　2010 年部分省份医疗卫生机构数据

决策单元	投入指标		产出指标	
	卫生技术人员(万人)x1	总支出(万元)x2	门急诊(万人次)y1	病床使用率(%)y2
黑龙江	26.3	614.5	9142.4	76.7
江苏	45.9	1083.7	36993.5	94.3
安徽	30.9	736.3	18518.7	87.3
广东	59.3	1302.5	58227	87.2
新疆	15.9	283.6	7135.3	89.2
北京	15.5	733.6	14344.3	84.5
山西	14	413.7	9727.9	73.1
上海	11.5	656.7	19742.4	98

2. 某省 11 所市级妇幼保健院的投入和产出指标如下表 8-9 所示,请构建 DEA 模型并计算和分析结果。

表 8-9　某省 11 所市级妇幼保健院投入及产出

机构	投入指标		产出指标	
	业务经费(万元)x1	下基层指导天数 x2	年门诊人数(万)y1	业务收入(万元)y2
N1	148	86	2.07	148
N2	887	90	4.01	887
N3	785	68	5.40	911

续表

机构	投入指标		产出指标	
	业务经费(万元)x1	下基层指导天数 x2	年门诊人数(万)y1	业务收入(万元)y2
N4	1726	100	1.92	1572
N5	2285	40	11.19	2906
N6	1494	257	3.60	1342
N7	2995	135	11.18	2772
N8	275	146	16.81	2895
N9	370	40	2.72	377
N10	452	63	3.05	522
N11	492	192	1.86	492

3. 某市 58 家民营医院具体的投入及产出指标见表 8-10。请进行 DEA 模型计算并分析结果。

表 8-10 某市 58 家民营医院投入及产出

机构编号	投入			产出		
	职工总数 x1	核定床位 x2	年总支出(万元)x3	门急诊人次(百)y1	出院人数 y2	年总收入(万元)y3
1	298	120	4986	3223.39	2883	5398
2	330	250	6776	2707.52	3770	6630
3	48	20	201	255.30	39	189
4	38	30	437	441.77	107	512
5	150	100	1925	852.97	2515	2313
6	78	601	202	714.08	35	1311
7	73	66	215	877.15	331	1401
8	386	200	5957	2948.59	2489	6103
9	97	45	1036	729.16	486	1054
10	112	80	1212	903.46	370	1396
11	88	30	791	319.72	1018	656
12	46	25	254	183.48	4	261
13	153	100	1006	210.26	1288	1050
14	300	102	4975	1732.33	1539	5812
15	114	80	2974	273.85	210	3070
16	64	15	2102	404.96	365	2031
17	180	80	7113	1073.47	1196	7521

续表

机构编号	投入			产出		
	职工总数 x1	核定床位 x2	年总支出（万元）x3	门急诊人次（百）y1	出院人数 y2	年总收入（万元）y3
18	54	20	1515	119.11	40	1318
19	56	20	1893	85.60	290	1900
20	65	10	1382	493.1	190	1349

（杜珠英）

第九章

仿真模拟概念及应用

仿真模型是用计算机来表示一个具有随机变量的问题。用仿真模型表示一些无规律且不可预知的问题,对于在要作出决策之前,能够模拟其各种发生的状况,并在此基础上,预测各种管理决策的结果,提供决策者选择决策的方案。仿真模型被广泛应用于管理决策的问题中,同样也可以用于医学研究的一系列问题的决策中。

第一节 仿真模拟的基本概念和模型构建

在社会、生产、科研和生活中,人们会遇到一些没有规律可循,而且其发生发展不可预知的问题,但又必须对它们作出预测,并且据此设计可应对的解决方案供决策者选择。这类问题的不确定现象都是由随机因素的影响所造成的,而随机因素的变化往往都会服从于一定的概率分布。由此,利用随机变量将这些随机问题转化为随机变量概率分布的问题。然后通过计算机仿真模型来模拟出随机变量分布的所有信息,最终可以对所研究的实际问题作出估计、判断、预测和决策。通过计算机仿真模型模拟的过程就称为仿真模拟。

利用计算机进行仿真模拟,可以通过程序语言设计的软件程序来实现,或通过各种仿真模拟软件工具包来实现,还可以通过电子表格软件 Excel 提供的各类函数和内嵌的数据分析工具来实现。本章介绍的所有仿真模拟过程均在 Excel 电子表格软件的工作环境下进行。

一、一个简单问题:报童问题

所谓报童问题是一个与随机需求有关的问题。一位报童从报刊发行处订报后零售,每卖出一份可获利 a 元,若订报后卖不出去,则退回发行处,每份将要赔钱 b 元。因此,报童需要解决如何根据以往的卖报情况(每天报纸的需求量为 k 份的概率为 p_k)来推算出每天收益达到最大的订报量 n。

如果报童每天订购的报纸份数太多,卖不完,就得赔钱;如果每天订购的报纸份数太少了,不够销售,赚钱就少。由于每天的需求量是随机的,所以每天的收入也是随机的。但这里存在一个合适的购进量,使每天收益达到最大,也就是使每天的亏损达到最小。实际上报童需决策的问题是一个关于订购量最优化的问题,优化问题的目标函数等于每天收入的期望。因此,需要考虑供过于求和供不应求的两种情况。设报童每天订报 n 份,而每天售出 r

份报纸的概率为 P(r),则随机变量 r 应有分布序列:

$$P(r = k) = p_k \qquad k = 0, 1, 2, \cdots.$$

情况 1　供过于求时,则退货期望数 $E(x1) = \sum_{k=0}^{n} (n - k) * p_k \quad (0 \leqslant k \leqslant n)$,平均损失为:$c1 = b * E(x1)$。

情况 2　供不应求时,则缺货数量的期望值为 $E(x2) = \sum_{k=n+1}^{\infty} (k - n) * p_k \quad (k \geqslant n + 1)$,平均损失为:$c2 = a * E(x2)$。

因此,报童若每天准备 n 份报纸时,每天总的损失期望值为:

$$C(n) = c1 + c2 = b * \sum_{k=0}^{n} (n - k) * p_k + a * \sum_{k=n+1}^{\infty} (k - n) * p_k$$

显然 C(n) 是离散的,它是随机变量 n 和 k 的函数。

报童希望在最短的时间内知道订购多少份报纸可以获取最大利润,这样他就需要通过计算机构造一个仿真模型。在预设的订购量下,根据每天报纸需求量的经验概率和随机数产生器生成的随机数来确定报纸日销售量,求出每天损失值和每天收益值;连续模拟很多天的损失值和收益值,就能够得到报童平均损失值和期望收益值。然后变化对不同的报纸订购量,经过多次模拟,得到一系列平均损失,取其中最小值所对应的报纸订购量,即是最佳的报纸订购份数。

因此,为了解决报童问题,需要按照以下步骤进行问题的规划求解:

第一步,调查需求量的随机规律——每天需求量为 r 的概率 P(r)。如报童对以往的销售量做了连续一个月的统计,得到报纸需求量的经验概率为(表 9-1):

表 9-1　报童售报日需求量的离散概率分布

日需求量 r(报纸份数)	概率 P(r)	日需求量 r(报纸份数)	概率 P(r)
200	0.15	230	0.25
210	0.2	240	0.1
220	0.3		

第二步,创立从一个离散概率分布中抽取样本的报纸需求量模拟工作表。为了完成报童问题的模拟事件,要建立表 9-2 的销售模拟工作表。

表 9-2　报童售报模拟的计算机工作表(订购份数 n)

天数	日需求量(r)	日销售量(y)	日损失值(c)	日收益值(g)
1				
2				
⋮				
100				

在这张表中,我们首先要确定报纸的日需求量,利用表 9-1 中服从离散概率分布的需求量完成表 9-2 的日需求量列数据填充,根据报纸订购量 n 和日需求量 r 来确定日销售量。

$$y = \min(n, r)$$

第三步,利用 Excel 对样本数据模拟求解,构建仿真模型。根据日销售量、每份报纸售出价格 a 元和每份报纸退回价格 b 元,按以下公式计算日损失值 c 和日收益值 g。

$$日收益值\ g = a * y$$

$$日损失值\ c = \begin{cases} b * (n - r) & r < n \\ a * (r - n) & r \geqslant n \end{cases}$$

完成表 9-2 的数据填充,就获得计算机产生的损失值样本序列和收益值样本序列,建立了报童问题的仿真模型。利用 Excel 软件提供的统计函数就可以获得两样本序列的概率分布信息。

第四步,利用构造好的仿真模型进行报童问题的模拟决策求解。对不同的报纸订购量,应用报纸销售模型重复进行模拟,得到一系列平均损失,取其中最小值所对应的报纸订购量,即得到最佳的报纸订购份数。

后续内容将围绕规划求解的步骤,介绍相应问题解决方案的有关知识。

二、随机数产生器

随机数产生器(random number generator)是自动地产生一组数字的方法。每一数字和其他数字都是独立的,并服从区间[0,1]上的均匀分布。

随机数产生器实际上是计算机软件包的一个数学函数。在 Excel 电子表格软件的函数库中提供了一个随机数产生器"RAND( )"函数。利用该函数能够产生一个区间为 0 到 1 的随机数,该数值将从服从一个区间为 0 到 1 的均匀分布中抽取。

设 X 表示一个随机变量,它的数值是通过调用随机数产生器函数返回的数值,那么,对于任何两个数值 num1 和 num2,当 $0 \leqslant num1 \leqslant num2 \leqslant 1$ 时,有结果:

$$P(num1 \leqslant X \leqslant num2) = num2 - num1$$

也就是说,对于落入 0 和 1 之间的任何区间,X 位于这个区间内的概率等于这个区间的宽度。根据区间 0 到 1 的均匀分布的这一特性,利用随机数产生器可生成服从某个离散概率分布的数值序列。

三、生成服从离散概率分布的数值

在报童问题的计算机模拟中,我们需要产生一组报纸销售日需求量的数值,该组数值服从表 9-1 的离散概率分布。

1. 创立从一个离散概率分布中抽取样本数据的一般方法

(1)将 0 到 1 区间划分为没有重叠的数值区间,每个区间都对应于离散概率分布的每个可能的数值,以使每个区间的宽度与每个数值的概率相对应。

(2)利用一个随机数产生器产生一组服从区间为 0 到 1 的均匀分布的随机数序列。

(3)对于序列中产生的每个随机数,分配给的数值与随机数位于的区间相对应。

2. 创建报纸日需求量的区间规则　在创立服从表 9-1 的离散概率分布的样本数据序列中,依照上面方法的第(1)点,首先构造报纸日需求量的区间规则。将[0,1]区间划分为 5 个数据区间,使每个区间的宽度分别对应于表 9-1 报纸日需求量的离散概率分布,如表 9-3 所示。

表9-3　报童售报日需求量的区间规则

数据区间	随机数 x 落入数据区间的概率	报纸需求量 y(份)
0.00-0.10	0.10	400
0.9-0.30	0.20	420
0.305-0.60	0.30	440
0.605-0.85	0.25	460
0.85-1.00	0.15	480

用随机数产生器产生某个数值 x,x 是一个服从区间为0到1的均匀分布的观测值。如果 x 取位于0到0.10之间的任何值时,生成日销售量为 r = 400。由于 x 是从区间为0到1的均匀分布中抽取的,因此,x 位于区间0.0到0.10之间的概率是0.10。因而 r = 400 的概率正好是0.10。由此类推,依照表9-3区间规则表,就可以用随机数产生器生成表9-2所需的报纸日需求量模拟序列。

需要注意的是表9-3中分配区间的终点值问题。在表9-3中,由于构造的数据区间是闭区间[num1,num2],如果随机数刚好落在各数据区间的终点值时,是取终点值对应的需求量还是取紧邻下一区域的起点值对应的需求量?对于这一问题可以这样处理:取相邻终点值和起点值所对应的需求量中较小的那个数值。

3. 用 Excel 电子表格软件生成表9-2中的报纸日需求量 r 序列　为了生成表9-2中的报纸日需求量序列,在 Excel 工作环境下,按以下步骤操作。

(1)构造一张随机数产生器工作表 RAND_tab,用随机数函数"RAND( )"在 A2:A101 区域产生100个随机数,如图9-1所示。

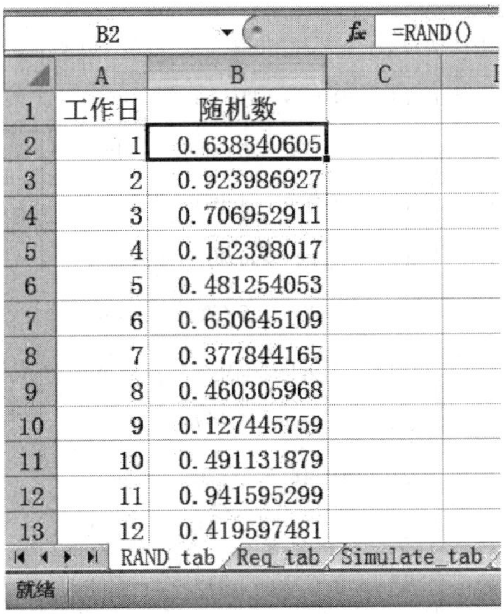

图9-1　产生随机数序列和报纸日需求量序列的电子表格图示

(2)构造产生报纸日需求量的工作表 Req_tab,将表9-3的数据输入到 A1:D6 区域中。

(3)为了判断随机数落在哪个数据区间,可以在 Req_tab 表的 C9:C109 区域中使用 Ex-

cel 中的条件函数 IF(logical_test,value_if_true,value_if_false)填充。按照表 9-3 的区间规则,随机数位于[0.00-0.15]区间时,在 C9 单元格中输入以下判断函数:
 =IF(B9 < = $B $2, $D $2,IF(B9 < = $B $3, $D $3,IF(B9 < = $B $4, $D $4,IF(B9 < = $B $5, $D $5, $D $6))))
然后将公式复制到 C10:C109 区域中,如图 9-2 所示。

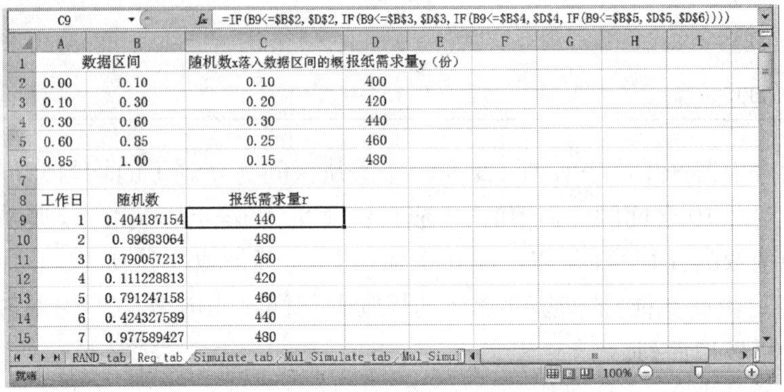

图 9-2　产生报纸日需求量序列的电子表格图示

　　完成上述三步操作,即得到表 9-4 用于产生报童销售报纸需求量的工作表。

　　必须注意,在 Excel 中,函数 RAND( )在工作表发生一些其他操作(如别的函数运用,复制、粘贴等操作)都会引起已产生的随机数发生变化,所以,建议读者在进行第(1)步的操作时,在单独一张工作表中操作,然后用选择性粘贴将产生的随机数复制到产生报童销售报纸需求量的工作表中,再进行第(2)(3)步的操作。

表 9-4　用于产生报童销售报纸需求量的工作表

天数	随机数	需求量 r	天数	随机数	需求量 r	天数	随机数	需求量 r
1	0. 404 187 154	440	14	0. 629 541 114	460	27	0. 273 122 381	420
2	0. 896 830 64	480	15	0. 504 916 005	440	28	0. 782 596 154	460
3	0. 790 057 213	460	16	0. 718 155 474	460	29	0. 279 267 043	420
4	0. 111 228 813	420	17	0. 183 939 998	420	30	0. 753 648 355	460
5	0. 791 247 158	460	18	0. 892 075 676	480	31	0. 748 714 598	460
6	0. 424 327 589	440	19	0. 939 075 068	480	32	0. 009 218 542	400
7	0. 977 589 427	480	20	0. 464 675 667	440	33	0. 852 107 316	480
8	0. 515 289 475	440	21	0. 309 321 176	440	34	0. 722 239 994	460
9	0. 765 331 104	460	22	0. 724 210 148	460	35	0. 397 009 117	440
10	0. 944 747 181	480	23	0. 607 472 377	460	36	0. 844 597 098	460
11	0. 474 191 278	440	24	0. 321 513 877	440	37	0. 043 983 326	400
12	0. 044 941 636	400	25	0. 165 693 057	420	38	0. 712 917 147	460
13	0. 363 691 245	440	26	0. 237 833 525	420	39	0. 595 720 469	440

续表

天数	随机数	需求量 r	天数	随机数	需求量 r	天数	随机数	需求量 r
40	0.482 851 1	440	61	0.508 617 109	440	82	0.460 924 509	440
41	0.013 116 878	400	62	0.060 396 718	400	83	0.057 264 84	400
42	0.857 907 575	480	63	0.035 167 572	400	84	0.561 395 501	440
43	0.503 452 995	440	64	0.533 782 502	440	85	0.567 095 171	440
44	0.553 710 054	440	65	0.215 983 529	420	86	0.305 106 356	440
45	0.225 453 297	420	66	0.781 312 818	460	87	0.449 409 664	440
46	0.198 169 108	420	67	0.118 080 278	420	88	0.477 152 019	440
47	0.722 264 417	460	68	0.225 058 707	420	89	0.282 246 961	420
48	0.156 952 772	420	69	0.234 921 335	420	90	0.692 278 994	460
49	0.403 081 516	440	70	0.663 788 917	460	91	0.199 096 74	420
50	0.212 219 076	420	71	0.063 025 182	400	92	0.842 646 375	460
51	0.391 959 81	440	72	0.743 052 049	460	93	0.357 445 256	440
52	0.460 058 189	440	73	0.873 824 735	480	94	0.115 115 579	420
53	0.970 366 358	480	74	0.334 851 269	440	95	0.894 404 912	480
54	0.853 140 714	480	75	0.468 298 663	440	96	0.646 721 384	460
55	0.973 253 989	480	76	0.910 780 899	480	97	0.132 846 934	420
56	0.586 736 363	440	77	0.980 630 773	480	98	0.582 680 126	440
57	0.304 666 117	440	78	0.133 191 029	420	99	0.498 733 008	440
58	0.269 203 368	420	79	0.400 949 429	440	100	0.733 111 633	460
59	0.559 898 639	440	80	0.368 983 303	440			
60	0.757 223 671	460	81	0.438 689 815	440			

多次重复上述 3 步骤,可以生成多组模拟的报纸日需求量序列,用于报童问题多次模拟求解。

四、生成服从连续概率分布的数值

有时候我们会遇到这样一种情况,知道一个随机变量服从一个连续概率分布,并且知道它的均值和标准差,需要构造一组关于这个随机变量的样本观测值。应当如何构造?

假设 Y 是一个服从连续概率分布的随机变量,它的累计分布函数是 F(y),其中,

$$F(y) = P(Y \leqslant y)$$

1. 创立从一个连续概率分布中抽取样本数据的一般方法如下

(1)利用一个随机数产生器产生一组服从区间为 0.0 到 1.0 的均匀分布的随机数序列。

(2)在步骤 1 的序列中,对于产生的每一个随机数 x,计算累计分布函数值等于 x 的 y 值。也就是说,给定 x 值,求解下列等式:

$$F(y) = P(Y \leqslant y) = x$$

以便获得一个 y 值。然后,把 y 值作为生成的数值。

例如,在某医院,就诊患者数服从一个均值 $\mu = 1000$ 人/天和标准差 $\sigma = 50$ 人/天的正态分布。现在要考虑安排医生的出诊人数,于是需要模拟一组就诊患者数序列。

第一步,利用随机数产生器产生 20 个数据(方法类同上面离散概率分布序列的操作),20 个随机数显示于表 9-5。

表 9-5 某医院患者就诊人数

工作日	随机数	患者就诊数
1	0. 681 063 95	1023
2	0. 923 516 363	
3	0. 120 401 44	
4	0. 667 354 648	
5	0. 067 856 414	
6	0. 645 647 401	
7	0. 098 523 708	
8	0. 628 390 55	
9	0. 952 078 853	
10	0. 370 019 272	

第二步,计算使下列等式成立的 y 值:

$$F(y) = P(Y \leqslant y) = x$$

其中 x 是表 9-5 中 20 个不同的随机数,F(y) 是具有均值 $\mu = 1000$ 人/天和标准差 $\sigma = 50$ 人/天的正态分布的累计分布函数,考虑第一个随机数,x = 0. 681 064。于是,相应的 y 值就是求解使下列等式成立的 y 值:

$$P(Y \leqslant y) = 0.681064$$

其中,Y 服从均值 $\mu = 1000$ 人/天和标准差 $\sigma = 50$ 人/天的正态分布。如果我们定义如下等式:

$$Z = \frac{Y - \mu}{\sigma}$$

则 Z 是一个标准正态随机变量,于是,

$$P(Y \leqslant y) = 0.681064$$

等价于下列等式:

$$P(Z \leqslant \frac{y - \mu}{\sigma}) = 0.681064$$

通过正态分布表求解这个等式,可获得如下结果:

$$\frac{y - \mu}{\sigma} = 0.47$$

将 $\mu = 1000$ 人/天和 $\sigma = 50$ 人/天代入表达式,求解出 y,得到如下结果:

$$Y = \mu + 0.47\sigma = 1000 + 23.5 = 1024\ 人/天$$

因此,当 y = 1024 人时,下列等式为真:

$$F(y) = P(Y \leqslant y) = 0.681\ 064$$

依照上面的方法可以逐一求出表 9-5 的其余 y 值。

2. 用 Excel 电子表格软件生成表 9-5 中的 y 样本序列值 在 Excel 中,对于服从连续概率分布的正态分布样本序列,我们还可以通过以下三种方法来创建它们的观测值。

方法一:①利用一个随机数产生器产生一组服从区间为 0.0 到 1.0 的均匀分布的随机数序列。②对步骤 1 产生的每一个随机数 x,利用 Excel 提供的 NORMINV(probability,mean, standard_dev)函数来计算累计分布函数值等于 x 的 y 值。例如,表 9-5 的 y 样本序列按以下操作产生。

在 Excel 环境下建立一张 Patient_tab 工作表。在 D2:E2 区域分别输入患者就诊人数均值 μ = 1000 和标准差 σ = 50,在 E5 单元格输入函数" = INT(NORMINV(D5, $D$2, $E$2))",然后将函数复制到 E6:E14 单元格区域,就得到患者就诊人数序列 y,如图 9-3 所示。

	B	C	D	E	F	G
				E5	f_x = INT(NORMINV(D5, $D$2, $E$2))	
1			病人就诊数均值	标准差		
2			1000	50		
3						
4		工作日	随机数	病人就诊数		
5		1	0.68106395	1023		
6		2	0.923516363	1071		
7		3	0.12040144	941		
8		4	0.667354648	1021		
9		5	0.067856414	925		
10		6	0.645647401	1018		
11		7	0.098523708	935		
12		8	0.62839055	1016		
13		9	0.952078853	1083		
14		10	0.370019272	983		

图 9-3 用"方法一"产生病人就诊人数序列 y 的电子表格图示

方法二:①利用一个随机数产生器产生一组服从区间为 0 到 1 的均匀分布的随机数序列。②建立一组根据指定均值在标准偏差范围附近递增的序列,利用 Excel 提供的 NORM-DIST(x,mean,standard_dev,cumulative)函数生成服从该均值和标准差的正态分布函数值,并归一化为[0,1]区间离散概率,然后构造服从指定均值和标准差的离散概率分布表。③对步骤 1 产生的每一个随机数 x,用"生成服从离散概率分布的数值"的方法来计算累计分布函数值等于 x 的 y 值。例如,表 9-5 的 y 样本序列按以下操作产生。

在 Excel 环境下建立一张"服从正态分布的离散概率"工作表。①在 D2:E2 区域分别输入患者就诊人数均值 μ = 1000 和标准差 σ = 50;②建立一组在指定均值 1000 附近递增的序列,在 C5:C12 单元格区域输入递增序列"900,930,960,990,1020,1050,1080,1110",在 D5 单元格输入函数" = NORMDIST(C5, $D$2, $E$2,FALSE)",然后将函数复制到 D6:D14 单元格区域,得到服从均值为 1000 和标准差为 50 的正态分布的函数序列;在 E5 单元格输入函数"= ROUND(D5/$D$14,2)"进行归一化处理,然后将函数复制到E6:E14单元格区域,得到[0,1]区间离散概率;然后整理构造从均值为1000和标准差为50的离散概率分布表;③利用一个随机数产生器产生一组服从区间为0.0到1.0的均匀分布的随机数序列,输入到H5:H14单元格区域;对每一个随机数x,在I5单元格输入"= IF(H5 < = $B$18,$E$18,IF(H5 < = $B$19,$E$19,IF(H5 < = $B$20,$E$20,IF(H5 < = $B$21,$E$21,IF(H5 < = $B$22,$E$22,IF(H5 < = $B$23,$E$23,IF(H5 < = $B$24,$E$24,$E$25)))))))"，并将函数复制到I6:I14单元格区域,于是得到患者就诊人数序列y,如图9-4所示。

	D5		f_x	=NORMDIST(C5, $D$2, $E$2, FALSE)					
	A	B	C	D	E	F	G	H	I
1				病人就诊数均值	标准差				
2				1000	50				
3									
4			根据均值在标准差范围附近的递增序列	服从指定均值和标准差的正态分布函数序列	归一化[0,1]区间概率		工作日	随机数	病人就诊数
5			900	0.001079819	0.03		1	0.681064	1020
6			930	0.002994549	0.09		2	0.923516	1080
7			960	0.005793831	0.18		3	0.120401	960
8			990	0.007820854	0.24		4	0.667355	1020
9			1020	0.007365403	0.22		5	0.067856	930
10			1050	0.004839414	0.15		6	0.645647	1020
11			1080	0.002218417	0.07		7	0.098524	930
12			1110	0.000709492	0.02		8	0.628391	1020
13							9	0.952079	1080
14		序列和值		0.032821779			10	0.370019	990
15									
16			病人每天就诊分布						
17	数据区间		概率密度	累计分布	病人数				
18	0.00	0.03	0.03	0.03	900				
19	0.03	0.12	0.09	0.12	930				
20	0.12	0.30	0.18	0.3	960				
21	0.30	0.54	0.24	0.54	990				
22	0.54	0.76	0.22	0.76	1020				
23	0.76	0.91	0.15	0.91	1050				
24	0.91	0.98	0.07	0.98	1080				
25	0.98	1.00	0.02	1	1110				

Patient_tab 服从正态分布的离散概率 数据分析工具生

图9-4 用"方法二"产生病人就诊人数序列y的电子表格图示

方法三:利用Excel中数据分析工具提供的数据数发生器生成服从指定均值和标准差的正态分布函数值,并根据应用需求修订y值。例如,表9-5的y样本序列按以下操作产生。

在Excel环境下建立一张"数据分析工具生成正态分布序列"工作表。①在D2:E2区域分别输入患者就诊人数均值μ=1000和标准差σ=50;②单击"数据选项卡/分析组/数据分析"按钮,在"数据分析"对话框中选择"随机数发生器"项,单击[确定]按钮,如图9-5所示。③在"数据数发生器"对话框内,分别在"变量个数"文本框内输入"1",在"随机数个数"文本框内输入"10",在"分布"下拉列表框内选择"正态",选择随机数输出区域,如图9-6所示,然后单击[确定]按钮,即得到患者就诊人数序列 y,如图9-7所示。

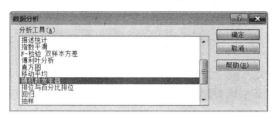

图 9-5 数据分析工具图示

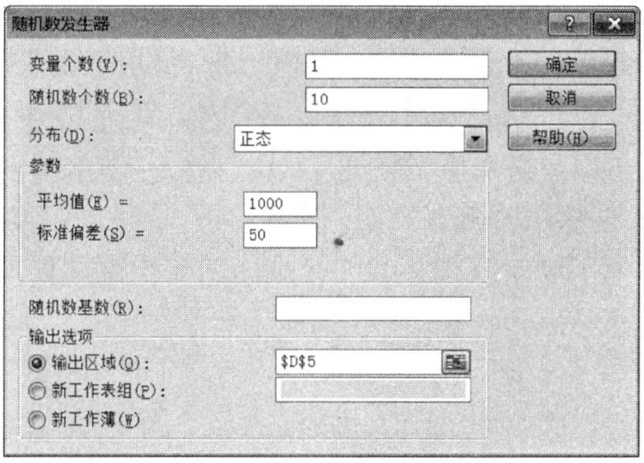

图 9-6 随机数发生器图示

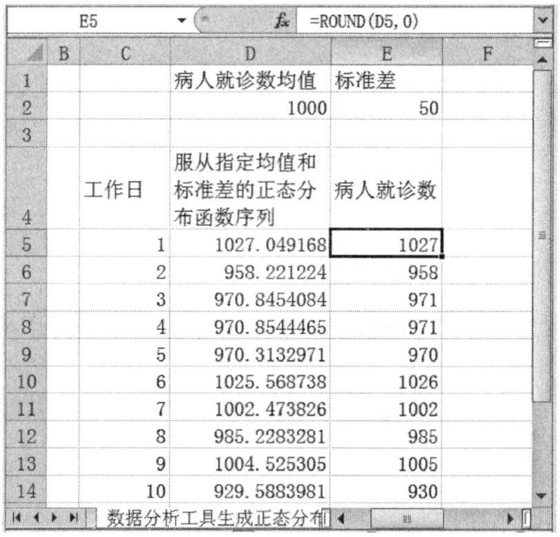

图 9-7 用"方法三"产生病人就诊人数序列 y 的电子表格图示

五、利用 Excel 对样本数据模拟求解和构造仿真模型

获得表9-4的报纸日需求量 r 序列后,在 Excel 电子表格中,按照以下步骤对样本数据模拟求解,并完成报童问题的仿真模型,结果见表9-6。

1. 建立表9-2的工作表 Simulate_tab,并依据表9-4的报纸需求量 r 和预订购量 n,在表的第3列,通过函数 Min(r,n)来确定报纸日销售量 y 序列。

例如,设定一次模拟的报纸订购量 n = 400。在 Simulate_tab 表的 D5 单元格输入 400,将在 Req_tab 工作表中生成的随机数序列和报纸日需求量 r 序列复制到它的 B7：C107 区域,在它的 D7 单元格中输入" = MIN(＄C7,D ＄5)",然后将公式复制到 D8：D107 区域,如图 9-8 所示。

2. 根据已得到的日销售量、每份报纸售出价格 a 元和每份报纸退回价格 b 元,在工作表 Simulate_tab 的第 4 列和第 5 列分别应用以下公式,求得日损失值 c 和日收益值 g。

$$日收益值 g = a * y$$

$$日损失值 c = \begin{cases} b * (n-r) & r < n \\ a * (r-n) & r \geq n \end{cases}$$

例如,设定卖出一份报纸的获利 0.2 元,退回一份报纸的赔钱 0.4 元。在 Simulate_tab 表的 A2：B2 区域输入 0.2 和 0.4,在它的 E7 单元格中输入" = D7 * ＄A ＄2",然后将公式复制到 E8：E107 区域,在它的 F7 单元格中输入" = IF(＄C7 > D ＄5,(＄C7-D ＄5) * ＄A ＄2, (D ＄5- ＄C7) * ＄B ＄2)",然后将公式复制到 F8：F107 区域,,如图 9-9 所示。最后得到了预订购报纸 400 份时,对于 100 个模拟实验的报童问题的模拟计算工作表,见表 9-6。

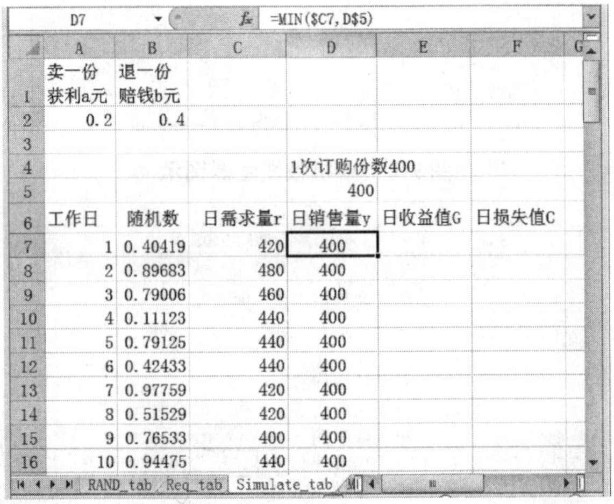

图 9-8 产生报童报纸日销售量序列的电子表格图示

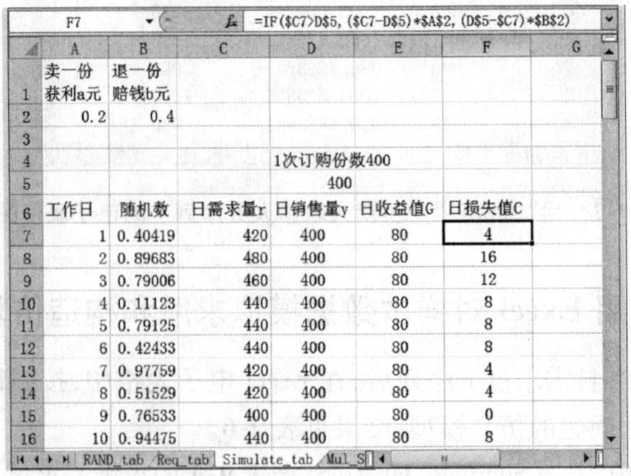

图 9-9 产生报童问题仿真模型的图示

表9-6 完成的报童问题的模拟计算的工作表（报纸预订购 400 份）

天数	随机数	日需求量 r	日销售量 y	日收益值 g	日损失值 c
1	0.40419	420	400	80	4
2	0.89683	480	400	80	16
3	0.79006	460	400	80	12
4	0.11123	440	400	80	8
5	0.79125	440	400	80	8
6	0.42433	440	400	80	8
7	0.97759	420	400	80	4
8	0.51529	420	400	80	4
9	0.76533	400	400	80	0
10	0.94475	440	400	80	8
⋮	⋮	⋮	⋮	⋮	⋮

表9-6 给出了 100 个工作日期间的前 10 天仿真模型的模拟结果。表9-6 第 3 列是基于第 2 列的随机数对报童销售报纸的日需求量的模拟数值，其中第 2 列数据由表8-4 给出，并简单复制到表9-6 中。表9-6 中的第 5 列和第 6 列是售报的日收益数值和日损失数值。通过产生很多天的模拟数据，利用这些得到的观测样本，经过数据分析，就能够得到报童售报的日收益的概率分布和日损失概率分布。

第二节 仿真模型的运用

当建立了仿真模型后，就可以应用模型仿真模拟。对计算得到的结果样本序列进行统计学的分析，寻求最佳决策方案。这就是仿真模型的运用，也是建立仿真模型的最终目的。

一、利用样本数据进行分析

建立报童问题的仿真模型后，我们建立一张报纸预订购量为 400 份的报童 100 天售报的日收益和日损失的观测值样本的工作表 Statistic_400_tab，见表9-7。

设 g_i 表示第 i 天报童的销售日收益，c_i 表示第 i 天报童的销售日损失，其中所有 i 值为 i = 1, 2, …, 100。则每个 g_i 和 c_i 分别都是随机变量 G 和 C 的观测值，并分别从随机变量 G 和 C 的概率分布中取得。因此，利用这些观测样本值可以分析：①随机变量 G 和 C 的概率密度函数；②随机变量 G 和 C 的期望值；③随机变量 G 和 C 的标准离差。

表9-7 报童售报模型的模拟结果（报纸预订购 400 份的 30 天销售）

天数	日收益值 G	日损失值 C	天数	日收益值 G	日损失值 C	天数	日收益值 G	日损失值 C
1	80	4	4	80	8	7	80	4
2	80	16	5	80	8	8	80	4
3	80	12	6	80	8	9	80	0

续表

天数	日收益值 G	日损失值 C	天数	日收益值 G	日损失值 C	天数	日收益值 G	日损失值 C
10	80	8	17	80	8	24	80	4
11	80	4	18	80	8	25	80	16
12	80	4	19	80	12	26	80	8
13	80	12	20	80	4	27	80	12
14	80	4	21	80	8	28	80	4
15	80	8	22	80	4	29	80	16
16	80	4	23	80	0	30	80	12

对表 9-7 中的随机变量 G 和 C 进行统计分析时,可以用 Excel 软件提供的统计函数求解,也可以用它提供的数据分析工具及数据工具求解。

1. 随机变量 G 和 C 的概率密度函数 为了获得 G 和 C 分布的形状,为表 9-7 的 2 列观测样本值分别建立频率表和直方图。操作如下:

(1)将 Statistic_400_tab 工作表复制为收益表 Statistic_400_G_tab 和损失表 Statistic_400_C_tab,分别对 Statistic_400_G_tab 和 Statistic_400_C_tab 表的收益字段和损失字段求计数的分类汇总,求得它们的频率表,如图 9-10 所示。

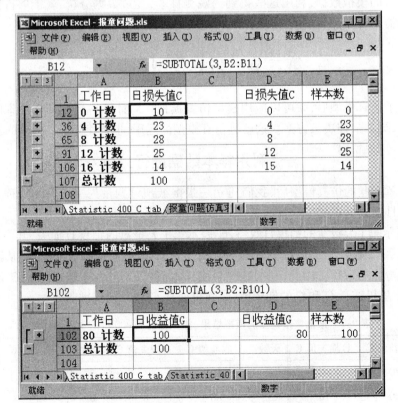

图 9-10 对收益字段和损失字段建立频率表

A. 对收益字段求计数的分类汇总;B. 对损失字段求计数的分类汇总

（2）对收益字段和损失字段,用 Excel 的图表工具,根据频率分布数据分别做它们的直方图,如图 9-11 所示。

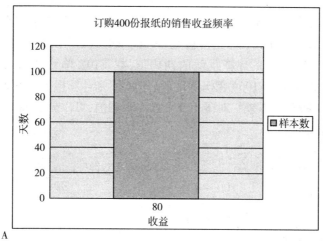

A

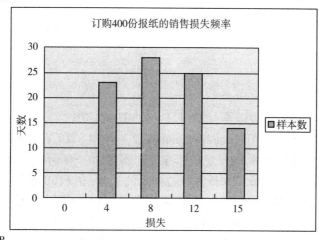

B

图 9-11 预订购 400 份报纸的售报收益和损失的直方图

A. 销售报纸收益的直方图;B. 销售报纸损失的直方图

从图 9-11 的售报收益和损失的直方图知道,当预订购报纸为 400 份时,日收益集中分布在 80 元,而日损失大部分集中在 4 ～ 12 元的范围内,形状近似于正态分布。对比观察表 9-6 原始模拟样本观测值,发现 400 份的报纸预订购数显然不够销售的需求量,所以造成了低收益。

必须注意:在用 Excel 进行样本数据频率分布分析时,如果样本观测值分类密集且多,建议划分观测区间段,然后采用 FREQUENCY(data_array,bins_array) 函数或直方图数据分析工具来建立样本数据的频率分布表和直方图。

2. 随机变量 G 和 C 的期望值 对于 100 个随机变量 G 和 C 的样本观测值,可以分别用下面的公式计算它们的期望值 $\bar{g}$ 和 $\bar{c}$。

$$售报收益期望值 \ \bar{g} = \left(\sum_{i=1}^{100} g_i \right)/100 = (80 + 80 + \cdots + 80)/100 = 80(元)$$

售报损失期望值 $\bar{c} = \left(\sum\limits_{i=1}^{100} c_i \right)/100 = (4 + 16 + 12 + 8 + \cdots + 0)/100 = 8.4(元)$

在 Excel 中,可以用它提供的 AVEDEV(number1,number2,$\cdots$)函数或 SUM(number1, number2,$\cdots$)联合 COUNT(value1,value2,$\cdots$)函数计算随机变量 G 和 C 的期望值。例如,在 Statistic_400_tab 工作表的 E107 单元格输入"= AVEDEV(E7:E106)"或输入"= SUM(E7:E106)/COUNT(E7:E106)"来计算收益的期望值;在 E107 单元格输入"= AVEDEV(F7:F106)"或输入"= SUM(F7:F106)/COUNT(F7:F106)"来计算损失的期望值。

3. 随机变量 G 和 C 的方差　对于 100 个样本观测值,可以分别用下面的公式计算它们的随机变量 G 和 C 的方差。

售报收益样本方差 $s_G^2 = \dfrac{\sum\limits_{i=1}^{100}(g_i - \bar{g})^2}{100 - 1} = \dfrac{(80 - 80)^2 + \cdots + (80 - 80)^2}{99} = 0$

售报损失样本方差 $s_C^2 = \dfrac{\sum\limits_{i=1}^{100}(c_i - \bar{c})^2}{100 - 1}$

$= \dfrac{(4 - 8.4)^2 + (16 - 8.4)^2 + \cdots + (0 - 8.4)^2}{99} = 23.111\,11$

由此可得:

售报收益的标准差 $s_G = \sqrt{s_G^2} = \sqrt{0} = 0$

售报损失的标准差 $s_C = \sqrt{s_C^2} = \sqrt{23.111} = 4.807\,401\,701$

在 Excel 中,可以利用 VAR(number1,number2,$\cdots$)和 STDEV(number1,number2,$\cdots$)函数来计算收益样本和损失样本的方差和标准差。例如,在 Statistic_400_tab 工作表的 E108 单元格输入"= VAR(E7:E106)"来计算收益样本的方差,在 F108 单元格输入"= VAR(F7:F106)"来计算损失样本的方差;E109 单元格输入"= STDEV(E7:E106)"来计算收益样本的标准差,在 F109 单元格输入"= STDEV(F7:F106)"来计算损失的标准差。

此外,还可以用 Excel 的"数据分析工具"中的描述统计的工具来同时计算上述期望值、标准离差和标准离差的估计等一系列统计指标。例如,在 Statistic_400_tab 工作表中,通过执行"数据选项卡/分析组/数据分析"按钮命令,在弹出的"数据分析"对话框内选择"描述统计",单击[确定]按钮,如图 9-12 所示,然后进入"描述统计"对话框,设定输入和输出选项,单击[确定]按钮,如图 9-13 所示,最后得到观测样本的各项统计指标,如图 9-14 所示。

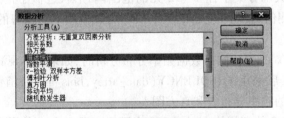

图 9-12　Excel 中的数据分析工具图示

从统计分析的结果可以了解到,损失 C 的标准差是 4.807402(元),离期望值 8.4 元的偏差较大,也就是说明售报损失波动较大。注意到其频率分布略呈往大偏的偏态情况,报童

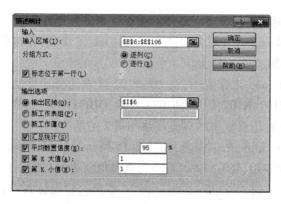

图 9-13　Excel 中的描述统计图示

工作日	随机数	日需求量r	日销售量y	日收益值G	日损失值C		日收益值G			日损失值C	
卖一份获利a元 退一份赔钱b元 行：0.2 / 0.4 (A1,B1,A2,B2)

1次订购份数400 / 400

工作日	随机数	日需求量r	日销售量y	日收益值G	日损失值C	日收益值G		日损失值C	
1	0.40419	420	400	80	4				
2	0.89683	480	400	80	16	平均	80	平均	8.4
3	0.79006	460	400	80	12	标准误差	0	标准误差	0.48074
4	0.11123	440	400	80	8	中位数	80	中位数	8
5	0.79125	440	400	80	8	众数	80	众数	8
6	0.42433	440	400	80	8	标准差	0	标准差	4.807402
7	0.97759	420	400	80	4	方差	0	方差	23.11111
8	0.51529	420	400	80	4	峰度	#DIV/0!	峰度	-0.89663
9	0.76533	400	400	80	0	偏度	#DIV/0!	偏度	-0.05344
10	0.94475	440	400	80	8	区域	0	区域	16
11	0.47419	420	400	80	4	最小值	80	最小值	0
12	0.04494	420	400	80	4	最大值	80	最大值	16
13	0.36369	460	400	80	12	求和	8000	求和	840
14	0.62954	420	400	80	4	观测数	100	观测数	100
15	0.50492	440	400	80	8	最大(1)	80	最大(1)	16
16	0.71816	420	400	80	4	最小(1)	80	最小(1)	0
17	0.18394	440	400	80	8	置信度(95.	0	置信度(95	0.953893

图 9-14　Excel 中的描述统计计算结果

预订购 400 份报纸进行售报的赔损率风险大。所以必须调整预订购的报纸量。

二、仿真模拟与最优化问题

　　利用电子表格 Excel 软件进行的仿真模拟,其仿真模型的模拟在设定的条件下给出报童售报的收益和损失情况,但这仅仅是一种售报方案,显然并没有解决报童期望损失最少下尽可能获得最大收益的问题。与其他模型工具不同,这种模拟没有内部优化决策的能力。如何解决报童的最终问题呢?

　　可以根据以往报纸日需求量的分布概率,设定不同的报纸预订购量,重复应用仿真模型模拟过程,得到不同预订购量下的报纸销售收益和损失的期望值。对获得的一系列报纸销售收益和损失的期望值进行最小值或最大值求解,依据问题的含义,对应最小值或最大值的预订购量就是报童问题的售报策略。具体可按以下步骤操作。

1. 将工作表 Simulate_tab 复制为 Mul_Simulate_tab 工作表，在这张新表的 G5、J5、M5 和 P5 单元格分别输入“420、440、460、480”4 个数值；

2. 在 Mul_Simulate_tab 工作表中，将 D7：F107 区域的公式反复复制到 G7：R107 区域，在 E107：F107、H107：J107、K107：L107、N107：O107、Q107：R107 区域内分别得到预订购量为 400、420、440、460、480 时仿真模拟的对应收益和损失的期望值；

3. 建立 Newspaper_Strategy 工作表，如图 9-15 所示。从 Mul_Simulate_tab 工作表中，分别将预订购量 400、420、440、460、480 以及经仿真模拟获得的一组对应收益期望值和损失期望值，用选择性粘贴复制到 Newspaper_Strategy 工作表的对应位置上，然后在以下指定单元格输入下面括号中的内容：

B8 单元格“ =MAX($B$2：$B$6)”；

C8 单元格“ =VLOOKUP(MAX($B$2：$B$6), $B$2：$D$6,2,FALSE)”；

D8 单元格“ =VLOOKUP(MAX($B$2：$B$6), $B$2：$D$6,3,FALSE)”；

B17 单元格“ =MIN($B$11：$B$15)”；

C17 单元格“ =VLOOKUP(MIN($B$11：$B$15), $B$11：$D$15,2,FALSE)”；

D17 单元格“ =VLOOKUP(MIN($B$11：$B$15), $B$11：$D$15,3,FALSE)”。

D8　=VLOOKUP(MAX($B$2:$B$6),$B$2:$D$6,3,FALSE)

	A	B	C	D	E	F
1	strategy1	收益期望值	损失期望值	报纸订购量		
2		80	8.4	400		
3		83.6	5.6	420		
4		86.28	5.56	440		
5		87.84	8.88	460		
6		88.4	15.2	480		
7						
8	收益最大值	88.4	15.2	480		
9	均值	85.224	8.728			
10	strategy2	损失期望值	收益期望值	报纸订购量		
11		5.56	86.28	440		
12		5.6	83.6	420		
13		8.4	80	400		
14		8.88	87.84	460		
15		15.2	88.4	480		
16						
17	损失最小值	5.56	86.28	440		
18						

Mul_Simulate_tab　Newspaper_Strategy

图 9-15　Excel 中的售报行为方案求优图示

对“收益期望值”“损失期望值”和“报纸订购量”三组数据做数据点折线图，如图 9-16 所示。

观察 Newspaper_Strategy 工作表中不同的决策目标，我们会有两种不同的选择方案：

1. 当采用“获取最大收益”为目标的行为方案时，就会得到报纸预订购量应当为 480 份的销售方案，但同时也使损失期望值达到最大。因此最大收益和最大赔损同时出现的方案不是最佳选择。

2. 当采用“获取最小损失”为目标的行为方案时，就会得到报纸预订购量应当为 440 份的销售方案，此时，虽然收益只有 86.26 元，但收益期望将高于所有收益期望值的均值(85.224 元)，且其损失期望值为最小。综合考虑，这是“既能挣钱但又少赔”的最佳选择。这与图 9-16 所给出的图解结果一致。

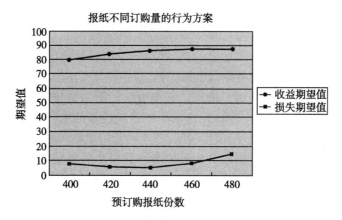

图 9-16 报纸不同订购量对应收益和损失数据折线图

三、仿真模拟小结与模拟应用指导

仿真模型是用于简单公式不能分析的不确定性的问题。当我们遇到一些发生不可预知,也没有更多时间、物力和财力进行试验的问题,同时除了用有关概率和随机变量的计算方法外,没有任何比之更简单的分析方法时,应当考虑选用仿真模型模拟的方法来解决问题。在应用仿真模拟的方法时,注意以下的几点问题。

1. 实验样本序列的构造 仿真模型的成功应用与否取决于构造服从各种离散概率和连续概率分布的随机变量的样本序列的能力。通过利用随机数产生器,对离散随机变量和连续随机变量应用前面第一节介绍的方法,可以构造服从任何离散和连续概率分布的样本序列。

从统计学的角度来看,越大的实验样本数量,越能得到更精确的模拟效果。所以应当使用尽可能大的实验次数,以获取非常大的样本数据序列进行仿真模拟。

2. 仿真模拟结果的观测样本序列的分析 由于模拟中存在固有的随机性,人们通过仿真模型获得的结果并不是精确的。因此,人们从仿真模型中获得的典型结论是对所关注的特定量值的分布形状的估计、对所关注的事件概率的估计和对所关注的概率分布的均值与标准差,以及统计抽样的其他推断。

3. 仿真模拟结果的决策 在仿真模拟过程,模拟没有内部优化决策能力。仿真模型仅仅在设定的条件范围内给出了用数据表示的输出结果,并没有给出问题解决的最优化策略。如同报童问题,在报纸的每一预订购量的设定条件下,仿真模型都能模拟出报童售报的收益和损失状况,但不会选择最优的订购量策略。为了利用仿真模型,管理者必须分析所有可能的策略选择,然后直接利用仿真模型分析每种策略和每个选择。当然,我们可以将每一种条件下的仿真模拟结果,经过统计分析后,再寻求最大化和最小化的结果,从而得到最优化的决策。如第二节所介绍的仿真模拟与最优化问题。

综上所述,要获得一个可用于管理分析的仿真模型将取决于以下三个因素:

1. 对当前管理问题的良好理解;

2. 正确利用概率概念和统计概念的能力

3. 有效地与别人沟通这些概念的能力。

四、仿真模拟的典型用途

仿真模拟的最频繁用途是分析一个公司、部门的生产运行情况。许多公司利用仿真模型对发生在工厂生产过程中的事件进行模拟。其中,各种任务所花的时间是不确定的,执行任务的时间有复杂的相互作用关系。应用这些模型估计新型操作策略,以检验利用新型操作过程的意义,并估计试图改进生产和操作效率的各种投资的可能性。而在医院和社区保健业内,仿真模拟更多地用在流行病发生时间、地点和预防策略的制订上。

仿真模型的另一种经常的应用是分析可能有排队发生的经营场所。例如,一个医院门诊部门,医院的管理者利用仿真模型分析不同的医生、护士的工作策略对患者等待服务需要时间的影响,以及患者就诊时段和各类疾病发生时间等等,从而做出医生出诊人数和工作时段、患者到诊时间的估计,进而向患者提供最满意的服务。航空公司利用仿真模型模拟分析在检票柜台、登机口以及处理行李、乘客通过的时间。

仿真模拟的另一项应用是资本预算和投资选择的策略分析。仿真模拟用于对任何一年或整个投资期间内的各种有关投资成本分布、可能的市场情景和现金流分布的假设分析。在医院内,用仿真模型模拟药房的药品药量的流入流出状况,药品种类与应用病种、使用季节等的关系,进而给出资金周转最快、药品积压最少的合适进药策略。

除了上面提到的,仿真模拟还广泛应用于分析军事策略、金融工程中的价格制订和分析其他复杂金融工具的数值效果,如衍生证券、期权以及期货合同。随着计算机技术的快速发展和当今仿真模拟软件的方便应用,众多的各行各业管理者、研究人员将会发挥仿真模拟的巨大潜力,提升自己的工作决策效能。

第三节 案例:丙种球蛋白药品库存问题

仿真模拟广泛应用于管理决策,也用于医学研究和管理的一系列问题的决策中。

某医院扩建后,医院的基础设施和服务水平得到了提升,门诊就诊量增大了,药品需求量也发生了变化。经过试运行了一段时间,根据试运行情况,医院药房最近需要调整进药策略。希望对某种药物能控制一个合适的订购量,使医院维持良好的运作同时可以有好的收益。

1. 某医院丙种球蛋白药品进药量调整的问题分析 目前医院药房已掌握的情况有:①为保证不因药房缺药而影响开药治疗,要求丙种球蛋白药进药临界值为100盒,即该药存货小于100盒,必须进药。②药品进库后,在药房存储的存储费用为0.1元/(盒·天),但如果缺货,造成医院的损失是0.3元/(盒·天)。③每盒药品的进价为一服从均值为4元,标准差为0.5元正态分布的随机变量,售出价格为5元。④根据以往经验知道该药品的使用量 x 的概率分布如下:

表9-8 某药每天需求量的分布

概率密度	需求	概率密度	需求	概率密度	需求
0.2	200	0.35	300	0.05	400
0.25	220	0.15	350		

现在医院管理人员希望了解如下问题的答案：

(1)药房为该药品的管理需支付的期望费用是多少？

(2)如果药房缺药,医院的期望损失是多少？

(3)医院从该药获得的期望收入是多少？

(4)药房为了不使药品发生积压造成损失,希望寻求一个最合适的进药量,使支出的费用较少。最合适量为多少？

为了解答管理人员的问题,我们知道每天医院开出的该药品的数量和订购量。由于每天开出药品的量是受患者就诊的人数、病况等一系列的不可预知因素所影响,所以药物的使用量是一个服从上述离散概率分布的随机变量,另外,药品进货价是一个服从均值为4元,标准差为0.5元正态分布的随机变量。每天的库存量是由初期库存量和每天药品的使用量所决定。

假设每天药品使用量为x,初期库存量为s,当前库存量为cs,则药品的存储管理费用应该由以下式子确定：

当前存量 cs = 初期库存量 s - 药品使用量 x

药品管理费 = 当前存量 cs * 0.1

药品的缺损费用应为：

药品的缺货量 = 药品使用量 x - 当前存量 cs

药缺损失费 = 当前缺药量 cs * 缺损费/盒

药品的收益费用应为：

药品收益 = 药品使用量 x * (药品出价 - 药品进价) - 药品管理费 - 药品缺损费

2. 药品调整问题的仿真模型　根据上面的分析,我们需要构造以下的数据工作表。

日期	初期存量	随机数	使用量	随机数	药品进价	期末存量	进货	存储费	缺货费	收益
1										
⋮										
100										

3. 完成仿真模型的构造　进入 Excel 工作环境,建立 Medicine 工作表,将随机数产生器生成的两列随机序列分别填入 C10:C109 和 E10:E109 单元格区域,如图9-13所示。

(1)生成药品使用量 x

提示:用离散概率分布序列的方法生成。

在表的 D10 单元格输入公式：

" = IF(E10 < = $E$3,$F$3,IF(E10 < = $E$4,$F$4,IF(E10 < = $E$5,$F$5, IF(E10 < = $E$6,$F$6,$F$7)))) ",并将其复制到 D11:D109 单元格区域。

(2)生成药品进价

提示:用连续概率分布序列的方法生成。由于药品进价是一服从均值为4元,标准差为0.5元正态分布的随机变量序列,所以可以通过第一节介绍的"生成服从连续概率分布的数值"的方法来构造丙种球蛋白的进价序列。在本案例分析中,使用 Excel 的 NORMINV(probability,mean,standard_dev)函数来生成它们。

在表的 F10 单元格输入公式:“=INT(NORMINV(C10,$H$3,$I$3))”,并将其复制到 F11:F109 单元格区域。

根据问题分析中罗列的公式,分别在工作表内完成以下公式填充和复制。

在表的 G10 单元格输入公式:“=MAX(B9-D10,0)”,并将其复制到 G11:G109 单元格区域;在表的 H10 单元格输入公式:“=IF(G10<$B$6,$B$7,0)”,并将其复制到 H11:H109 单元格区域;在表的 I10 单元格输入公式:“=H10*F10”,并将其复制到 I11:I109 单元格区域;在表的 J10 单元格输入公式:“=(G10)*$B$3”,并将其复制到 J11:J109 单元格区域;在表的 K10 单元格输入公式:“=IF((B9-D10)<0,(B9-D10)*$B$4,0)”,并将其复制到 K11:K109 单元格区域;在表的 L10 单元格输入公式:“=D10*$B$2-D10*$F9-J9-K10”,并将其复制到 L11:L109 单元格区域;在 B11 单元格中输入公式:“=G10+H10”,并将其复制到 B12:B109 单元格区域。至此完成药品调整问题的仿真模型构建,如图 9-17 所示。

	A	B	C	D	E	F	G	H	I	J	K	L
1	存储问题			某药每天需求量的分布				某药每天使用量的分布				
2	药品售价	5		概率密度	累计分布	需求		均值	标准差			
3	存储费/盒	0.1		0.2	0.2	200		4	0.5			
4	缺损费/盒	1		0.25	0.45	220						
5	开始存量	200		0.35	0.8	300						
6	进货临界值	100		0.15	0.95	350						
7	进货量	400		0.05	1	400						
8	收益费	439.99	-29.5									
9	日期	初期存量	随机数	使用量	随机数	药品进货价	期末存量	进货	进货费	存储费	缺货费	收益
10	1	200	0.66	200	0.17909	4	0	400	1600	0	0	200
11	2	400	0.26	220	0.24407	3	180	0	0	18	0	422
12	3	180	0.98	350	0.81362	5	0	400	2000	0	-170	170
13	4	400	0.46	300	0.54981	3	100	400	1200	10	0	590
14	5	500	0.36	220	0.39938	3	280	0	0	28	0	412
15	6	280	0.42	350	0.90692	3	0	400	1200	0	-70	770
16	7	400	0.99	220	0.26346	5	180	0	0	18	0	-18
17	8	180	0.53	220	0.27102	4	0	400	1600	0	-40	260
18	9	400	0.98	220	0.27789	5	180	0	0	18	0	-18
19	10	180	0.25	350	0.86184	3	0	400	1200	0	-170	870
20	11	400	0.83	350	0.91337	4	50	400	1600	5	0	345
21	12	450	0.67	200	0.07322	4	250	0	0	25	0	175
22	13	250	0.60	200	0.09018	4	50	400	1600	5	0	195
23	14	450	0.80	350	0.91391	4	100	400	1600	10	0	340
24	15	500	0.51	350	0.84753	4	150	0	0	15	0	335
25	16	150	0.56	300	0.63475	4	0	400	1600	0	-150	450
26	17	400	0.53	220	0.29378	4	180	0	0	18	0	202
27	18	180	0.19	350	0.83612	3	0	400	1200	0	-170	870
28	19	400	0.60	350	0.87586	4	50	400	1600	5	0	345
29	20	450	0.54	300	0.50393	4	150	0	0	15	0	285
30	21	150	0.76	300	0.46661	4	0	400	1600	0	-150	450

图 9-17 药品调整问题的仿真模型

4. 对样本数据进行分析 在仿真模型工作表的 O2:Y2 和 O4:Y4 单元格区域分别输入不同的进货量“300、400、500、600、700、800、900、1000、1100、1200、1300”,如图 9-18 所示。

	L	M	N	O	P	Q	R	S	T	U	V	W	X	Y
1														
2		进货量		300	400	500	600	700	800	900	1000	1100	1200	1300
3		收益												
4		进货量		300	400	500	600	700	800	900	1000	1100	1200	1300
5		损失费												
6														

图 9-18 构造模拟运算区域图示

在仿真模型工作表的 N3 和 N5 单元格分别输入" = B8"和" = C8",然后运用 Excel 的模拟运算表菜单命令完成仿真模拟运算的分析。具体操作如下：

(1)收益模拟运算求解：选择 N2:Y3 单元格区域,切换到"数据"选项卡,单击数据工具组的[模拟分析]按钮,从下拉菜单中选择"模拟运算表"命令,出现如图 9-19 所示的对话框。在其对话框的[输入引用行的单元格]中输入 $B$7,[输入引用列的单元格]中不输入任何内容,再单击[确定]按钮,各分析值自动填入 O3:Y3 单元格区域中,如 9-20 所示。

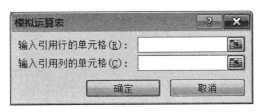

图 9-19 模拟运算表工具使用示意图

(2)损失费模拟运算求解：选择 N5:Y5 单元格区域,单击"数据/模拟运算表"命令,出现如图 9-19 所示的对话框。在其对话框的[输入引用行的单元格]中输入 $B$7,[输入引用列的单元格]中不输入任何内容,再单击[确定]按钮,各分析值自动填入 O5:Y5 单元格区域中,如图 9-20 所示。

	O3		{=表(B7,)}									
	M	N	O	P	Q	R	S	T	U	V	W	X	Y
1													
2	进货量		300	400	500	600	700	800	900	1000	1100	1200	1300
3	收益	439.99	444.02	439.99	431.8	419.91	415.64	406.42	405.16	397.75	386.34	390.75	376.24
4	进货量		300	400	500	600	700	800	900	1000	1100	1200	1300
5	损失费	-29.5	-29.5	-29.5	-24.5	-18.3	-18.9	-13.5	-17.5	-14.1	-8.3	-17.5	-9.5
6													

图 9-20 模拟运算结果示意图

对"收益期望值"和"损失费期望值"两组数据分别做数据点折线图,如图 9-21 所示。

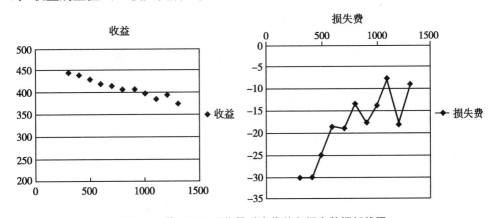

图 9-21 药品不同进货量对应收益和损失数据折线图

观察工作表中模拟运算的结果,对不同的决策目标,包括两种不同的选择方案：

(1)当采用"获取最大收益"为目标的行为方案时,由于进药价频繁波动,就会得到药品进货量为300盒的销售方案,但同时也使损失期望值达到最大。因此最大收益和最大赔损同时出现的方案不是最佳选择。

(2)当采用"获取最小损失"为目标的行为方案时,就会得到药品进货量应当为1100盒的销售方案,此时,虽然收益只有386.34元,但其损失期望值为最小。综合考虑,这是"既能挣钱但又少赔"的最佳选择。

▪▪▪ 习 题 9 ▪▪▪

一、选择题

1. 以下有关仿真模拟的描述中,正确的是( )

A. 只有确定性的变量构建的确定模型才能进行仿真模拟

B. 不服从任何概率分布的随机变量也可以构建模型进行仿真模拟

C. 不用计算机也可以进行仿真模拟

D. 利用计算机可以对构建的模型进行仿真模拟

2. 在 Excel 中进行仿真模拟,以下叙述不正确的是( )

A. 可以用随机函数联合条件函数也可以用数据分析工具的随机数发生器来生成仿真模型的随机变量

B. 生成仿真模型的随机变量时,需要在模型工作表之外的任一表中构造随机变量的随机数

C. 不知道随机变量的概率分布,也能生成仿真模型的随机变量

D. Excel 的"模拟运算表"功能可以观察仿真模型的输入变更引起输出变化的结果

3. 可以用以下的工具进行仿真模拟的是( )

A. 用程序语言编写仿真模拟程序

B. 用电子表格软件 Excel 的内嵌各类工具函数可以进行仿真模拟

C. 只有 Mathlab 工具可以进行仿真模拟

D. 利用计算机可以对构建的模型进行仿真模拟

二、判断题

1. 可以通过电子表格软件 Excel 提供的各类函数和内嵌的数据分析工具来实现仿真模拟。

2. 没有目标函数也能进行仿真模拟。

三、问答题

1. 什么是仿真模拟? 叙述仿真模拟的一般步骤。

2. 如何生成服从离散概率分布的抽样序列?

3. 如何生成服从连续概率分布的抽样序列?

4. 在本章第一节叙述的生成服从连续概率分布的抽样序列的一般方法中,用随机数产生器生成的均匀分布随机序列是作何用?

5. 在 Excel 中有几种方法可以生成服从连续概率分布的抽样序列? 请举例说明。

6. 请简要举例说明仿真模拟的典型用途。

7. 在应用仿真模拟的方法时,应当注意什么问题?

8. 某药厂生产的某种保健成药品次品率分布如表9-9所示,若一片次品的成药被混入正品出厂,其赔偿费为2.48元。每批生产1500片。因此,工厂打算添置一套检验装置,在生产过程中检验药品,自动将次品剔除,但是每批需要花费280元。求

(1)比较每批生产1300、1400、1500、1700或1800片时,添置检验装置和不添置检验装置的赔偿情况,寻找每批生产的最合适量,使之获得最少赔偿。

(2)计算最低费用的决策方案比高费用的决策方案可节省多少钱?

(3)计算最佳行为方案的期望费用是多少?

表9-9　某药厂生产的产品次品率分布

次品率	0.01	0.05	0.10	0.15	0.20
概率	0.25	0.35	0.18	0.13	0.09

9. 请自行构造虚拟条件,进行某地地震预报的几率分析。

10. 某医院扩建后,在试运行期间,医院的基础设施和服务水平得到了提升,门诊就诊量增大,药品需求量也发生了变化。根据试运行情况,医院药房最近需要调整进药策略。希望控制人乙肝两对半检测试剂盒的每周订购量,使医院库存维持最佳,同时既要要保证临床科室用药又要取得好的收益。

目前医院药房已掌握的情况包括:①根据经验为保证不因药房缺药而影响临床工作,要求人乙肝两对半检测试剂盒进货临界值为100盒,即该试剂盒存货小于100盒,必须进药。②试剂盒进库后,在药房存储的存储费用为6元/盒/周,但如果缺货,造成医院临床工作的机会损失是(售价-进价)元/盒。③每盒药品的进价服从均值为28元,标准差为6元正态分布的随机变量,医院做检测时试剂收费为45元(不包括乙肝测试费)。④根据以往经验知道该药品的使用量的概率分布如表9-10测试盒用量经验概率所示。

表9-10　测试盒用量经验概率

乙肝试剂盒历史用药分布(每周)		
概率密度	累计分布	需求
0.2	0	150
0.25	0.2	220
0.35	0.45	300
0.15	0.8	350
0.05	0.95	400

药房主任可能希望知道以下问题的答案:

(1)药房为该试剂盒支付管理费用是多少?

(2)如果药房缺这种试剂盒,医院的期望损失是多少?

（3）医院从该试剂盒获得的期望收入是多少？

（4）药房为了不使该试剂盒发生积压造成损失，希望寻求一个最合适的试剂盒进货量和进货点，使支出的费用较少。

（刘　燕）

第十章

蒙特卡罗仿真模拟的应用

本章节有关仿真模拟的理论介绍与前面第九章仿真模拟概念及应用的第一节和第二节内容相似,相关内容请参考第九章,本章重点介绍仿真模拟方法之一的蒙特卡罗方法的应用。

第一节　蒙特卡罗方法概述

一、蒙特卡罗方法定义

蒙特卡罗方法(Monte carlo method,MC),亦称随机抽样方法,或统计模拟方法,是一种以概率统计理论为基础,运用随机数(或伪随机数)来解决计算问题的数值方法。它利用概率模型在电子计算机上实现统计模拟或抽样,经过算法的重复调用以获得系统近似解,较为逼真地描述事物的特点及物理实验过程,解决一般数值方法难以解决的问题。

二、蒙特卡罗方法研究发展简史

蒙特卡罗方法的思想起源并形成于 18 世纪法国数学家蒲丰(Georges Louis Leclere de Buffon,1707—1788)提出的投针问题,参见图 10-1。用投针试验计算圆周率 π 值。平面上有间隔为 $2a$ 的等距平行线,向此平面任意投长度为 $2l(l < a)$ 的均匀直针 n 次。显然,直针至多可与一条直线相交。统计直针与直线相交的次数为 m,则直针与直线相交的概率 P 可以近似求出为 m/n。此概率与所取针长 $2l$、平行线间距 $2a$ 有关,且包含 π 值,计算得其近似值为 $2nl/ma$。此古典概率问题在于利用随机数进行统计试验,以求得的均值或概率等统计特征作为问题数值解。

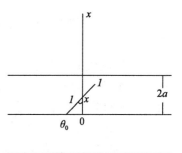

图 10-1　投针问题的概率分析

二战期间,著名数学家冯·诺依曼(Von Neumann)和乌拉姆(Stanislaw MareinUlam)将裂变物质的中子随机扩散进行直接模拟,他们把这一与研制原子弹有关的秘密工作用摩纳哥国的蒙特卡罗(Monte Carlo)作为秘密代号来称呼。用世界闻名的赌城名比喻随机模拟,被人们很快接受并得以沿用和传播。随着计算机技术和随机理论的发展，人们把利用计算机模拟随机现象产生的随机数据来进行近似计算的方法称为蒙特卡罗方法。

三、蒙特卡罗方法应用领域

蒙特卡罗方法首先在核领域取得成功。但早期由于计算费用昂贵及性价比不高，它只是作为确定论方法的补充。随着计算机的快速发展和信息技术的日益普及，蒙特卡罗方法在统计物理、机械、生物医学、核医学、量子力学、分子动力学、仿真学、仪器设计与校正、可靠性设计、石油测井、物探、金融、信息和航天、参数估计等领域得到广泛应用，已经成功解决了许多经典的数学和物理问题，发挥了极其重要的作用，体现了很高的应用价值。

四、蒙特卡罗方法的特点

与一般数值方法相比，蒙特卡罗方法有如下优点：①程序结构简单，便于编制和调试。②收敛速度与问题维数无关。换句话说，要达到同一精度，用蒙特卡罗方法选取的点数与维数无关，计算时间仅与维数成比例。但一般数值方法，比如在计算多重积分时，要达到同样的精度，则计算的点数要随维数的幂次方而增加。这一特性，决定了蒙特卡罗方法对多维问题的适用性。③受系统条件限制的影响小。④针对粒子输运等物理问题有其他数值方法无法替代的作用。

蒙特卡罗方法也具有以下不足：①收敛速度慢，误差大；②对于大系统深穿透问题，蒙特卡罗方法算出的结果往往偏低。只有当系统的大小与粒子的平均自由程可以相比较时（一般在10个平均自由程左右），这种方法算出的结果较为满意。而其他数值方法却往往能算出较好的结果。因此，越来越多研究将数值方法与蒙特卡罗方法联合使用，克服这种局限性。

第二节　蒙特卡罗方法的应用

一、蒙特卡罗方法求解问题的基本过程

蒙特卡罗方法的基本过程主要分为三个步骤：构造或描述概率过程；实现从已知概率分布抽样；建立各种估计量。

1. 构造或描述概率过程　针对随机性问题，如粒子输运，需正确描述和模拟问题的概率过程；针对确定性问题，如计算定积分，需通过事先人为构造对应的概率过程，使某些参量对应所求问题的解，以使问题转化为随机性问题。

2. 实现从已知概率分布抽样　概率模型构造完成后，产生已知概率分布的随机变量（或随机向量），就成为实现蒙特卡罗方法模拟试验的基本手段。最简单、最基本、最重要的一个概率分布是(0,1)上的均匀分布（或称矩形分布）。而随机数就是具有这种均匀分布的随机变量，随机数序列是具有这种分布的相互独立的随机变数序列。产生随机数的问题就转化为在已知均匀分布上进行抽样的问题。在计算机上，可以用物理方法产生随机数，但价格昂贵，不能重复，使用不便。另一种方法是用数学递推公式产生。这样产生的序列与真正的随机数序列有所不同，所以称之为伪随机数，或伪随机数序列。经过多种统计检验表明，它与真正的随机数（或随机数序列）性质相近，可作为真正的随机数使用。

3. 建立各种估计量,获取结果　一般地,构造了概率模型并从中抽样后,即实现了模拟试验。接下来,确定一个随机变量作为所求问题的解。建立各种估计量,相当于对模拟试验的结果进行考察和登记,从中得到问题的解。

二、基于电子表格(Excel)实践蒙特卡罗算法

目前,关于蒙特卡罗方法的计算程序已经有很多,如:EGS4、FLUKA、ETRAN、ITS、MC-NP、GEANT 等。除欧洲核子研究中心(CERN)发行的 GEANT 主要用于高能物理探测器响应和粒子径迹的模拟外,其他程序都深入到低能领域,并被广泛应用。但是,这些程序大多经过了多年的发展,花费了几百人年的工作量,在应用过程中对数理、编程的技术要求非常高。利用电子表格软件 Excel 提供的各类函数和内嵌的数据分析工具来进行蒙特卡罗仿真模拟则是一种简单易操作的方法。

Crystal Ball(水晶球)软件是 Microsoft 提供的 Excel 内嵌的数据分析工具(又称增益工具),是针对不确定因素进行图形化预测和风险模拟分析的加载项文件。通过 Crystal Ball 软件实践蒙特卡罗仿真模拟,可克服电子表格软件 Excel 的限制,可在一张预测图中显示可能结果的全部范围,并获得其概率。下面举例说明如何利用 Excel 加载项中的 Crystal Ball(水晶球)软件来实践蒙特卡罗仿真模拟。需特别说明的是,本案例数据仅就解释如何使用 Excel 加载项中的 Crystal Ball(水晶球)软件来实践蒙特卡罗仿真模拟而设计,并不是实际生活中的数据。(Crystal Ball 软件官网:http://www.crystalball.com)。

(一)案例背景

镉是一类致癌物。加强对膳食中镉污染的监测,评估其对人群潜在的健康风险具有一定的现实意义。

(二)Crystal Ball(水晶球)软件实践蒙特卡罗方法的操作步骤

1. 构造风险评估模型

(1)风险评估公式

$$EDI = C \times IR \div BW$$

式中:EDI 为某膳食途径镉摄入的日均单位体重暴露量$[\mu g/(kg \cdot d)]$;C 为该膳食中镉含量$(\mu g/kg)$;IR 为居民日均该膳食食用量(kg/d);BW 为居民平均体重(kg)。

(2)风险评估参数设置(表 10-1)

表 10-1　风险评估参数设置

参数	单位	数值(Mean,Std. Dev)
该膳食中镉含量 C	μg/kg	(67,52)
居民日均该膳食食用量 IR	kg/d	(0.28,0.13)
居民平均体重 BW	kg	55
日均单位体重暴露量 EDI	$\mu g/(kg \cdot d)$	EDI = C × IR ÷ BW

(3)使用 Crystal Ball,定义假设单元格和预测单元格。

①定义假设单元格

Ⅰ. 选择一个单元格或一列单元格,输入假设变量名称【该膳食中镉含量 C】,参见(图

10-2)输入假设变量名称。

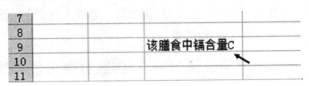

图10-2　输入假设变量名称

Ⅱ. 选择邻近单元格,选择定义＞定义假设变量,图标为进入 Crystal Ball 分布图对话框,参见图10-3 和图10-4。

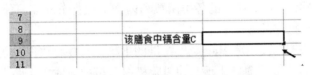

图10-3　选择临近单元格

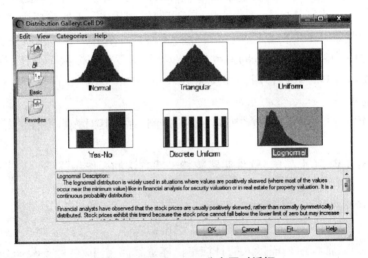

图10-4　Crystal Ball 分布图对话框

Ⅲ. 从图10-4 中选择要使用的分布并双击,将显示所选单元格的分布类型。对该膳食样品中镉含量分布进行 Anderson-Darling、K-S、Chi-Square 检验,综合模拟分布图,选择最可能符合的对数正态分布,参见图10-5。如需修改分布类型,则点击图表返回到分布图库,然后选择其他分布。

Ⅳ. 在图10-5 所示对话框的"Mean"和"Std. Dev"栏中,输入相关分布的参数,参见图10-6。

Ⅴ. 点击"OK"按钮,退出对话框界面后,主界面参见图10-7,其中单元格颜色转为绿色,即提示名为【该膳食中镉含量 C】的假设变量定义成功。

Ⅵ. 关于另一假设变量【居民日均该膳食食用量 IR】的定义同 I-V 操作。定义成功后,参见图10-8。

Ⅶ. 参考相关文献数据资料,居民平均体重 BW 采用确定值55kg。直接在 Excel 格式下输入数值,参见图10-9。

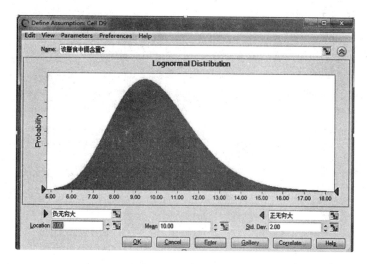

图 10-5　对数正态分布

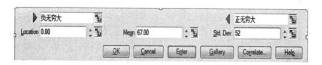

图 10-6　该膳食中镉含量 C 的参数输入

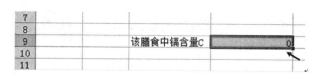

图 10-7　该膳食中镉含量 C 定义成功

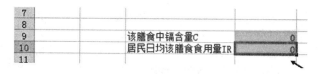

图 10-8　居民日均该膳食食用量 IR 定义成功

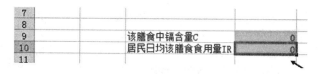

图 10-9　居民平均体重 BW 输入成功

②定义预测变量值:预测单元格通常阐明了一个或多个假设变量和决策变量之间关系的公式,包含风险评估模型中需要得到的结果。

Ⅰ. 选择一个单元格或一列单元格,输入预测变量名称【日均单位体重暴露量 EDI】,参见图 10-10。

Ⅱ. 选择临近单元格,根据风险评估公式 $EDI = C \times IR \div BW$ 插入函数,参见图 10-11。

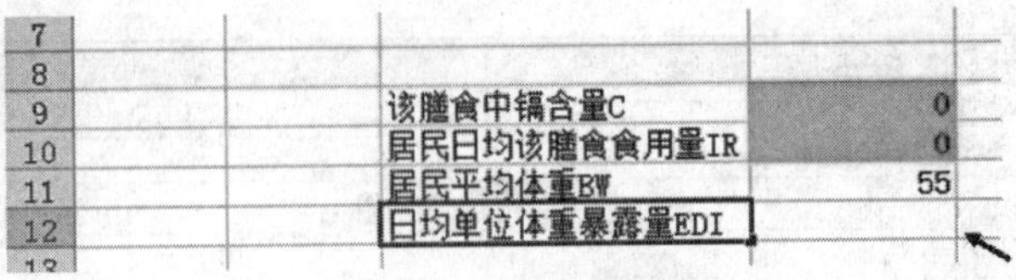

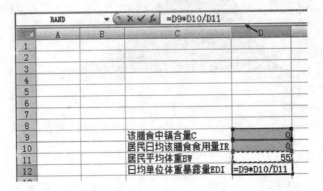

图 10-10　输入预测变量名称

图 10-11　根据风险评估公式插入函数

Ⅲ. 选择定义＞定义预测值,图标为显示定义预测值对话框,对话框的"Name"一栏,即显示预测变量的名称,参见图 10-12。

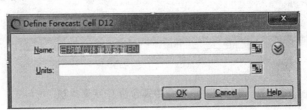

图 10-12　命名预测值

Ⅳ. 点击"OK"按钮,退出对话框界面后,主界面参见图 10-13,其中单元格颜色转为蓝色,即提示名为【日均单位体重暴露量 EDI】的预测值定义成功。

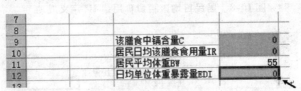

图 10-13　预测值定义成功

Ⅴ. 如模型中有多个预测单元格,则重复步骤Ⅰ~Ⅳ。

③设定软件运行的基本参数,如试验参数、样本参数、速度参数、选项参数、统计参数等。具体请查看 Crystal Ball(水晶球)软件操作指南(见附录-水晶球操作手册)。本案例设置模拟运行的试验次数为 10000 次。

2. 实现从已知概率分布抽样

Ⅰ. 单击"Start"按钮,参见图 10-14,运行开始,Crystal Ball 软件在定义许可的范围内抽样,生成随机值。每次模拟运行试验均重复如下步骤:①按照风险模型的概率分布对每个假设变量单元格生成一个随机数字,放入电子表格中;②重复计算;③从每个预测单元格中取一个数值,将其添加到预测窗口的图表。直到模拟达到停止标准或手动停止模拟。

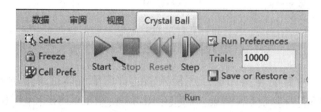

图 10-14　模拟运行开始指令

Ⅱ. 运行结束显示,参见图 10-15。

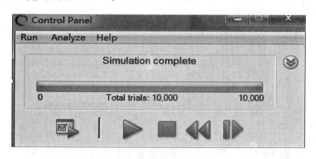

图 10-15　运行结束

3. 建立各种估计量,获取结果　利用 Crystal Ball 可以得到预测图、敏感度图、叠加图、趋势图、散点图等。单击图 10-16 所示的菜单项进行相应分析,得到量化的基于概率的电子表格模型,获得预测总体的镉含量及风险评价结果。需说明的是,由于软件每次重复运行随机抽取的数值并不完全一致,所以计算得出的数值会在一定范围内有所波动,但不影响风险评估结果的判断。

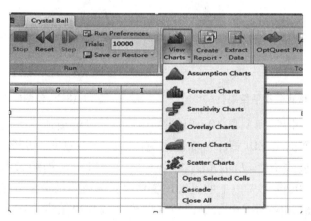

图 10-16　结果分析名目一览

Ⅰ. 选择敏感性分析,可得分析结果,参见图 10-17。

结果显示该膳食中镉含量对 EDI 的贡献为 71.6%,居民该膳食摄入量的贡献为

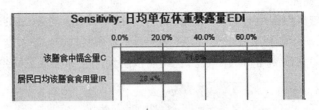

图 10-17　敏感性分析结果

28.4%。说明该膳食中镉含量为影响居民摄入镉的日均单位体重暴露量 EDI 的主要因素。

　　Ⅱ. 选择预测图表,得到预测结果,参见图 10-18A、图 10-18B 和图 10-18C。

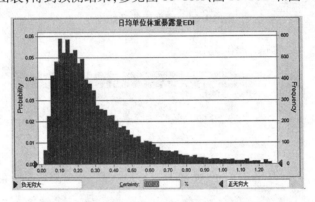

图 10-18A　居民日均单位体重暴露量 EDI 的概率图

Statistics:	Forecast values
Trials	10,000
Base Case	0.00
Mean	0.34
Median	0.24
Mode	—
Standard Deviation	0.33
Variance	0.11
Skewness	3.59
Kurtosis	28.62
Coeff. of Variability	0.9656
Minimum	0.01
Maximum	5.46
Range Width	5.44
Mean Std. Error	0.00

图 10-18B　预测概率值结果(一)

Forecast: 日均单位体重暴露量EDI (cont'd)

Percentiles:	Forecast values
0%	0.01
10%	0.09
20%	0.12
30%	0.16
40%	0.20
50%	0.24
60%	0.30
70%	0.38
80%	0.49
90%	0.69
100%	5.46

End of Forecasts

图 10-18C　预测概率值结果(二)

　　通过预测图表(图 10-18A,图 10-18B,图 10-18C),可清晰地得到居民通过该膳食摄入镉的日均单位体重暴露量 EDI 概率分布。参见图 10-19 中概率为 95% 时 EDI 值小于 1.0,再结合风险商计算公式 $HR = EDI/RfD$ [其中 RfD 为经口摄入镉的参考剂量 $1.0\mu g/(kg \cdot d)$] 求出 HR 小于 1.0,得 95% 以上的人群该膳食镉暴露风险水平在可接受范围内。

　　通过有效的模拟,Crystal Ball 借助蒙特卡罗模拟成为决策者手中一个有效的工具。可帮助我们回答诸如以下一些问题,"如果按这种暴露水准,是否会对人群健康造成风险?"或者,"对人群健康造成的风险有多大?"或者,"造成这种健康风险的可能性有多大?"利用 Excel 的增益工具实践仿真模拟,我们将更自信、更高效以及更精确地预测不确定性问题,分析其发生的可能性及程度。

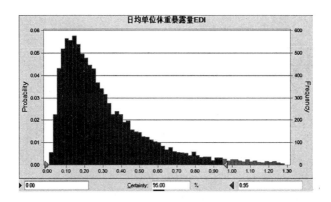

图10-19　95％人群的风险评估概率值

■■■ 习　题　**10** ■■■

简答题

1. 蒙特卡罗方法的定义是什么？可用于哪些领域？

2. 蒙特卡罗方法的特点是什么？

3. 简述 Crystal Ball 软件是如何实践蒙特卡罗方法的。

（让蔚清　谭　淼）

211

第十一章

粗糙集理论与应用

在医学诊断和临床决策中,医务人员可以根据大量确诊的病例,以疾病的临床诊断结果作为决策属性,以疾病的临床症状数据为条件属性,建立医学病例知识库或医学决策表。通常,症状数据是疾病诊断和临床决策的主要依据。然而,各种症状数据对疾病的影响程度是不同的,可能存在大量冗余的症状数据。冗余症状数据的存在,一方面造成检查项目的增加,额外增加患者的费用;另一方面,干扰医务人员作出正确而简洁的临床决策。属性约简(又称特征选择)是数据挖掘、模式识别和机器学习等领域的研究热点。粗糙集(Rough Set, RS)理论是 1982 年由波兰科学家 Pawlak 教授提出的一种数学分析工具,属性约简是其核心研究内容之一。在粗糙集理论中,属性约简是指在保持原始决策表分类或决策能力不变的前提下,消除冗余的条件属性,找到决策表中最小条件属性集。在医学诊断和临床决策过程中,可以利用粗糙集的属性约简方法来消除冗余的症状数据,这对疾病的辅助诊断具有重要意义。

本章将结合医学决策表案例,介绍粗糙集理论、属性约简的基本知识和相关概念,并通过数据库查询语言中的 SELECT 语句实现粗糙集理论中的属性约简算法。

第一节　粗糙集理论的基本知识

近 20 年来,数据挖掘和知识发现研究日益受到人工智能学术界的广泛重视。其中,粗糙集是波兰科学家 Z. Pawlak 于 1982 年提出的一种数据分析理论与方法。1991 年,Pawlak 出版了专著《粗糙集:关于数据推理的理论》(Rough Sets:Theoretical Aspects of Reasoning about Data),标志着粗糙集理论及其应用的研究进入了活跃时期。1992 年,在波兰召开了关于粗糙集理论的第一届国际学术会议,着重讨论了集合近似定义的基本思想及其应用和粗糙集合环境下的机器学习基础研究。1995 年,ACM Communication 将粗糙集理论列为新兴的计算机科学的研究课题。目前,粗糙集已成为信息科学最为活跃的研究领域之一,无论是在理论方面还是在应用实践方面都取得了很大的进展,展示了它是人工智能领域应用最广、最有前途的一种方法。

一、信息表与决策表

粗糙集理论主要研究一个由对象集和属性集构成的信息表或信息系统。信息表中数据是以关系表形式表示的,关系表的行对应问题研究的对象或实例,列对应对象的属性或特征,而对象的信息则是通过指定对象的各个属性值来表达的。其中,带有决策属性的信息表称为决策表。信息表和决策表构成了粗糙集理论的知识表达系统(又称知识库)。

在粗糙集理论中,知识表达系统可用信息表或决策表以关系数据表的形式表示出来,这样有利于将粗糙集理论中相关算法嵌入到数据库管理系统中。

1. 信息表

定义 11-1 一个四元有序组 $S=(U,A,V,f)$ 称为信息表。其中,U 为非空的有限对象的集合,$U=\{x_1,x_2,\cdots,x_n\}$ 称为论域;$A=\{a_1,a_2,\cdots,a_n\}$ 为描述对象的非空有限属性的集合;V 为所有属性值的集合,V_a 表示属性 a 的值域,则 $V=\cup\{V_a\mid a\in A\}$;$f:U\times A\rightarrow V$ 为从样本空间向属性空间的一个信息函数,它指定 U 中的每一对象 x 在属性 a 下的属性值,即 $\forall a\in A$,$x\in U$,$f(x,a)\in V_a$。

事实上,信息表可以直观地表示为一个二维表的形式,通常称二维表为信息表,它是表达描述知识的数据表格。信息表是以二维关系表形式来描述论域中的对象,关系表的每一行对应要研究的对象,每一列对应对象的属性,对象的信息是通过指定对象的各属性值来表达的。一个信息表对应一个关系表;反之,一个关系表也对应着一个信息表。因此,信息表 $S=(U,A,V,f)$ 是关系数据表的一种抽象描述。

2. 决策表

定义 11-2 一个信息表 $S=(U,A,V,f)$ 称为决策表,其中,$A=C\cup D$,$C\cap D=\varnothing$,子集 $C=\{c_1,c_2,\cdots,c_m\}$ 称为条件属性集,子集 D 为决策属性集,通常只考虑一个决策属性 d,即 $D=\{d\}$。显然,具有条件属性和决策属性的信息表称为决策表。

决策表是一类特殊而重要的知识表达系统,决策问题通常都可以利用决策表来表示,它在决策分析应用中起着非常重要的作用,也是粗糙集理论的重要研究对象。决策表中属性可分为条件属性和决策属性两类,它反映了当满足某些条件(属性)时,决策(行为、操作、控制)应当怎样进行。

医学决策问题大都可以用决策表形式来表示。例如,表 11-1 为一个关系表格式的医学决策表,其中,$U=\{x_1,x_2,\cdots,x_n\}$,$x_i(1\leq i\leq n)$ 为对象;$C=\{c_1,c_2,\cdots,c_m\}$,$c_j(1\leq j\leq m)$ 为条件属性集;$D=\{d\}$,d 为决策属性;x_{ij} 为对象表示第 i 个对象的第 j 个条件属性值;d_i 表示第 i 个对象的决策属性值。这里的属性值可以是数值,也可以为描述语言。

表 11-1 关系表格式的决策表

U	条件属性集 C				决策属性集 D
	c_1	c_2	$\cdots$	c_m	d
x_1	x_{11}	x_{12}	$\cdots$	x_{1m}	d_1
x_2	x_{21}	x_{22}	$\cdots$	x_{2m}	d_2
$\cdots$	$\cdots$	$\cdots$	$\cdots$	$\cdots$	$\cdots$
x_n	x_{n1}	x_{n2}	$\cdots$	x_{nm}	d_n

二、不可区分与知识划分

粗糙集理论延拓了经典的集合论,把用于分类的知识嵌入集合内,作为集合组成的一部分。在粗糙集理论中,知识被认为是一种能根据属性集将对象集进行分类的能力,可以通过不可区分关系为智能信息处理提供一套系统的方法。

通常,人们用一组属性来描述对象,不可区分关系就是由这些对象相应的属性值定义的。如果两个对象在这组属性上的属性值都相等,也就是说具有相同的描述,就认为它们是不可区分的。例如,两个红色物体由于在属性颜色上取值相同,因而是不可区分的,而一个红色物体和一个蓝色物体是可区分的。

从集合关系这个角度来看,这种不可区分关系实际上就是等价关系。这样所有具有相同描述的对象构成一个等价类,而所有的等价类构成所考虑对象的一个划分。

1. 不可区分

定义 11-3 给定一个决策表 $S = (U, C \cup D, V, f)$,设属性子集 $R \subseteq C \cup D$,则 R 在 U 上的不可区分关系定义为:

$$IND(R) = \{(x, y) \mid (x, y) \in U \times U, \forall r \in R, f(x, r) = f(y, r)\} \tag{11-1}$$

如果 $(x, y) \in IND(R)$,则称 x 和 y 是在属性集(知识)R 上是不可区分的。

显然,不可区分关系 $IND(R)$ 是 U 上的一个等价关系,且 $r \in R$ 时 $IND(R) = \cap IND(r)$。

2. 知识划分 知识划分即是分类,将论域中对象分成不同的类,这些类之间互不相交,且每一对象均包含在某一类中。

定义 11-4 给定一个决策表 $S = (U, C \cup D, V, f)$,设 $R \subseteq C \cup D$,则等价关系 $IND(R)$ 在论域 U 上构成一个知识划分,用 $U/IND(R)$ 表示,简记为 U/R,可定义为:

$$U/R = \{R_i \mid R_i = [x]_R, i = 1, 2, \cdots\} \tag{11-2}$$

其中,$[x]_R = \{y \mid \forall a \in R, f(x, a) = f(y, a)\}$ 表示由 x 决定的等价类;$R_i \subseteq U$ 且 $R_i \neq \emptyset$;$R_i \cap R_j = \emptyset, i \neq j, i, j = 1, 2, \cdots; \cup R_i = U$;

由定义 11-4 可知,U/R 表示属性集 R 上所有等价类构成的集合,U/R 中的任何一个元素称为等价类。

粗糙集理论中以等价关系代替分类。当用 R 表示论域 U 中对象之间的等价关系时,则由 R 确定的等价类形成 U 的一个划分,它将论域 U 中的对象划分成各不相交的子集。

对于决策表 $S = (U, C \cup D, V, f)$,设条件属性集 C 上的知识划分 $U/C = \{X_1, X_2, \cdots, X_n\}$ 和决策属性集 D 上的知识划分 $U/D = \{Y_1, Y_2, \cdots, Y_m\}$,则称 $X_i \in U/C$ 为条件等价类,$Y_j \in U/D$ 为决策等价类。

例如,表 11-2 与表 11-3 提供了一组有关中医"寒证"的决策表(病例诊断知识),每个病例包括 7 个症状表现(条件属性集)和 1 个寒证诊断结果(决策属性)。

表 11-2 寒证诊断结果与症状表现定义

症状与诊断结果	数据离散化	症状与诊断结果	数据离散化
发热(c_1)	不发热 = 0,发热 = 1	咳嗽(c_5)	不咳嗽 = 0,咳嗽 = 1
口渴(c_2)	口渴 = 0,不口渴 = 1	脉象(c_6)	非迟/紧 = 0,迟/紧 = 1
四肢(c_3)	不怕冷 = 0,怕冷 = 1	胸闷(c_7)	不胸闷 = 0,胸闷 = 1
倦怠乏力(c_4)	不倦怠乏力 = 0,倦怠乏力 = 1	诊断结果(d)	非寒证 = 0,寒证 = 1

表 11-3 寒证诊断决策表

U	c_1	c_2	c_3	c_4	c_5	c_6	c_7	d
x_1	0	1	0	0	1	0	1	0
x_2	0	1	1	0	1	1	0	0
x_3	0	0	0	0	1	1	0	0
x_4	0	0	0	0	0	0	1	0
x_5	1	1	1	1	0	0	1	1
x_6	0	1	0	0	1	1	0	1
x_7	1	1	1	1	1	0	1	1
x_8	1	1	1	1	1	0	0	1

由表 11-3 提供的决策表可知,论域 $U = \{x_1, x_2, x_3, x_4, x_5, x_6, x_7, x_8\}$ 是 8 个对象(患者)的集合,条件属性集 $C = \{c_1, c_2, c_3, c_4, c_5, c_6, c_7\}$ 为 7 个症状数据,决策属性集 $D = \{d\}$ 为疾病诊断结果。

患者可以根据上述信息表(知识库)中的发热(c_1)、口渴(c_2)或诊断结果(d)等属性集(知识)来描述。如果根据某一属性集来描述患者的情况,则根据属性值的不同,可以将患者进行分类(等价类),从而对所有患者进行划分。例如,若根据发热、口渴或诊断结果等属性分别对所有患者进行分类(划分),结果分别如下。

(1)按发热(c_1)分类:发热($c_1 = 1$)的患者包括 x_5、x_7 和 x_8;不发热($c_1 = 0$)的患者包括 x_1、x_2、x_3、x_4 和 x_6。因而,可得两个等价类 $\{x_5, x_7, x_8\}$ 和 $\{x_1, x_2, x_3, x_4, x_6\}$。

(2)按口渴(c_2)分类:口渴($c_1 = 0$)的患者包括 x_3 和 x_4;不口渴($c_1 = 1$)的患者包括 x_1、x_2、x_5、x_6、x_7 和 x_8。因而,可得两个等价类 $\{x_3, x_4\}$ 和 $\{x_1, x_2, x_5, x_6, x_7, x_8\}$。

(3)按诊断结果(d)分类:非寒证($d = 0$)的患者包括 x_1、x_2、x_3 和 x_4;寒证($d = 1$)的患者包括 x_5、x_6、x_7 和 x_8。因而,可得两个等价类 $\{x_1, x_2, x_3, x_4\}$ 和 $\{x_5, x_6, x_7, x_8\}$。

例 11-1 根据表 11-3,计算属性集 $R = \{c_1, c_2\}$ 对论域 U 的划分。

解:下面根据等价关系、等价类和知识划分等定义进行计算。

(1)对于属性集 $\{c_1, c_2\}$,可得 $R = \{c_1, c_2\}$ 的等价关系有:

$IND(R) = \{(x_1, x_2), (x_1, x_6), (x_2, x_6), (x_3, x_4), (x_5, x_7), (x_5, x_8), (x_7, x_8)\}$

(2)$R = \{c_1, c_2\}$ 的等价类有

$R_1 = [x_1]_R = [x_2]_R = [x_6]_R = \{x_1, x_2, x_6\}$

$R_2 = [x_3]_R = [x_4]_R = \{x_3, x_4\}$

$R_3 = [x_5]_R = [x_7]_R = [x_8]_R = \{x_5, x_7, x_8\}$

(3)$R = \{c_1, c_2\}$ 的所有等价类形成 U 的一个划分,即

$U/R = \{R_1, R_2, R_3\} = \{\{x_1, x_2, x_6\}, \{x_3, x_4\}, \{x_5, x_7, x_8\}\}$

三、粗糙集的代数观描述

Pawlak 教授提出的粗糙集理论中所有的概念和运算都是通过代数学的等价关系和集合运算来定义的,被称为粗糙集理论的代数观描述(传统的粗糙集理论)。它是以不可区分关

系为基础,通过引入上近似集和下近似集在集合运算上定义的,并得到不同的确定性概念与近似概念。

1. 上近似集与下近似集

定义 11-5　对于决策表 $S = <U, C\cup D, V, f>$,设 $R\subseteq C\cup D, X\subseteq U$,则 X 的 R 上近似集、X 的 R 下近似集分别定义为:

$$\overline{R}(X) = \{x \in U \mid [x]_R \cap X \neq \varphi\} \tag{11-3}$$

$$\underline{R}(X) = \{x \in U \mid [x]_R \subseteq X\} \tag{11-4}$$

由定义 11-5 可知:

(1) X 的 R 上似集是知识划分 U/R 中所有与 X 有非空交集的等价类的并;

(2) X 的 R 下似集是知识划分 U/R 中所有属于 X 的等价类的并。

2. 正区域、边界域与负区域　给定一个决策表,根据 X 的 R 上似集和 R 下似集,可以将论域 U 分成三个两两互不相交的区域:正区域 $POS_R(X)$、边界域 $BND_R(X)$ 和负区域 $NEG_R(X)$。

定义 11-6　对于决策表 $S = <U, C\cup D, V, f>$,设 $R\subseteq C\cup D, X\subseteq U$,则正区域 $POS_R(X)$、边界域 $BND_R(X)$ 和负区域 $NEG_R(X)$ 的定义分别为:

$$POS_R(X) = \underline{R}(X) \tag{11-5}$$

$$BND_R(X) = \overline{R}(X) - \underline{R}(X) \tag{11-6}$$

$$NEG_R(X) = U - POS_R(X) \cup BND_R(X) = U - \overline{R}(X) \tag{11-7}$$

由定义 11-6 可知:

(1) 正区域 $POS_R(X)$ 表示根据 U/R 中等价类信息能够确定划分到 X 中的所有等价类的并;

(2) 边界域 $BND_R(X)$ 表示根据 U/R 中等价类信息既不能确定划分到 X 中也不能确定划分到 X 补集($\sim X$)中的所有等价类的并;

(3) 负区域 $NEG_R(X)$ 表示根据 U/R 中等价类信息确定不能划分到 X 中的所有等价类的并。

3. 粗糙集定义　X 的 R 上近似集 $\overline{R}(X)$ 实际上是由那些根据现有属性集 R(知识)判断可能属于 X 的 U 中对象所组成的集合。如果 $\overline{R}(X) = \underline{R}(X)$,则 $BND_R(X) = \varnothing$,即边界区域为空,称 X 为 R 的可定义集;否则 X 为 R 的不可定义集,即 X 为 R 的粗糙集。

上述有关粗糙集的定义可以用图 11-1 表示。在图 11-1 中,整个区域为论域 U;每一小方格代表 U/R 的一个元素,即等价类;包含在概念 X 中的、由若干个空白方格组成的区域为 X 的下近似;由阴影方格组成的区域为 X 的边界;由 X 的边界及 X 的下近似组成 X 的上近似。

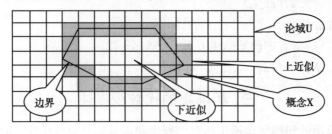

图 11-1　粗糙集合示意图

粗糙集理论认为知识就是一种分类的能力,它把那些无法确认的个体都归属于边界区域;而这种边界区域被定义为上近似集和下近似集之间的差集。因此,利用等价类划分,任意的对象集合可以用该对象集合的上近似和下近似两个确定集来上下逼近,进行粗糙地定义。

4. 集合 X 的确定度

定义 11-7 对于决策表 $S = <U, C \cup D, V, f>$,设 $R \subseteq C \cup D, X \subseteq U$,则集合 X 在 R 上的确定度定义为:

$$k_R(X) = \frac{|U| - |\overline{R}(X) - \underline{R}(X)|}{|U|} \tag{11-8}$$

其中,符号 $| \cdot |$ 表示集合的基,即 $|U|$ 与 $|\overline{R}(X) - \underline{R}(X)|$ 分别表示集合 U 与 $\overline{R}(X) - \underline{R}(X)$ 中对象的个数。

$k_R(X)$ 值反映了根据 R 中各个属性的取值就能确定 U 中对象属于或不属于 X 的比例,也就是说,对 U 中的任意一个对象,根据 R 中各个属性的取值确定它属于或不属于 X 的可信度。

集合 X 的确定度 $k_R(X)$ 满足 $0 \leqslant k_R(X) \leqslant 1$,具有以下性质:

(1) 若 $k_R(X) = 1$,则 X 为 R 的可定义集。也就是说,能够根据 R 中的各个属性的取值就可以确定 U 中所有对象是否属于 X。

(2) 若 $0 < k_R(X) < 1$,则 X 为 R 的部分可定义集。也就是说,根据 R 中的各个属性的取值就可以确定 U 中部分对象是否属于 X,而另一部分对象是不能确定其是否属于 X。

(3) 若 $k_R(X) = 0$,则 X 为 R 的完全不可定义集。也就是说,根据 R 中的各个属性的取值不能确定 U 中对象是否属于 X。

当 $0 \leqslant k_R(X) < 1$ 时,称 X 为 R 的粗糙集。

例 11-2 设有集合 $X = \{x_1, x_2, x_6, x_7\}$,属性集 $R = \{c_2, c_3\}$,试根据表 11-3 提供的决策表,分别计算 R 上近似集 $\overline{R}(X)$、R 下近似集 $\underline{R}(X)$、R 正区域 $POS_R(X)$、R 负区域 $NEG_R(X)$、R 边界域 $BND_R(X)$ 以及确定度 $k_R(X)$。

解:根据表 11-3 提供的决策表,U 中关于属性集 $R = \{c_2, c_3\}$ 的知识划分为:

$U/R = \{\{x_1, x_6\}, \{x_2, x_5, x_7, x_8\}, \{x_3, x_4\}\}$。

设 U/R 的三个等价类分别为:$R_1 = \{x_1, x_6\}$、$R_2 = \{x_2, x_5, x_7, x_8\}$ 和 $R_3 = \{x_3, x_4\}$。

由 $X \cap R_1 = \{x_1, x_6\} \neq \emptyset, X \cap R_2 = \{x_2, x_7\} \neq, X \cap R_3 = \emptyset$,可得:

$\overline{R}(X) = R_1 \cup R_2 = \{x_1, x_2, x_5, x_6, x_7, x_8\}$。

由 $R_1 \subseteq X, R_2 \not\subset X, R_3 \not\subset X$,可得:$\underline{R}(X) = \{x_1, x_6\}$。

由上可得:

$POS_R(X) = \underline{R}(X) = \{x_1, x_6\}$;

$NEG_R(X) = U - \overline{R}(X) = \{x_3, x_4\}$;

$BND_R(X) = \overline{R}(X) - \underline{R}(X) = \{x_2, x_5, x_7, x_8\}$。

由 $|U| = 8, |\overline{R}(X) - \underline{R}(X)| = 2$,可得:$k_R(X) = 6/8$。

由上述计算结果,可以得到如下结论:

(1) 由 $POS_R(X) = \{x_1, x_6\}$ 可知,根据属性集 $R = \{c_2, c_3\}$ 划分得到的等价类 $R_1 = \{x_1,$

$x_6\}$,$\{x_1,x_6\}$中对象 x_1 和 x_6 可以确定属于集合 X;

（2）由 $BND_R(X) = \{x_2,x_5,x_7,x_8\}$ 可知,根据属性集 $R = \{c_2,c_3\}$ 划分得到的等价类 $R_2 = \{x_2,x_5,x_7,x_8\}$,$\{x_2,x_5,x_7,x_8\}$中对象可能属于集合 X(x_2 和 x_7 属于 X,而 x_5 和 x_8 不属于 X);

（3）由 $NEG_R(X) = \{x_3,x_4\}$ 可知,根据属性集 $R = \{c_1,c_2\}$ 划分的等价类 $R_3 = \{x_3,x_4\}$,$\{x_3,x_4\}$中对象 x_3 和 x_4 可以确定不属于集合 X。

由上可知,X 为 $R = \{c_2,c_3\}$ 的粗糙集。

5. 属性依赖度

定义 11-8　对于决策表 $S = (U,C \cup D,V,f)$,设 $R \subseteq C$,$U/D = \{Y_1,Y_2,\cdots,Y_n\}$,则条件属性集 R 相对于决策属性集 D 的正区域 $POS_R(D)$ 定义为:

$$POS_R(D) = \bigcup_{X \in U/D} \underline{R}(X) \tag{11-9}$$

正区域 $POS_R(D)$ 表示论域 U 中所有根据 U/R 中条件等价类信息可以准确地划分到 U/D 中某个决策等价类的对象集合。

定义 11-9　对于决策表 $S = <U,C \cup D,V,f>$,设 $R \subseteq C$,则决策属性集 D 对条件属性集 R 依赖度 $k(R,D)$ 定义为:

$$k(R,D) = \frac{|POS_R(D)|}{|U|} \tag{11-10}$$

属性依赖度 $k(R,D)$ 表示利用条件属性集 R 对论域 U 中对象进行确定分类时所占的比例。显然,$k(R,D)$ 表示条件属性集 R 能区分决策属性集 D 等价类的能力。

决策属性集 D 对条件属性集 C 依赖度属性依赖度 $k(C,D)$ 满足 $0 \leqslant k(C,D) \leqslant 1$,具有以下性质:

（1）若 $k(C,D) = 1$,即 $POS_C(D) = U$,则称 D 完全依赖于 C,表示根据条件属性集 C 的取值,可以对 U 中所有对象进行准确分类。

（2）若 $0 < k(C,D) < 1$,则称 D 部分依赖于 C,表示根据条件属性集 C 的取值,只能将 U 中那些属于正区域 $POS_C(D)$ 的对象进行准确分类。

（3）若 $k(C,D) = 0$,即 $POS_C(D) = \varnothing$,则称 D 完全不依赖于 C,表示根据条件属性集 C 的取值,不能对 U 中对象进行准确分类。

如果属性依赖度 $k(C,D) = 1$,也就是说 $POS_C(D) = U$,则称决策表是一致的,否则称决策表是不一致的。特别地,对于一致决策表,若 $R \subseteq C$,则 $k(C,D) = k(R,D)$ 等价于 $POS_C(D) = POS_R(D)$。

本章只考虑粗糙集理论在一致决策表中的应用。

例 11-3　根据表 11-3 提供的决策表,计算决策属性集 D 对条件属性集 C 的属性依赖度 $k(C,D)$。

解:由表 11-3 提供的决策表,可得到论域 U 关于条件属性集 C 和决策属性集 D 的两个知识划分。它们分别为:

$U/C = \{\{x_1\},\{x_2\},\{x_3\},\{x_4\},\{x_5\},\{x_6\},\{x_7\},\{x_8\}\}$;

$U/D = \{\{x_1,x_2,x_3,x_4\},\{x_5,x_6,x_7,x_8\}\}$。

设 U/D 的两个等价类分别为 $Y_1 = \{x_1,x_2,x_3,x_4\}$ 和 $Y_2 = \{x_5,x_6,x_7,x_8\}$。则等价类 Y_1 和 Y_2 关于条件属性集 C 的下近似集分别为 $\underline{C}(Y_1) = \{x_1,x_2,x_3,x_4\}$ 和 $\underline{C}(Y_2) = \{x_5,x_6,x_7,x_8\}$。

可得,条件属性集 C 相对于决策属性集 D 的正区域 $POS_C(D) = \underline{C}(Y_1) \cup \underline{C}(Y_2) = U$。

可得,决策属性集 D 对条件属性集 C 的属性依赖度 $k(C,D) = |POS_C(D)| / |U| = 1$。

由此可知,对于表 11-3 提供的现有决策表信息,我们可以根据寒证的 7 个症状表现对 U 中所有对象准确地分类。也就是说,寒证的诊断结果完全依赖于决策表中提供的 7 个症状表现。

6. 属性必要性

定义 11-10 对于决策表 $S = (U, C \cup D, V, f)$,设 $a \in C$,若 $POS_C(D) \neq POS_{C-\{a\}}(D)$,则称属性 a 为 C 中相对于 D 必要的(不可省略的);否则,称属性 a 为 C 中相对于 D 不必要的(可省略的)。

若任意 $a \in R$,a 在 R 中相对于 D 都是必要的,则称 R 相对于 D 是独立的。

【例 11-4】根据表 11-3 提供的决策表,判断条件属性 c_1 与 c_2 在 C 中相对于 D 的必要性。

解:由例 11-3,可知 $POS_C(D) = U$,$U/D = \{\{x_1, x_2, x_3, x_4\}, \{x_5, x_6, x_7, x_8\}\}$。

令 U/D 的两个决策等价类分别为 $Y_1 = \{x_1, x_2, x_3, x_4\}$ 和 $Y_2 = \{x_5, x_6, x_7, x_8\}$。

由表 11-3 提供的决策表,可得论域 U 关于条件属性集 C 中分别去掉属性 c_1 与 c_2 后的划分为:

$U/C - \{c_1\} = \{\{x_1\}, \{x_2\}, \{x_3\}, \{x_4\}, \{x_5\}, \{x_6\}, \{x_7\}, \{x_8\}\}$；

$U/C - \{c_2\} = \{\{x_1\}, \{x_2\}, \{x_3, x_6\}, \{x_4\}, \{x_5\}, \{x_7\}, \{x_8\}\}$。

可得,决策等价类 Y_1 和 Y_2 关于条件属性子集 $C_1 = C - \{c_1\}$ 和 $C_2 = C - \{c_2\}$ 的下近似集分别为:$\underline{C_1}(Y_1) = \{x_1, x_2, x_3, x_4\}$；$\underline{C_1}(Y_2) = \{x_5, x_6, x_7, x_8\}$；$\underline{C_2}(Y_1) = \{x_1, x_2, x_4\}$；$\underline{C_2}(Y_2) = \{x_5, x_7, x_8\}$。

由上可得,条件属性子集 $C_1 = C - \{c_1\}$ 和 $C_2 = C - \{c_2\}$ 相对于决策属性集 D 的正区域分别为:

$POS_{C_1}(D) = \underline{C_1}(Y_1) \cup \underline{C_1}(Y_2) = U$；

$POS_{C_2}(D) = \underline{C_2}(Y_1) \cup \underline{C_2}(Y_2) \neq U$。

可得,$POS_{C-\{c_1\}}(D) = POS_C(D)$,$POS_{C-\{c_2\}}(D) \neq POS_C(D)$。

因此,c_1 在 C 中相对于 D 是不必要的,c_2 在 C 中相对于 D 是必要的。

7. 代数观下属性约简

定义 11-11 对于决策表 $S = (U, C \cup D, V, f)$,设 $R \subseteq C$,若 R 相对于 D 是独立的,且 $POS_R(D) = POS_C(D)$,则称 R 为 C 相对于 D 的代数观下属性约简。

根据定义 11-11 可知,代数观下属性约简 R 是指能够保持整个条件属性集 C 关于决策属性集 D 的正区域 $POS_C(D)$ 不变的最小属性集合,从 R 中删除任意一个或多个属性得到的结果都不是约简。

也就是说,在决策表 $S = (U, C \cup D, V, f)$ 中,$R \subseteq C$,R 称为 C 的一个属性约简当且仅当:

(1)R 满足完备性,即 $POS_R(D) = POS_C(D)$;

(2)R 满足最小性,即对于任意 $a \in R$,都有 $POS_{R-\{a\}}(D) \neq POS_C(D)$。

从代数观下属性约简的定义来看,Pawlak 粗糙集认为只要保持了正区域的大小也就保持了原始决策表的分类或决策能力。

在实际应用中,一些研究者利用属性依赖度给出代数观下属性约简的等价定义。

定义 11-12 对于决策表 $S = (U, C \cup D, V, f)$，设 $R \subseteq C, R$ 称为 C 的一个属性约简当且仅当：

(1)R 满足完备性，即 $k(R, D) = k(C, D)$；

(2)R 满足最小性，即对于任意 $a \in R$，都有 $k(R - \{a\}, D) \neq k(C, D)$。

由上述定义可知，属性约简的目标就是从所有条件属性中发现部分必要的条件属性，使得根据这些部分条件属性形成的相对于决策属性的分类和所有条件属性形成的相对于决策属性的分类保持一致，即保持正区域或属性依赖度不变。

C 中所有相对于 D 必要的属性组成的集合，称为 C 相对于 D 的核（简称核），记为 $CORE_D(C)$。显然，核属性是绝对必要的条件属性，去掉其中任何一个核属性，都会改变决策表的分类能力。

四、粗糙集的信息观描述

近几年来，一些学者基于信息熵理论对粗糙集理论进行了研究，得到了粗糙集理论的信息观描述。它把论域 U 上的等价关系或划分看作是定义在 U 上的子集组成的 σ-代数上的随机变量，从而可以定义随机变量的离散型概率分布，基于此概率分布的熵是对知识不确定性的一种度量。针对完备的信息表或一致决策表而言，粗糙集理论的信息观描述与 Pawlak 教授提出的代数观描述是等价的。由于信息熵具有很好的解释性，粗糙集理论的信息观描述能使人们更容易理解知识的本质。

1. 知识概率分布

定义 11-13 设 $S = (U, A, V, f)$ 是一个信息表，$P \subseteq A, X = U/P = \{X_1, X_2, \cdots, X_n\}$，则知识（属性集合）P 在 U 的子集组成的 σ-代数上的概率分布定义为：

$$[X; p] = \begin{bmatrix} X_1 & X_2 & \cdots & X_n \\ p(X_1) & p(X_2) & \cdots & p(X_n) \end{bmatrix} \qquad (11\text{-}11)$$

其中，$p(X_i) = |X_i| / |U|, i = 1, 2, \cdots, n$；符号 $|\cdot|$ 表示集合的基数。

例如，由表 11-3 可知，$Y = U/D = \{\{x_1, x_2, x_3, x_4\}, \{x_5, x_6, x_7, x_8\}\}$，令 $Y_1 = \{x_1, x_2, x_3, x_4\}, Y_2 = \{x_5, x_6, x_7, x_8\}$，则决策属性集 D 在 U 的子集组成的 σ-代数上的概率分布为：

$$[Y; p] = \begin{bmatrix} Y_1 & Y_2 \\ \dfrac{4}{8} & \dfrac{4}{8} \end{bmatrix}$$

2. 信息熵

定义 11-14 设 $S = (U, A, V, f)$ 是一个信息表，$P \subseteq A, U/P = \{X_1, X_2, \cdots, X_n\}$，则知识（属性集合）P 的信息熵 $H(P)$ 定义为：

$$H(P) = -\sum_{i=1}^{s} p(X_i) \log_2(p(X_i)) \qquad (11\text{-}12)$$

3. 条件信息熵

定义 11-15 设 $S = (U, A, V, f)$ 是一个信息表，$P \subseteq A, Q \subseteq A, X = U/P = \{X_1, X_2, \cdots, X_n\}$，$Y = U/Q = \{Y_1, Y_2, \cdots, Y_m\}$，则知识（属性集合）Q 相对于知识（属性集合）P 的条件信息熵定义为

$$H(Q \mid P) = -\sum_{i=1}^{s} p(X_i) \sum_{j=1}^{t} p(Y_j \mid X_i) \log_2 p(Y_j \mid X_i) \qquad (11\text{-}13)$$

其中,$p(Y_j \mid X_i) = \mid Y_j \cap X_i \mid / \mid X_i \mid$。

由条件信息熵定义,可知 $H(Q \mid P) = H(Q \cup P) - H(P)$。

4. 属性必要性

定义 11-16 对于决策表 $S = (U, C \cup D, V, f)$,设 $a \in C$,若 $H(D \mid C) \neq H(D \mid C - \{a\})$,则称属性 a 为 C 中相对于 D 必要的(不可省略的);否则,称属性 a 为 C 中相对于 D 不必要的(可省略的)。

若任意 $a \in R$,a 在 R 中相对于 D 都是必要的,则称 R 相对于 D 是独立的。

【例 11-5】根据表 11-3 提供的决策表,判断条件属性 c1 与 c2 在 C 中相对于 D 的必要性。

解:根据表 11-3,计算可得:

$U/C = \{ \{x_1\}, \{x_2\}, \{x_3\}, \{x_4\}, \{x_5\}, \{x_6\}, \{x_7\}, \{x_8\} \}$

$U/D \cup C = \{ \{x_1\}, \{x_2\}, \{x_3\}, \{x_4\}, \{x_5\}, \{x_6\}, \{x_7\}, \{x_8\} \}$

$U/C - \{c_1\} = \{ \{x_1\}, \{x_2\}, \{x_3\}, \{x_4\}, \{x_5\}, \{x_6\}, \{x_7\}, \{x_8\} \}$

$U/C - \{c_2\} = \{ \{x_1\}, \{x_2\}, \{x_3, x_6\}, \{x_4\}, \{x_5\}, \{x_7\}, \{x_8\} \}$

$U/D \cup (C - \{c_1\}) = \{ \{x_1\}, \{x_2\}, \{x_3\}, \{x_4\}, \{x_5\}, \{x_6\}, \{x_7\}, \{x_8\} \}$

$U/D \cup (C - \{c_2\}) = \{ \{x_1\}, \{x_2\}, \{x_3\}, \{x_4\}, \{x_5\}, \{x_6\}, \{x_7\}, \{x_8\} \}$

因而,属性集 C 在 U 的子集组成的 σ-代数上的概率分布为

$$\begin{bmatrix} \{x_1\} & \{x_2\} & \{x_3\} & \{x_4\} & \{x_5\} & \{x_6\} & \{x_7\} & \{x_8\} \\ & & & & & & & \\ \dfrac{1}{8} & \dfrac{1}{8} & \dfrac{1}{8} & \dfrac{1}{8} & \dfrac{1}{8} & \dfrac{1}{8} & \dfrac{1}{8} & \dfrac{1}{8} \end{bmatrix}$$

可得:

$$H(C) = -\sum_{i=1}^{8} p_i \log_2 p_i = -\sum_{i=1}^{8} \frac{1}{8} \log_2 \frac{1}{8} = 3$$

同样地,可计算出 $H(D \cup C) = H(C - \{c_1\}) = H(D \cup (C - \{c_1\})) = H(D \cup (C - \{c_1\})) = 3$,$H(C - \{c_2\}) = 11/4$。

由上可得:

$$H(D \mid C) = H(D \cup C) - H(C) = 3 - 3 = 0$$

$$H(D \mid C - \{c_1\}) = H(D \cup (C - \{c_1\})) - H(C - \{c_1\}) = 3 - 3 = 0$$

$$H(D \mid C - \{c_2\}) = H(D \cup (C - \{c_2\})) - H(C - \{c_2\}) = 3 - 11/4 = 1/4$$

因而,$H(D \mid C) = H(D \mid C - \{c_1\})$,$H(D \mid C) \neq H(D \mid C - \{c_2\})$。

所以,c_1 在 C 中相对于 D 是不必要的,c_2 在 C 中相对于 D 是必要的。

5. 信息观下属性约简

定义 11-17 对于决策表 $S = (U, C \cup D, V, f)$,设 $R \subseteq C$,若 R 相对于 D 是独立的,且 $H(D \mid R) = H(D \mid C)$,则称 R 为 C 相对于 D 的信息观下属性约简。

根据定义 11-17 可知,信息观下属性约简 R 是指能够保持整个条件属性集 C 关于决策属性集 D 的条件信息熵 $H(D \mid C)$ 不变的最小属性集合,从 R 中删除任意一个或多个属性得

到的结果都不是约简。

也就是说,在决策表 $S = (U, C \cup D, V, f)$ 中, $R \subseteq C$, R 称为 C 的一个属性约简当且仅当:

(1) R 满足完备性,即 $H(D \mid R) = H(D \mid C)$;

(2) R 满足最小性,即对于任意 $a \in R$,都有 $H(D \mid (R - \{a\})) \neq H(D \mid C)$。

从信息观下属性约简的定义来看,粗糙集认为只要保持了条件信息熵的大小也就保持了原始决策表的分类或决策能力。

同样地,在粗糙集的信息观描述下, C 中所有相对于 D 必要的属性组成的集合,称为 C 相对于 D 的核(简称核),记为 $CORE_D(C)$。核属性是绝对必要的条件属性,去掉其中任何一个核属性,都会改变决策表的分类能力。

第二节　决策表的属性约简

在粗糙集理论中,属性约简是指在保持决策表的分类能力(或决策能力)不变的前提下,消除无关和冗余的条件属性。大多数情况下,决策表中存在一些无关和冗余的属性,去掉这些属性,一方面可以直接从约简的决策表中获取简洁的决策规则,另一方面在约简后的决策表进行分类建模(如决策树、神经网络和支持向量机等),可以改善分类器的性能。一个决策表中的属性约简往往不是唯一的,可能存在多个属性约简,人们期望找到具有最少属性个数的属性约简,即最小属性约简。由于决策表属性的组合爆炸,目前已证明计算所有属性约简或最小属性约简是一个 NP 难题。目前,解决此类问题的方法是采用启发式搜索方法,其中,以属性重要性为启发式信息可减少属性约简过程中的搜索空间,并且能够得到决策表的属性约简。

一、基于代数观的属性约简算法

在决策表中,人们关心的是哪些条件属性对于决策更重要,这启示人们应该考虑条件属性集与决策属性(集)之间的属性依赖度,在决策表中添加某个属性所引起的属性依赖度的变化可以作为该属性重要性的度量。

定义 11-18　对于决策表 $S = (U, C \cup D, V, f)$,设 $R \subset C$,则对于任意属性 $a \in C - R$ 的重要性定义为:

$$SIG(a, R, D) = k(R \cup \{a\}, D) - k(R, D) \tag{11-14}$$

$SIG(a, R, D)$ 的值越大,说明在已知条件属性集 R 的条件下,条件属性 a 对决策属性集 D 就越重要。

由粗糙集理论可知,任何决策表的核是所有属性约简的交集,是唯一的。因此,属性约简算法中可以将核作为求解属性约简的起点;其次,以属性依赖度变化大小为启发式信息逐次选择要添加进核的属性,直至求出决策表的属性约简为止。

对于决策表 $S = (U, C \cup D, V, f)$,基于属性依赖度的属性约简启发式算法的步骤如下:

(1) 计算决策属性集 D 对条件属性集 C 的属性依赖度 $k(C, D)$。

(2) 计算 C 相对于 D 的核 $CORE_D(C)$,并令 $R = CORE_D(C)$。

(3) 计算 $k(R, D)$,若 $k(R, D) = k(C, D)$,则终止转(5);否则转(4)。

(4) 对于每个属性 $a \in C - R$,根据式(11-14)计算其属性重要性 $SIG(a, R, D)$,选择 SIG

(a,R,D) 值最大的属性,记作 r。令 $R = R \cup \{r\}$,转(3)。

(5)输出一个属性约简 R。

下面通过一个实例,介绍该算法求解决策表中一个属性约简的过程。

例 11-6　根据表 11-3 提供的决策表,利用属性依赖度算法求其一个属性约简。

解:利用基于属性依赖度的属性约简算法,求解该决策表的一个属性约简的过程如下。

(1)计算决策属性集 D 对条件属性集 C 的属性依赖度 $k(C,D)$

由例 11-3 可知,$k(C,D) = |POS_C(D)| / |U| = 1$。

(2)计算 C 相对于 D 的核 $CORE_D(C)$

由例 11-4 可知,c_1 在 C 中相对于 D 是不必要的,c_2 在 C 中相对于 D 是必要的。同样,可以判断其他条件属性在 C 中相对于 D 的必要性,得到属性 c_3 在 C 中相对于 D 是必要的,而属性 c_4、c_5、c_6 和 c_7 在 C 中相对于 D 是不必要的,但不一定可以同时省略(计算过程略,由读者完成)。

由上可得,C 相对于 D 的核 $CORE_D(C) = \{c_2, c_3\}$。令 $R = CORE_D(C)$。

(3)计算 $k(R,D)$

由例 11-3 可知,$U/D = \{\{x_1,x_2,x_3,x_4\},\{x_5,x_6,x_7,x_8\}\}$,令 U/D 的两个决策等价类分别为 $Y_1 = \{x_1,x_2,x_3,x_4\}$ 和 $Y_2 = \{x_5,x_6,x_7,x_8\}$。

计算决策表中 $R = \{c_2,c_3\}$ 的等价类,可得:

$U/R = \{\{x_1,x_6\},\{x_2,x_5,x_7,x_8\},\{x_3,x_4\}\}$。

分别计算决策等价类 Y_1 和 Y_2 关于 R 的下近似集,可得:

$\underline{R}(Y_1) = \{x_3,x_4\}, \underline{R}(Y_2) = \emptyset$。

计算 R 相对决策属性集 D 的正区域,可得:

$POS_R(D) = \underline{R}(Y_1) \cup \underline{R}(Y_2) = \{x_3,x_4\} \neq U$。

由上可得,决策属性集 D 对 R 的属性依赖度为 $k(R,D) = |POS_R(D)| / |U| = 2/8$。

由 $k(R,D) \neq k(C,D)$ 可知,条件属性 c_1、c_4、c_5、c_6 和 c_7 不能同时省略。

(4)在已知条件属性集 $R = \{c_2,c_3\}$ 情况下,分别计算条件属性 c_1、c_4、c_5、c_6 和 c_7 的重要性

首先,计算在已知 $R = \{c_2,c_3\}$ 情况下条件属性 c_1 的重要性。由表 11-3,可得:

$U/R \cup \{c_1\} = \{\{x_1,x_6\},\{x_2\},\{x_3,x_4\},\{x_5,x_7,x_8\}\}$。

分别计算决策等价类 Y_1 和 Y_2 关于 $P = R \cup \{c_1\}$ 的下近似集,可得:

$\underline{P}(Y_1) = \{x_2,x_3,x_4\}, \underline{P}(Y_2) = \{x_5,x_7,x_8\}$。

计算 $P = R \cup \{c_1\}$ 相对决策属性集 D 的正区域,可得:

$POS_P(D) = \underline{P}(Y_1) \cup \underline{P}(Y_2) = \{x_2,x_3,x_4,x_5,x_7,x_8\}$。

由上可得,决策属性集 D 对 $P = R \cup \{c_1\}$ 的属性依赖度为:

$k(R \cup \{c_1\},D) = |POS_P(D)| / |U| = 6/8$。

因此,在已知 $R = \{c_2,c_3\}$ 情况下,条件属性 c_1 的重要性为:

$SIG(c_1,R,D) = k(R \cup \{c_1\},D) - k(R,D) = 1/8$。

同样地,我们可计算出在已知 $R = \{c_2,c_3\}$ 情况下,条件属性 c_4、c_5、c_6 和 c_7 的重要性分别为 2/8、1/8、6/8 和 4/8。具体计算过程,请读者完成。

显然,$SIG(c_6,R,D)$ 的值最大,说明在已知条件属性集 R 的条件下,属性 c_6 对决策属性

集 D 最重要。

下面判断 $R \cup \{c_6\}$ 是否为一个约简。

令 $R = R \cup \{c_6\} = \{c_2, c_3, c_6\}$，可得：$U/R = \{\{x_1\}, \{x_2\}, \{x_3\}, \{x_4\}, \{x_5, x_7, x_8\}, \{x_6\}\}$。

分别计算决策等价类 Y_1 和 Y_2 关于 R 的下近似集，可得：

$\underline{R}(Y_1) = \{x_1, x_2, x_3, x_4\}$，$\underline{R}(Y_2) = \{x_5, x_6, x_7, x_8\}$。

可得，$POS_R(D) = \underline{R}(Y_1) \cup \underline{R}(Y_2) = U$，即 $k(R, D) = k(C, D)$。

因此，$R = \{c_2, c_3, c_6\}$ 是所求的一个属性约简。

根据属性约简 $R = \{c_2, c_3, c_6\}$ 对表 11-3 进行简化（删除属性 c_1、c_4、c_5 和 c_7 后，合并相同对象），可得一个简化后的约简决策表，如表 11-4 所示。

表 11-4　简化的约简决策表 S

U'	U	c_2	c_3	c_6	d
x_1'	x_1	1	0	0	0
x_2'	x_2	1	1	1	0
x_3'	x_3	0	0	1	0
x_4'	x_4	0	0	0	0
x_5'	x_5, x_7, x_8	1	1	0	1
x_6'	x_6	1	0	1	1

二、基于条件信息熵的属性约简

基于条件信息熵的属性约简算法是把条件信息熵变化的大小作为启发式信息，即在决策表中添加某个属性所引起的条件信息熵的变化作为该属性重要性的度量。

定义 11-18 对于决策表 $S = (U, C \cup D, V, f)$，设 $R \subset C$，则对于任意属性 $a \in C - R$ 的重要性定义为：

$$SIG(a, R, D) = H(D \mid R) - H(D \mid R \cup \{a\}) \tag{11-15}$$

$SIG(a, R, D)$ 的值越大，说明在已知条件属性集 R 的条件下，条件属性 a 对决策属性集 D 就越重要。

对于决策表 $S = (U, C \cup D, V, f)$，基于条件信息熵的属性约简启发式算法的步骤如下：

(1)计算决策属性集 D 对条件属性集 C 的条件信息熵 $H(D \mid C)$。

(2)计算 C 相对于 D 的核 $CORE_D(C)$，并令 $R = CORE_D(C)$。

(3)计算 $H(D \mid R)$，若 $H(D \mid R) = H(D \mid C)$，则终止转(5)；否则转(4)。

(4)对于每个属性 $a \in C - R$，根据式(11-15)计算其属性重要性 $SIG(a, R, D)$，选择 $SIG(a, R, D)$ 值最大的属性，记作 r。令 $R = R \cup \{r\}$，转(3)。

(5)输出一个属性约简 R。

下面通过一个实例，介绍该算法求解决策表中一个属性约简的过程。

【例 11-7】根据表 13-3 提供的决策表，利用条件信息熵求其一个属性约简。

解：利用基于条件信息熵的属性约简算法，求解该决策表的一个属性约简的过程如下。

(1)计算决策属性集 D 相对条件属性集 C 的条件信息熵 $H(D \mid C)$

由例 11-5 可知，$H(D \mid C) = 0$。

（2）计算 C 相对于 D 的核 $CORE_D(C)$

由例 11-5 可知，$H(D \mid C) = 0$，c_1 在 C 中相对于 D 是不必要的，c_2 在 C 中相对于 D 是必要的。同样，可以判断其他条件属性在 C 中相对于 D 的必要性，得到属性 c_3 在 C 中相对于 D 是必要的，而属性 c_4、c_5、c_6 和 c_7 在 C 中相对于 D 是不必要的，但不一定可以同时省略（计算过程略，由读者完成）。

因此，C 相对于 D 的核 $CORE_D(C) = \{c_2, c_3\}$。令 $R = CORE_D(C)$。

（3）计算 $H(D \mid R)$

由 $R = \{c_2, c_3\}$ 可得：

$$U/R = \{\{x_1, x_6\}, \{x_2, x_5, x_7, x_8\}, \{x_3, x_4\}\}$$

$$U/D \cup R = \{\{x_1\}, \{x_2\}, \{x_3, x_4\}, \{x_5, x_7, x_8\}, \{x_6\}\}$$

由式（11-12）和式（11-13）计算，可得：

$$H(P) = -(2/8)\log_2(2/8) \times 2 - (4/8)\log_2(4/8) = 1.5$$

$$H(D \cup P) = -(1/8)\log_2(1/8) \times 3 - (2/8)\log_2(2/8) - (3/8)\log_2(3/8) = 2.16$$

$$H(D \mid P) = H(D \cup P) - H(P) = 0.66 \neq H(D \mid C)$$

故条件属性 c_1、c_4、c_5、c_6 和 c_7 不能同时省略。

（4）分别计算在已知条件属性子集 $R = \{c_2, c_3\}$ 情况下条件属性 c_1、c_4、c_5、c_6 与 c_7 的重要性

首先，计算在已知 $R = \{c_2, c_3\}$ 情况下条件属性 c_1 的重要性。由表 11-3 可得：

$$U/R \cup \{c_1\} = \{\{x_1, x_6\}, \{x_2\}, \{x_3, x_4\}, \{x_5, x_7, x_8\}\}$$

$$U/D \cup R \cup \{c_1\} = \{\{x_1\}, \{x_2\}, \{x_3, x_4\}, \{x_5, x_7, x_8\}, \{x_6\}\}$$

由式（11-12）和式（11-13）计算，可得：

$$H(R \cup \{c_1\}) = -(2/8)\log_2(2/8) \times 2 - (1/8)\log_2(1/8) - (3/8)\log_2(3/8)$$

$$H(D \cup R \cup \{c_1\}) = -(1/8)\log_2(1/8) \times 3 - (2/8)\log_2(2/8) - (3/8)\log_2(3/8)$$

$$H(D \mid R \cup \{c_1\}) = -(1/8)\log_2(1/8) \times 2 + (2/8)\log_2(2/8) = 0.25$$

所以，在已知 $R = \{c_2, c_3\}$ 情况下，条件属性 c_1 的重要性为：

$$SIG(c_1, R, D) = H(D \mid R) - H(D \mid R \cup \{c_1\}) = 0.66 - 0.25 = 0.41$$

同样地，我们可计算出在已知 $R = \{c_2, c_3\}$ 情况下，条件属性 c_4、c_5、c_6 和 c_7 的重要性分别为 $SIG(c_4, R, D) = 0.16$、$SIG(c_5, R, D) = 0.07$、$SIG(c_6, R, D) = 0.66$ 和 $SIG(c_7, R, D) = 0.41$（具体计算过程，请读者完成）。

显然，$SIG(c_6, R, D)$ 的值最大，说明在已知属性子集 R 的条件下，属性 c_6 对决策属性集 D 最重要。

令 $R = R \cup \{c_6\} = \{c_2, c_3, c_6\}$，可得：

$$U/R = U/D \cup R = \{\{x_1\}, \{x_2\}, \{x_3\}, \{x_4\}, \{x_5, x_7, x_8\}, \{x_6\}\}$$

所以，$H(D \mid R) = 0$，即 $H(D \mid R) = H(D \mid C)$。

因而，$R = \{c_2, c_3, c_6\}$ 就是所求的一个属性约简。

第三节　决策表的决策规则获取

在医学决策知识表示的决策表中，最重要的是医学决策规则的产生。通常，决策表中一

个对象产生一个决策规则。决策表的规则获取,首先是通过属性约简算法删除决策表中的冗余属性和冗余属性值,然后由简化的决策表获取决策规则。

一、决策规则获取

给定一个决策表 $S = (U, A, V, f)$,其中 $A = C \cup D$,$C \cap D = \emptyset$,C 为条件属性集,D 为决策属性集,U 中关于 C 的划分 $U/C = \{X_1, X_2, \cdots, X_n\}$,$X_i(i = 1, 2, \cdots, n)$ 表示 U/C 中的条件等价类,U 中关于 D 的划分 $U/D = \{Y_1, Y_2, \cdots, Y_m\}$,$Y_j(j = 1, 2, \cdots, m)$ 表示 U/D 中的决策等价类,$des(X_i)$ 表示对条件等价类 X_i 的特征描述,即等价类 X_i 对于各条件属性的特定取值,$des(Y_j)$ 表示对决策等价类 Y_j 的特征描述,即等价类 Y_j 对于各决策属性的特定取值。

图 11-2 表示条件等价类 X_i 和决策等价类 Y_j 的上近似集、下近似集关系。

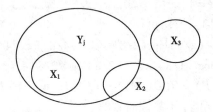

图 11-2 X_i 和 Y_j 的上、下近似关系

1. 决策规则

定义 11-19 对于决策表 $S = (U, C \cup D, V, f)$,设 $U/C = \{X_1, X_2, \cdots, X_n\}$,$U/D = \{Y_1, Y_2, \cdots, Y_m\}$,$X_i(U/C(i = 1, 2, \cdots, n)$,$Y_j(U/D(j = 1, 2, \cdots, m)$,则决策表的一个决策规则可定义为:

$$r_{ij} : des(X_i) \to des(Y_j) \tag{11-16}$$

其中,$X_i \cap Y_j \neq \emptyset$,$des(X_i)$ 表示决策规则的前提(条件),如疾病特征(或各种病征的组合),$des(Y_j)$ 为决策规则的结论(决策),如可能的疾病(或诊断结果)。

决策规则也可定义为:

$$r_{ij} : \text{IF } des(X_i) \quad \text{THEN} \quad des(Y_j) \tag{11-17}$$

2. 决策规则可信度

定义 11-20 对于决策表 $S = (U, C \cup D, V, f)$,设 $U/C = \{X_1, X_2, \cdots, X_n\}$,$U/D = \{Y_1, Y_2, \cdots, Y_m\}$,$X_i \in U/C(i = 1, 2, \cdots, n)$,$Y_j(U/D(j = 1, 2, \cdots, m)$,决策规则 $r_{ij} : des(X_i) \to des(Y_j)$ 的可信度定义为:

$$cf(X_i, Y_j) = |X_i \cap Y_j| / |X_i| \tag{11-18}$$

其中,$|X_i \cap Y_j|$ 表示集合 $X_i \cap Y_j$ 中的对象个数,$|X_i|$ 表示集合 X_i 中的对象个数。

显然,决策规则的可信度满足 $0 < cf(X_i, Y_j) \leqslant 1$,其具有如下性质:

(1)若 $X_i \cap Y_j = X_i$ 时(X_i 完全被 Y_j 包含,如图 11-2 所示的 X_1 完全被 Y_j 包含),满足下近似,建立的规则 r_{ij} 是确定的,规则的可信度 $cf(X_i, Y_j) = 1$。

(2)若 $X_i \cap Y_j \neq X_i$ 时(X_i 部分被 Y_j 包含,如图 11-2 所示的 X_2 完全被 Y_j 包含),满足上近似,建立的规则 r_{ij} 是不确定的,规则的可信度满足 $0 < cf(X_i, Y_j) < 1$。

(3)当 $X_i \cap Y_j = \emptyset$ 时(X_i 不被 Y_j 包含,如图 11-2 所示的 X_3 不被 Y_j 包含),X_i 和 Y_j 之间不存在规则。

二、决策规则简化

根据上述原则,通过分析决策表的条件等价类和决策等价类两个知识划分之间的关系来获取决策规则,会产生大量决策规则。但是,这些决策规则的概括能力差,冗余较多,有必要对已产生的决策规则进行简化。

1. 决策规则分类　通常,决策表的决策规则可以分为两类:一类是规则的可信度小于1,即由上近似集合产生的规则,会出现多条具有条件相同而结论不同的规则,该类规则不便简化;另一类是规则的可信度为1,即由下近似集合产生的规则,这类规则能够简化。

由一致决策表产生的决策规则,其可信度为1。

2. 决策规则的约简原则　决策规则的简化原则是在条件属性中删除某些属性后,规则的可信度仍为1。

设 $a \in C, C' = C - \{a\}$,在 R 下的等价集 X_i' 与决策属性集 D 的等价集 Y_j 之间仍存在: $X_i' \cap Y_j = X_i'$ 时,则属性 a 是可省略的,否则 a 是不可省略的。

通常,规则简化采取的方法是对未删除的多条规则进行合并,增加"$\vee$"关系。在一条规则中,若对于条件属性集 C 中某个属性的取值在"$\vee$"关系下覆盖了该属性的所有取值,则该属性在规则中就不再起作用,可以在规则中删除该属性。

例如,一个规则 $(a = 1 \vee a = 0) \wedge c = 1 \to d = 1$,且属性 a 的取值只有0或1。显然,该条规则与删除属性 a 后的规则 $c = 1 \to d = 0$ 是等价的。

决策表规则的约简是利用决策逻辑分别通过消去决策表中每个决策规则的不必要条件,它不是整体上约简属性,而是针对每个决策规则,去掉表达该规则时的冗余属性值,以便进一步使决策规则最小化。

例11-8　试根据表11-4提供的决策表,求其决策规则。

解:表11-4提供的决策表已是约简后的决策表,因而可直接提取其决策规则。

(1)计算 $U/\{c_2, c_3, c_6\}$ 和 $U/\{d\}$

由 $U/\{c_2, c_3, c_6\} = \{\{x_1'\}, \{x_2'\}, \{x_3'\}, \{x_4'\}, \{x_5'\}, \{x_6'\}\}$

令 $X_1 = \{x_1'\}, X_2 = \{x_2'\}, X_3 = \{x_3'\}, X_4 = \{x_4'\}, X_5 = \{x_5'\}, X_6 = \{x_6'\}$

由 $U/\{d\} = \{\{x_1', x_2', x_3', x_4'\}, \{x_5', x_6'\}\}$

令 $Y_1 = \{x_1', x_2', x_3', x_4'\}, Y_2 = \{x_5', x_6'\}$

(2)根据式(11-16)获取决策规则,根据式(11-18)计算决策规则的可信度

由于 $X_1 \cap Y_1 = X_1, X_2 \cap Y_1 = X_2, X_3 \cap Y_1 = X_3, X_4 \cap Y_1 = X_1$,可得4个规则,分别为:

$r_{11} : \mathrm{des}(X_1) \to \mathrm{des}(Y_1)$,即 $c_2 = 1 \wedge c_3 = 0 \wedge c_6 = 0 \to d = 0, cf(X_1, Y_1) = 1$

$r_{21} : \mathrm{des}(X_2) \to \mathrm{des}(Y_1)$,即 $c_2 = 1 \wedge c_3 = 1 \wedge c_6 = 1 \to d = 0, cf(X_2, Y_1) = 1$

$r_{31} : \mathrm{des}(X_3) \to \mathrm{des}(Y_1)$,即 $c_2 = 0 \wedge c_3 = 0 \wedge c_6 = 1 \to d = 0, cf(X_3, Y_1) = 1$

$r_{41} : \mathrm{des}(X_4) \to \mathrm{des}(Y_1)$,即 $c_2 = 0 \wedge c_3 = 0 \wedge c_6 = 0 \to d = 0, cf(X_4, Y_1) = 1$

由于 $X_5 \cap Y_2 = X_5, X_6 \cap Y_2 = X_6$,可得2个规则,分别为:

$r_{52} : \mathrm{des}(X_5) \to \mathrm{des}(Y_2)$,即 $c_2 = 1 \wedge c_3 = 1 \wedge c_6 = 0 \to d = 1, cf(X_5, Y_2) = 1$

$r_{62} : \mathrm{des}(X_6) \to \mathrm{des}(Y_2)$,即 $c_2 = 1 \wedge c_3 = 0 \wedge c_6 = 1 \to d = 1, cf(X_6, Y_2) = 1$

(3)决策规则简化

对决策规则 r_{31} 和 r_{41} 合并,可得 $c_2 = 0 \wedge c_3 = 0 \wedge (c_6 = 1 \vee c_6 = 0) \to d = 0$,其中,$c_6$ 的取值

包括了它的全部取值,故 c_6 可从该规则中删除,可得 $c_2 = 0 \wedge c_3 = 0 \rightarrow d = 0$。

再将 $c_2 = 0 \wedge c_3 = 0 \rightarrow d = 0$ 和 r_{11} 合并,可得 $(c_2 = 0 \vee c_2 = 1) \wedge (c_3 = 0 \vee c_3 = 0) \wedge c_6 = 0 \rightarrow d = 0$,其中,$c_2$ 的取值包括了它的全部取值,故 c_2 可从该规则中删除,可得 $c_3 = 0 \wedge c_6 = 0 \rightarrow d = 0$。

（4）最后获取简洁的决策规则

简化后的 4 条决策规则分别为:

$c_3 = 0 \wedge c_6 = 0 \rightarrow d = 0$,即不怕冷 $\wedge$ 非迟/紧 $\rightarrow$ 诊断结果 = 非寒证;

$c_2 = 1 \wedge c_3 = 1 \wedge c_6 = 1 \rightarrow d = 0$,即不口渴 $\wedge$ 怕冷 $\wedge$ 迟/紧 $\rightarrow$ 诊断结果 = 非寒证;

$c_2 = 1 \wedge c_3 = 1 \wedge c_6 = 0 \rightarrow d = 1$,即不口渴 $\wedge$ 怕冷 $\wedge$ 非迟/紧 $\rightarrow$ 诊断结果 = 寒证;

$c_2 = 1 \wedge c_3 = 0 \wedge c_6 = 1 \rightarrow d = 1$,即不口渴 $\wedge$ 不怕冷 $\wedge$ 迟/紧 $\rightarrow$ 诊断结果 = 寒证。

第四节　粗糙集在卫生决策中的应用

在卫生决策分析研究中,通常所收集的数据和所构建的知识体系中一直存在着含糊性等问题。数据的含糊性主要包括术语的模糊性(如胖瘦)、数据的不确定性(如噪声干扰)和知识体系的不确定性(如决策规则的前后依赖关系之间存在的不可靠因素)等 3 种。粗糙集理论正是解决不确定性问题的重要方法,它能够有效地排除和处理数据中异常模式和噪声干扰,为数据挖掘和知识发现领域提供了一种有效而新颖的理论。近年来,粗糙集理论在各个领域的决策分析应用中取得了较大的进展,同时它也被广泛地应用于卫生领域的决策分析。

一、决策表的离散化

运用粗糙集理论处理决策表时,要求决策表中的值用离散型数据表达,如整型、字符串型、枚举型等。如果某些条件属性或决策属性的值域为连续值,则在处理前必须进行离散化处理。而且,即使对于离散数据,有时也需要通过将离散值进行合并得到更高抽象层次的离散值。

连续属性离散化是指在特定的连续属性的值域范围内设定若干个离散化断点,将属性的值域范围划分成一些离散化区间,再用不同的符号或整数值代表属于每个区间的属性值。

例如,设当前考察的属性为年龄,则一种可能的离散化方法是:$[0, \cdots, 11]$ 为儿童;$[12, \cdots, 17]$ 少年;$[18, \cdots, 44]$ 为青壮年;$[45, \cdots 59]$ 为中年;$[60, \cdots]$ 为老年。

连续属性离散化关键在于合理确定离散化断点的个数和位置。

一般来说,连续属性离散化应满足以下两点:

1. 属性离散归一化后的空间维数尽量小,即每个离散归一化后的属性值的种类尽量少;

2. 属性值离散化后的信息丢失保持到最小。

现有的离散化方法大体可分为无监督离散化和有监督离散化两类。典型的无监督离散化算法包括等距离划分算法和等频划分算法,算法实现较简单,但离散化过程不考虑决策表的不可区分关系,离散效果无法得到保证。与无监督离散化方法相比,有监督离散化方法在对属性离散化的过程中考虑了决策表的不可区分关系。因此,其离散化效果往往优于无监督离散化方法。

目前,有代表性的监督离散化方法有划分法、归并法、信息熵方法和贝叶斯决策法等。

二、粗糙集理论的应用

粗糙集理论在卫生领域决策分析中的应用大致可以分为两类：一是利用粗糙集理论的属性约简、值约简及核属性，直接从决策表中获取决策规则；二是将粗糙集理论与其他方法结合起来进行决策，利用粗糙集理论删除冗余属性，选择对决策重要的属性，并结合决策树、神经网络或支持向量机等方法，共同构成一个决策支持系统。

基于粗糙集的卫生决策分析一般都由数据预处理、基于粗糙集的决策表约简（包括属性和属性值约简）、决策规则生成与综合等部分组成。

1. 数据预处理　数据预处理主要是对目标数据库中的数据进行再加工，检查数据的完整性以及数据的一致性，对其中的噪声数据进行处理。也就是说它一般包括对数据缺省值的处理、数据的离散化等，并将数据库中的数据转换成某种容易处理的决策表的形式，为决策表约简做好准备。

2. 决策表约简　决策表约简包括决策表中属性和属性值的约简两个过程。首先，通过某种属性约简算法对决策表中的属性进行约简；其次，对第一个过程后的属性值进行约简。经过这两个过程后，决策表将大大简化。

3. 规则生成与综合　决策表经过约简后，我们就可以对决策表中的数据进行总结，把它们表示成 IF…THEN…决策规则的形式，用以辅助决策。同时由于生成的决策规则可能具有不确定性或存在噪声等特点，可能产生相互冲突的规则，因此需要对决策规则进行一致性检查，以去除规则的不一致性。

显然，应用粗糙集理论进行卫生决策分析，其主要思想是先进行必要的数据预处理，为决策表约简做准备，然后求出约简，并在此基础上减少属性和对象数目，最终提取简洁的决策规则，并将之应用于新对象的分类。

粗糙集理论在卫生决策分析中的应用之一，就是可以根据以往的病例归纳出医学诊断决策规则，从而用来指导新的病例。例如，美国医学工作者应用粗糙集理论对大量历史病例进行分析，发现黑人妇女患乳腺癌后的死亡率比白人妇女高；国内一些学者将粗糙集理论应用于十二指肠溃疡病例诊断中，获取十二指肠溃疡临床诊断规则；将粗糙集理论应用于中医类风湿证候诊断中，获取类风湿病各证候临床诊断规则。

三、粗糙集理论中属性约简的 SQL 语句实现

基于决策表的医学知识表达系统一般包含了医学某一领域大量的数据和信息记录，这些记录可构成领域的实例关系数据库，且一定程度上反映了条件属性与决策属性的关系，它们是领域知识的载体。在处理决策表数据，尤其数据量较大的实际问题时，通常通过计算机编程或相关软件进行数据的整理和分析工作。基于属性依赖度和条件信息熵的属性约简算法除了可用软件开发工具进行编程实现外，还可以利用 SQL Server 2005 中数据库查询语言来实现。

1. 数据库查询语言　数据库查询是从数据库中检索符合条件的数据记录的选择过程，它是数据库的核心操作。SQL Server 2005 的数据库查询使用 SQL 语言，SQL 语言提供了 SE-LECT 语句进行数据库的查询。SELECT 语句中可以使用 COUNT( )、SUM( )等聚集函数进行数据汇总统计，也可以使用 GROUP BY 子句进行数据分组（分类）统计。

SELECT 语句的主要语法格式为

SELECT　select_list

INTO　table_name1

FROM　table_name

GROUP BY　column_name

［HAVING　condition］

其中,SELECT 子句指定列,输出最终查询结果;INTO 子句指定数据表,用于存放结果;FROM 子句指定查询的基本表或视图;GROUP BY 子句是指对记录进行分组(分类);HAVING 子句是作为 GROUP BY 子句的条件出现的,是指选择满足条件的记录进行分组(分类)。

2. 计算属性依赖度的 SQL 语句　基于属性依赖度的属性约简算法中,决策表的核和条件属性重要性等计算都是通过计算属性依赖度来实现的。

给定一个决策表 $S = (U, A, V, f)$,其中 $A = C \cup D, C \cap D = \varnothing, C$ 为条件属性集,$D = \{d\}$ 为决策属性集,$U/D = \{Y_1, Y_2, \cdots, Y_m\}$,$Y_j$ 表示 U/D 中第 j 个决策等价类,$R = \{c1, c2, c3\}$ 是条件属性集 C 的子集,$U/R = \{X_1, X_2, \cdots, X_n\}$,$X_i$ 表示 U/R 中第 i 个条件等价类,$|X_i|$ 表示 U/P 中第 i 个条件等价类对象个数。

计算决策属性集 D 对条件属性集 R 的属性依赖度 $k(R, D)$ 的 SELECT 批处理查询语句为:

SELECT　COUNT(∗)as count_R

INTO　table_1

FROM　table

GROUP　BY　$c1, c2, c3$

HAVING　COUNT(DISTINCT　d) = 1

SELECT　SUM(count_R)／|U| AS k_RD

FROM　table_1

GO

语句中,函数 COUNT(∗)表示统计所有数据;函数 COUNT(DISTINCT d)表示统计 d 列不同的数据;SUM(count_R)表示统计 count_R 列之和。

第一个 SELECT 语句分别统计 $|\underline{R}(Y_1)|$、$|\underline{R}(Y_2)|$、$\cdots$、$|\underline{R}(Y_m)|$ 的值,并存放在 table_1 数据表中;第二个 SELECT 语句汇总所有的 $|\underline{R}(Y_j)|／|U|$,即 $|POS_R D|／|U|$,从而得到 $k(R, D)$。

3. 计算条件信息熵的 SQL 语句　基于条件信息熵的属性约简算法中,决策表的核和条件属性重要性等计算都是通过计算信息熵来实现的。

给定一个决策表 $S = (U, A, V, f)$,其中 $A = C \cup D, C \cap D = \varnothing, C$ 为条件属性集,$D = \{d\}$ 为决策属性集,$R = \{c1, c2, c3\}$ 是属性集 A 的子集,$U/R = \{X_1, X_2, \cdots, X_n\}$,$X_i$ 表示 U/R 中第 i 个条件等价类,$P(X_i) = |X_i|／|U|$ 表示 U/R 中第 i 个等价类的概率分布。

计算属性集 R 的信息熵 $H(R)$ 的 SELECT 批处理查询语句为:

SELECT　COUNT(∗)／|U| as count_R

INTO　table_1

FROM　table

```
GROUP   BY   c1,c2,c3
SELECT – SUM( count_R * ( LOG( count_R )/LOG( 2 ) ) ) AS h_R
FROM   table_1
GO
```

第一个 SELECT 语句分别统计概率分布 $P(X_1)$、$P(X_2)$…、$P(X_n)$ 的值,并存放在 table_1 数据表中;第二个 SELECT 语句汇总计算 $-\sum P(X_i)\log_2 P(X_i)$,从而得到信息熵 $H(R)$。

"group by $c1,c2,c3$"表示根据 $c1,c2,c3$ 字段来进行层次分组,分组层次从左到右,即先按 $c1$ 字段分组,然后在 $c1$ 字段值相同的记录中,再根据 $c2$ 字段的值进行分组;接着在 $c2$ 字段值相同的记录中,再根据 $c3$ 字段的值进行分组……依次类推。

第五节　医学决策表属性约简的案例分析

随着信息技术的发展,医疗卫生机构收集和保存了大量的医疗数据,为了从这些数据中找出有用的信息,必须对其进行智能分析和挖掘。临床诊断是医生根据获得的患者临床症状表现,在临床理论和临床实践的指导下,进行分析、综合,识别病症,推断病情等一系列过程。因此,临床症状是诊断的主要依据。我们可以利用大量确诊的病例诊断知识建立医学决策表,令 $U=\{x_1,x_2,\cdots,x_n\}$ 为对象集,x_i 表示第 i 个病例;$C=\{a_1,a_2,\cdots,a_m\}$ 为条件属性集,a_i 表示第 i 个临床症状;$D=\{d\}$ 则是决策属性集,d 表示属于哪种病症。在定义好医学决策表后,我们利用粗糙集理论进行症状约简与病例约简,产生症状与病症之间新的联系,从而抽取出一系列临床诊断规则。

SQL Server 2005 数据库管理系统软件已在医学院校计算机基础教学中普及。本章二个案例分析将分别采用 SQL Server 2005 数据库管理系统软件,首先根据医学诊断知识库建立相应的数据库表,然后通过相应的 Select 语句实现决策表属性约简和核的求解。

一、基于条件信息熵的医学决策表属性约简案例

1. 案例简述　基于条件信息熵的属性约简算法是把条件信息熵变化的大小作为启发式信息,即在决策表中添加某个属性所引起的条件信息熵的变化作为该属性重要性的度量。为了研究肺结核和肺炎两种疾病的诊断结果和其临床症状之间的联系,我们试根据粗糙集理论中基于条件信息熵的属性约简算法,推出诊断冠心病病例的必要症状表现和正确诊断的最佳症状组合。

2. 案例数据　表 11-5 与表 11-6 提供了一组有关诊断肺结核的病例知识库(决策表),每个病例包括 4 个症状表现(条件属性)和 1 个诊断结果(决策属性)。

试根据粗糙集理论中基于条件信息熵的属性约简算法,推出诊断肺结核病例的必要症状表现和正确诊断的最佳症状组合。

表 11-5　肺结核诊断结果与症状表现定义

症状与诊断结果	数据离散化
发热($c1$)	不发热 $=0$,低热 $=1$,中度发热 $=2$,高烧 $=3$
咳嗽($c2$)	轻微咳嗽 $=0$,中度咳嗽 $=1$,剧烈咳嗽 $=2$

续表

症状与诊断结果	数据离散化
X 光阴影($c3$)	片状 $=0$，点状 $=1$，索条状 $=2$，空洞 $=3$
听诊($c4$)	正常 $=0$，干鸣音 $=1$，水泡音 $=2$
诊断结果(d)	肺炎 $=0$，肺结核 $=1$

表 11-6　肺结核诊断决策表

U	$c1$	$c2$	$c3$	$c4$	d	U	$c1$	$c2$	$c3$	$c4$	d
1	3	2	0	2	0	11	0	0	2	0	1
2	2	2	0	2	0	12	3	2	3	1	1
3	2	0	1	0	0	13	1	0	2	0	1
4	3	1	0	2	0	14	2	0	1	2	1
5	2	0	0	2	0	15	1	1	0	2	1
6	2	1	0	2	0	16	0	1	2	0	1
7	3	2	1	0	0	17	2	0	1	2	1
8	2	1	0	2	0	18	0	1	0	0	1
9	3	1	1	2	0	19	0	0	3	0	1
10	3	2	1	2	0	20	3	2	2	1	1

3. 案例实验步骤　本案例我们采用 SQ Server2005 中数据库查询语言（即 Select 查询语句）来实现基于条件信息熵的属性约简算法，求出其属性约简与核，从而推出诊断肺结核病例的必要症状表现和正确诊断的症状最佳组合。

首先，我们要利用 SQL Server2005 创建数据库 FJH，数据库中建立数据表 FJH 存放表 11-6 提供的原始数据。数据表 FJH 中的字段分别与该决策表的条件属性集 $C=\{c1,c2,c3,c4\}$ 和决策属性集 $D=\{d\}$ 一一对应。

下面给出利用 Select 批处理查询语句实现求解的步骤。

（1）计算决策属性集 D 相对条件属性集 C 的条件信息熵 $H(D\mid C)$

计算 $H(C)$、$H(D\cup C)$ 的 Select 查询语句与结果如图 11-3、图 11-4 如示。可得，$H(D\mid C)=H(D\cup C)-H(C)=0$。

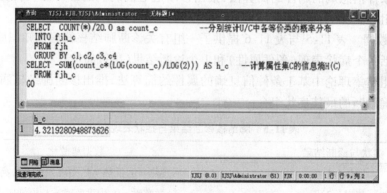

图 11-3　计算 $H(C)$ 的 Select 查询语句与结果

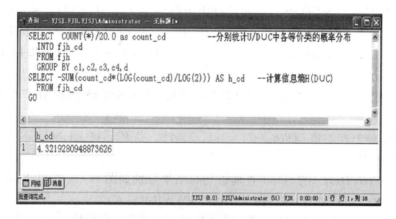

图 11-4　计算 $H(D\cup C)$ 的 Select 查询语句与结果

（2）计算 C 相对于 D 的核 $CORE_D(C)$

计算 $CORE_D(C)$ 的过程就是计算各条件属性在 C 中相对于 D 的必要性。

首先计算条件属性 $c1$ 在 C 中相对于 D 的必要性。计算 $H(C-\{c1\})$、$H(D\cup(C-\{c1\}))$ 的 Select 查询语句与结果分别如图 11-5、图 11-6 如示。可得，$H(D\mid(C-\{c1\}))=H(D\cup(C-\{c1\}))-H(C-\{c1\})=0.3377$。因而，条件属性 $c1$ 在 C 中相对于 D 是必要的。

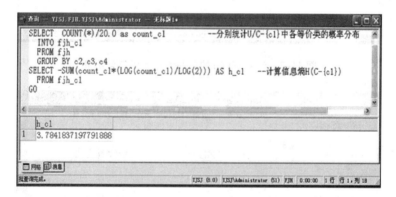

图 11-5　计算 $H(C-\{c1\})$ 的 Select 查询语句与结果

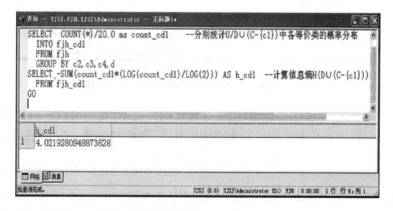

图 11-6　计算 $H(D\cup(C-\{c1\}))$ 的 Select 查询语句与结果

同样地,我们可用 Select 查询语句计算出 $H(C - \{c2\})$、$H(D \cup (C - \{c2\}))$、$H(C - \{c3\})$、$H(D \cup (C - \{c3\}))$、$H(C - \{c4\})$ 和 $H(D \cup (C - \{c4\}))$ 的结果(请读者自己上机操作完成)。从而可得,$H(D \mid (C - \{c2\})) = 0$,$H(D \mid (C - \{c3\})) = 0.1$,$H(D \mid (C - \{c4\})) = 0.1377$。

因而,条件属性 $c2$ 在 C 中相对于 D 是不必要的,条件属性 $c3$ 和 $c4$ 在 C 中相对于 D 分别是必要的。

所以,C 相对于 D 的核 $CORE_D(C) = \{c1, c3, c4\}$。令 $P = \{c1, c3, c4\}$。

(3)计算 $H(D \mid P)$

计算 $H(P)$、$H(D \cup P)$ 的 Select 查询语句与结果分别如图 11-7、图 11-8 如示。可得,$H(D \mid P) = H(D \cup P) - H(P) = 0$。所以,$H(D \mid P) = H(D \mid C)$。

因而,P 为决策表的一个属性约简,同时 P 也是决策表的属性核。

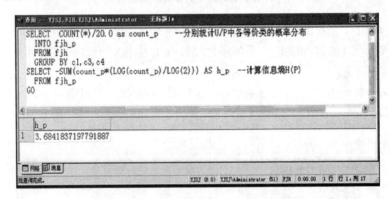

图 11-7 计算 $H(P)$ 的 Select 查询语句与结果

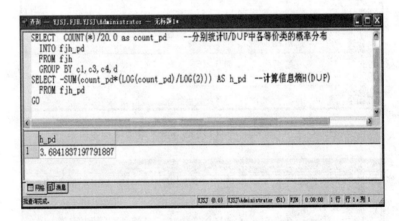

图 11-8 计算 $H(D \cup P)$ 的 Select 查询语句与结果

由此可知,根据表 11-6 提供的 20 例肺结核病例知识库,我们可以推出肺结核诊断的主要症状表现是发热($c1$)、X 光阴影($c3$)和听诊($c4$)三个症状表现,而咳嗽($c2$)症状表现对诊断结果没有影响。

4. 案例讨论

(1)本案例我们采用 SQL Server2005 中数据库查询语言(即 Select 查询语句)来实现基于条件信息熵的属性约简算法中每个步骤,这样便于同学们观察每个步骤结果。但在实际应用中,需要编程实现该算法,从而能够直接得到结果。请同学们利用数据库编程技术设计一个基于条件信息熵的属性约简程序,完成该案例。

(2)请同学利用基于属性依赖度的属性约简方法实现本案例,并观察结果。

二、基于属性依赖度的医学决策表属性约简案例

1. 案例简述　基于属性依赖度的属性约简算法是把属性依赖度变化的大小作为启发式信息,即在决策表中添加某个属性所引起的属性依赖度的变化作为该属性重要性的度量。为了研究冠心病的诊断结果和其临床症状之间的联系,我们试根据粗糙集理论中基于属性依赖度的属性约简算法,推出诊断冠心病病例的必要症状表现和正确诊断的最佳症状组合。

2. 案例数据　表 11-7 与表 11-8 提供了一组有关诊断冠心病的病例知识库(决策表),每个病例包括 8 个症状表现(条件属性)和 1 个诊断结果(决策属性)。

表 11-7　冠心病病诊结果与可能危险因素定义

病诊结果与危险因素	数据离散化
年龄($c1$)	$<45 = 1, 45 \sim 54 = 2, 55 \sim 64 = 3, >65 = 4$
高血压史($c2$)	无 $= 0$,有 $= 1$
高血压家族史($c3$)	无 $= 0$,有 $= 1$
吸烟($c4$)	不吸 $= 0$,吸 $= 1$
高血脂史($c5$)	无 $= 0$,有 $= 1$
动物脂肪摄入($c6$)	低 $= 0$,高 $= 1$
体重指数($c7$)	$<24 = 1, 24 \sim 26 = 2, >26 = 3$
A 型性格($c8$)	是 $= 0$,否 $= 1$
诊断结果(d)	非冠心病 $= 0$,冠心病 $= 1$

表 11-8　冠心病诊断决策表

U	$c1$	$c2$	$c3$	$c4$	$c5$	$c6$	$c7$	$c8$	d	U	$c1$	$c2$	$c3$	$c4$	$c5$	$c6$	$c7$	$c8$	d
1	2	0	1	1	0	0	1	0	0	14	1	0	0	1	0	0	1	1	0
2	2	1	0	1	0	0	1	0	0	15	3	1	1	1	1	0	1	0	0
3	3	0	0	1	0	1	1	1	0	16	2	1	1	1	1	0	2	0	0
4	3	0	1	1	0	0	2	1	0	17	3	1	0	1	0	0	1	0	0
5	3	0	1	1	1	0	1	0	0	18	2	1	1	0	1	0	3	1	0
6	2	0	0	0	0	1	1	0	0	19	2	0	0	1	0	0	1	0	0
7	1	0	0	1	0	0	1	0	0	20	2	0	0	1	1	0	1	1	0
8	1	0	1	0	0	0	1	1	0	21	2	1	1	1	0	1	2	1	1
9	1	0	0	0	0	0	2	1	0	22	3	0	0	1	0	1	2	1	1
10	4	1	0	1	0	0	1	0	0	23	2	0	0	1	1	1	1	0	1
11	3	0	1	0	0	0	1	0	0	24	3	1	0	1	1	1	3	1	1
12	1	0	0	1	0	0	3	1	0	25	2	0	0	1	0	1	1	1	1
13	2	0	0	1	0	0	1	0	0	26	2	0	1	0	1	1	1	1	1

续表

U	$c1$	$c2$	$c3$	$c4$	$c5$	$c6$	$c7$	$c8$	d	U	$c1$	$c2$	$c3$	$c4$	$c5$	$c6$	$c7$	$c8$	d
27	2	0	0	1	0	1	1	0	1	34	3	1	1	1	1	1	2	0	1
28	2	1	1	1	1	0	1	1	1	35	4	0	0	1	1	0	3	1	1
29	3	1	1	1	0	1	1	1	1	36	3	1	1	1	0	0	3	1	1
30	3	1	1	1	0	1	0	1	1	37	4	1	1	1	1	0	3	0	1
31	3	0	1	0	0	0	1	1	1	38	3	0	1	1	0	1	0	1	1
32	2	1	1	1	0	0	2	1	1	39	4	0	0	1	0	0	2	1	1
33	3	1	0	1	0	1	2	1	1	40	1	0	1	1	0	1	2	1	1

3. 案例实验步骤　本案例我们采用 SQL Server2005 中数据库查询语言(即 Select 查询语句)来实现基于属性依赖度的属性约简算法中每个步骤,求出冠心病决策表的属性约简与核,从而推出诊断冠心病的主要症状表现。

首先,我们利用 SQL Server2005 创建数据库 GXB,数据库中建立数据表 GXB 存放表 11-8 提供的原始数据。数据表 GXB 中的字段分别与该决策表的条件属性集 $C = \{c1, c2, c3, c4, c5, c6, c7, c8\}$、决策属性集 $D = \{d\}$ 一一对应。

下面给出利用 Select 批处理查询语句实现求解的步骤。

(1)计算决策属性集 D 对条件属性集 C 的属性依赖度 $k(C,D)$

计算 $k(C,D)$ 的 Select 批处理查询语句与结果如图 11-9 如示。可得,$k(C,D) = 1$。

(2)计算 C 相对于 D 的核 $CORE_D(C)$,并令 $P = CORE_D(C)$

计算 $CORE_D(C)$ 的过程就是计算各条件属性在 C 中相对于 D 的必要性。

首先计算条件属性 $c1$ 在 C 中相对于 D 的必要性。计算 $k(C - \{c1\}, D)$ 的 Select 批处理查询语句与结果如图 11-10 如示。可得,$k(C - \{c1\}, D) = 0.9$。

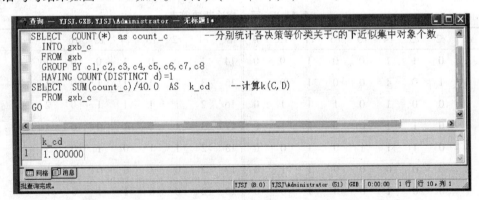

图 11-9　计算 k(C,D) 的 Select 查询语句与结果

同样地,我们可用 Select 查询语句计算出 $k(C - \{c2\}, D)$、$k(C - \{c3\}, D)$、$k(C - \{c4\}, D)$、$k(C - \{c5\}, D)$、$k(C - \{c6\}, D)$、$k(C - \{c7\}, D)$ 和 $k(C - \{c8\}, D)$ 的结果(请读者自己上机操作完成)。可得,$k(C - \{c2\}, D) = 1$,$k(C - \{c3\}, D) = 1$,$k(C - \{c4\}, D) = 0.95$,$k(C - \{c5\}, D) = 0.9$,$k(C - \{c6\}, D) = 0.95$,$k(C - \{c7\}, D) = 1$,$k(C - \{c8\}, D) = 0.8$。

因而,$c1$、$c4$、$c5$、$c6$ 和 $c8$ 在 C 中相对于 D 是必要的,$c2$、$c3$、和 $c7$ 在 C 中相对于 D 是不必

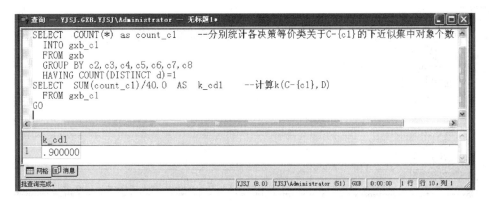

图 11-10　计算 $k(C-\{c1\},D)$ 的 Select 查询语句与结果

要的。

所以,C 相对于 D 的核 $CORE_D(C)=\{c1,c4,c5,c6,c8\}$。令 $P=\{c1,c4,c5,c6,c8\}$。

(3)计算 $k(P,D)$

计算 $k(P,D)$ 的 Select 批处理查询语句与结果如图 11-11 如示。可得,$k(P,D)=0.85$。故而 $k(P,D)\neq k(C,D)$。所以,需要进一步讨论 $C-P=\{c2,c3,c7\}$ 中条件属性在已知 P 情况下相对于 D 的重要性。

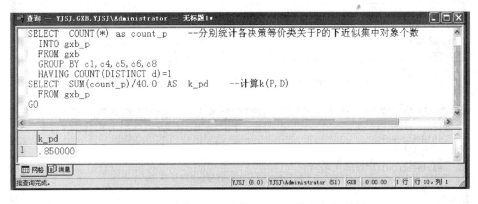

图 11-11　计算 $k(P,D)$ 的 Select 查询语句与结果

(4)计算 $C-P=\{c2,c3,c7\}$ 中条件属性在已知 P 情况下相对于 D 的重要性

计算 $k(P\cup\{c2\},D)$ 的 Select 批处理查询语句与结果,如图 11-12 如示。可得,$k(P\cup\{c2\},D)=1$。

计算 $k(P\cup\{c3\},D)$ 的 Select 批处理查询语句与结果,如图 11-13 如示。可得,$k(P\cup\{c3\},D)=0.95$。

计算 $k(P\cup\{c7\},D)$ 的 Select 批处理查询语句与结果,如图 11-14 如示。可得,$k(P\cup\{c7\},D)=0.9$。

因此,条件属性 $c2$、$c3$ 和 $c7$ 在已知 P 情况下相对于 D 的重要性分别为:

$SIG(c2,P,D)=k(P\cup\{c2\},D)-k(P,D)=0.15$

$SIG(c3,P,D)=k(P\cup\{c3\},D)-k(P,D)=0.1$

$SIG(c7,P,D)=k(P\cup\{c7\},D)-k(P,D)=0.05$

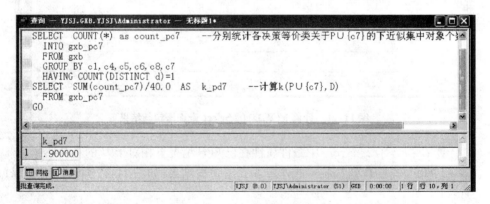

```
查询 — YJSJ.GXB.YJSJ\Administrator — 无标题1*
SELECT  COUNT(*) as count_pc2     --分别统计各决策等价类关于P∪{c2}的下近似集中对象个数
  INTO gxb_pc2
  FROM gxb
  GROUP BY c1,c4,c5,c6,c8,c2
  HAVING COUNT(DISTINCT d)=1
SELECT  SUM(count_pc2)/40.0  AS  k_pd2    --计算k(P∪{c2},D)
  FROM gxb_pc2
GO

    k_pd2
1   1.000000

批查询完成。                    YJSJ (8.0) YJSJ\Administrator (51) GXB  0:00:00  1 行  行 10,列 1
```

图 11-12　计算 $k(P\cup\{c2\},D)$ 的 Select 查询语句与结果

```
查询 — YJSJ.GXB.YJSJ\Administrator — 无标题1*
SELECT  COUNT(*) as count_pc3     --分别统计各决策等价类关于P∪{c3}的下近似集中对象个数
  INTO gxb_pc3
  FROM gxb
  GROUP BY c1,c4,c5,c6,c8,c3
  HAVING COUNT(DISTINCT d)=1
SELECT  SUM(count_pc3)/40.0  AS  k_pd3    --计算k(P∪{c3},D)
  FROM gxb_pc3
GO

    k_pd3
1   .950000

批查询完成。                    YJSJ (8.0) YJSJ\Administrator (51) GXB  0:00:00  1 行  行 10,列 1
```

图 11-13　计算 $k(P\cup\{c3\},D)$ 的 Select 查询语句与结果

```
查询 — YJSJ.GXB.YJSJ\Administrator — 无标题1*
SELECT  COUNT(*) as count_pc7     --分别统计各决策等价类关于P∪{c7}的下近似集中对象个数
  INTO gxb_pc7
  FROM gxb
  GROUP BY c1,c4,c5,c6,c8,c7
  HAVING COUNT(DISTINCT d)=1
SELECT  SUM(count_pc7)/40.0  AS  k_pd7    --计算k(P∪{c7},D)
  FROM gxb_pc7
GO

    k_pd7
1   .900000

批查询完成。                    YJSJ (8.0) YJSJ\Administrator (51) GXB  0:00:00  1 行  行 10,列 1
```

图 11-14　计算 $k(P\cup\{c7\},D)$ 的 Select 查询语句与结果

　　因而,在 $C-P=\{c2,c3,c7\}$ 中条件属性 $c2$ 在已知 P 情况下相对于 D 来说是最重要的。故得 $P=\{c1,c4,c5,c6,c8\}\cup\{c2\}=\{c1,c2,c4,c5,c6,c8\}$。此时,由图 11-12 可知 $k(P,D)=1$,即 $k(P,D)=k(C,D)$。

　　所以,$P=\{c1,c2,c4,c5,c6,c8\}$ 为决策表一个属性约简,而 $\{c1,c4,c5,c6,c8\}$ 为决策表的属性核。

　　由此可知,根据表 11-8 提供的 40 例冠心病病例知识库,我们可以推出冠心病诊断的主要症状表现是年龄($c1$)、吸烟($c4$)、高血脂史($c5$)、动物脂肪摄入($c6$)和 A 型性格($c8$)等五个症状表现。而且,临床医生根据年龄($c1$)、高血压史($c2$)、吸烟($c4$)、高血脂史($c5$)、动物脂肪摄入($c6$)和 A 型性格($c8$)等六个症状表现就可以正确诊断冠心病。

4. 案例讨论

(1)本案例我们采用 SQL Server2005 中数据库查询语言(即 Select 查询语句)来实现基于属性依赖度的属性约简算法中每个步骤,这样便于同学们观察每个步骤结果。但在实际应用中,需要编程实现该算法,从而能够直接得到结果。请同学们利用数据库编程技术设计并实现一个基于属性依赖度的属性约简程序。

(2)请同学利用基于条件信息熵的属性约简方法实现本案例,并观察结果。

(3)需要说明一下的是,启发式属性约简方法只能计算出决策表的一个属性约简。实际上,该决策表还有另外一个属性约简 $P = \{c1, c3, c4, c5, c6, c7, c8\}$。根据这个属性约简结果,临床医生需要根据年龄($c1$)、高血压家族史($c3$)、吸烟($c4$)、高血脂史($c5$)、动物脂肪摄入($c6$)、体重指数 bmi($c7$)和 A 型性格($c8$)等七个症状表现就可以正确诊断冠心病。

▪▪▪ 习 题 11 ▪▪▪

一、是非题

1. 粗糙集理论主要研究一个由对象集和属性集构成的信息表。

2. 粗糙集理论中知识表达系统可用关系数据表的形式表示。

3. 决策表中属性可分为条件属性和决策属性两类。

4. X 的 R 下似集是知识划分 U/R 中所有与 X 有非空交集的等价类的并。

5. X 的 R 上似集是知识划分 U/R 中所有属于 X 的等价类的并。

6. 正区域 POSR(X)表示根据 U/R 中等价类信息能够确定划分到 X 中的所有等价类的并。

7. 边界域 BNDR(X)表示根据 U/R 中等价类信息既不能确定划分 X 中,也不能确定划分到 X 补集(~X)中的所有等价类的并。

8. 负区域 NEGR(X)表示根据 U/R 中等价类信息确定不能划分到 X 中的所有等价类的并。

9. 任何决策表的核是所有属性约简的交集,是唯一的。

10. $SIG(a, R, D)$ 的值越大,表明在已知 R 条件下,属性 $a \in C - R$ 对 D 就越重要。

二、单选题

1. 下列关于信息表的说法中,不正确的是(　　　)

A. 信息表中数据是以关系表形式表示　　B. 信息表的列对应问题研究的对象

C. 信息表是粗糙集的主要研究对象　　D. 带有决策属性的信息表称为决策表

2. 根据表 11-3 计算,可得 $U/\{c_1\}$ 等于(　　　)

A. $\{\{x_1, x_2, x_5, x_6, x_7, x_8\}, \{x_3, x_4\}\}$　　B. $\{\{x_1, x_2, x_3, x_4, x_6\}, \{x_5, x_7, x_8\}\}$

C. $\{\{x_1, x_2, x_3, x_6, x_7, x_8\}, \{x_4, x_5\}\}$　　D. $\{\{x_1, x_4, x_5, x_7, x_8\}, \{x_2, x_3, x_6\}\}$

3. 根据表 11-3 计算,可得 $U/\{c_2\}$ 等于(　　　)

A. $\{\{x_1, x_2, x_5, x_6, x_7, x_8\}, \{x_3, x_4\}\}$　　B. $\{\{x_1, x_3, x_4, x_6\}, \{x_2, x_5, x_7, x_8\}\}$

C. $\{\{x_1,x_2,x_3,x_6,x_7,x_8\},\{x_4,x_5\}\}$　　　　D. $\{\{x_1,x_4,x_5,x_7,x_8\},\{x_2,x_3,x_6\}\}$

4. 根据表 11-3 计算,可得 $U/\{c_3\}$ 等于(　　　)

A. $\{\{x_1,x_2,x_5,x_6,x_7,x_8\},\{x_3,x_4\}\}$　　　B. $\{\{x_1,x_3,x_4,x_6\},\{x_2,x_5,x_7,x_8\}\}$

C. $\{\{x_1,x_2,x_3,x_6,x_7,x_8\},\{x_4,x_5\}\}$　　　D. $\{\{x_1,x_4,x_5,x_7,x_8\},\{x_2,x_3,x_6\}\}$

5. 给定一个决策表 $S=(U,C\cup D,V,f)$,设 $R\subseteq C\cup D,X\subseteq U$,如果能够根据 R 中的各个属性的取值就可以确定 U 中所有对象是否属于 X,则集合 X 的确定度 $k_R(X)$ 满足(　　　)

A. $k_R(X)=0$　　　B. $k_R(X)=0.5$　　　C. $k_R(X)=1$　　　D. $0\le k_R(X)\le 1$

6. 给定一个决策表 $S=(U,C\cup D,V,f)$,设 $R\subseteq C\cup D,X\subseteq U$,如果能够根据 R 中的各个属性的取值不能确定 U 中对象是否属于 X,则集合 X 的确定度 $k_R(X)$ 满足(　　　)

A. $k_R(X)=0$　　　B. $k_R(X)=0.5$　　　C. $k_R(X)=1$　　　D. $0\le k_R(X)\le 1$

7. 给定一个决策表 $S=(U,C\cup D,V,f)$,如果 $k(C,D)$ 满足(　　　),则根据条件属性集 C 的取值,可以对 U 中所有对象进行准确分类

A. $k(C,D)=0$　　　B. $k(C,D)=0.5$　　　C. $k(C,D)=1$　　　D. $0<k(C,D)\le 1$

8. 给定一个决策表 $S=(U,C\cup D,V,f)$,如果 $k(C,D)$ 满足(　　　),则根据条件属性集 C 的取值,只能将 U 中那些属于正区域 $POS_C(D)$ 的对象进行准确分类

A. $k(C,D)=0$　　　B. $k(C,D)=0.5$　　　C. $k(C,D)=1$　　　D. $0<k(C,D)\le 1$

9. 关于代数观属性约简度描述,以下说法不正确的是(　　　)

A. 决策表 $S=(U,C\cup D,V,f)$,$R\subseteq C$,若 R 相对于 D 是独立的,且 $POS_R(D)=POS_C(D)$,则 R 为 C 的一个属性约简

B. 决策表 $S=(U,C\cup D,V,f)$ 中,$R\subseteq C$,R 称为 C 的一个属性约简当且仅当 $POS_R(D)=POS_C(D)$ 且对于任意 $a\in R$ 有 $POS_{R-\{a\}}(D)\ne POS_C(D)$

C. Pawlak 粗糙集认为只要保持了正区域的大小也就保持了原始决策表的分类或决策能力

D. 决策表 $S=(U,C\cup D,V,f)$ 中不可能存在多个属性约简

10. 关于信息观属性约简度描述,以下说法不正确的是(　　　)

A. 决策表 $S=(U,C\cup D,V,f)$ 中只能存在一个属性约简

B. 决策表 $S=(U,C\cup D,V,f)$,$R\subseteq C$,若 R 相对于 D 是独立的,且 $H(D\mid R)=H(D\mid C)$,则 R 为 C 的一个属性约简

C. 决策表 $S=(U,C\cup D,V,f)$ 中,$R\subseteq C$,R 称为 C 的一个属性约简当且仅当 $H(D\mid R)=H(D\mid C)$ 且对于任意 $a\in R$ 有 $H(D\mid (R-\{a\}))\ne H(D\mid C)$

D. 决策表 $S=(U,C\cup D,V,f)$ 中可能存在多个属性约简

三、填空题

1. 带有决策属性的信息表称为(　　　)。

2. U/R 中的任何一个元素称为(　　　)。

3. 设决策表 $S=(U,C\cup D,V,f)$,$U/C=\{X_1,X_2,\cdots,X_n\}$,$U/D=\{Y_1,Y_2,\cdots,Y_m\}$,则称 $X_i\in U/C$ 为(　　　),$Y_j\in U/D$ 为(　　　)。

4. X 的 R 上近似集定义为(　　　),X 的下近似集分别定义为(　　　)。

5. 正区域 $POS_R(X)$ 定义为(　　　),边界域 $BND_R(X)$ 定义为(　　　),负区域 $NEG_R(X)$ 定义为(　　　)。

6. 设决策表 $S = (U, C \cup D, V, f)$，$R \subseteq C$，若 R 相对于 D 是独立的，且（　　），则称 R 为 C 相对于 D 的代数观属性约简。

7. 设决策表 $S = (U, C \cup D, V, f)$，$R \subseteq C$，若 R 相对于 D 是独立的，且（　　），则称 R 为 C 相对于 D 的信息观属性约简。

8. 对于决策表 $S = (U, C \cup D, V, f)$，设 $R \subseteq C$，则从粗糙集代数观角度，属性 $a \in C - R$ 的重要性定义为（　　）。

9. 对于决策表 $S = (U, C \cup D, V, f)$，设 $R \subseteq C$，则从粗糙集代数观角度，属性 $a \in C - R$ 的重要性定义为（　　）。

10. 决策规则 $r_{ij} : \mathrm{des}(X_i) \rightarrow (\mathrm{des}(Y_j))$ 的可信度定义为（　　）。

四、简答题

1. 简述粗糙集理论的主要思想。

2. 简述属性依赖度 $k(C, D)$ 的定义和性质。

五、计算和操作题

1. 表 11-9 和表 11-10 提供了一组乳腺癌术后的病例诊断知识库，每个病例提供了 4 个乳腺癌预后因素（条件属性）和 1 个乳腺癌术后结局（决策属性），$U = \{x_1, x_2, x_3, x_4, x_5, x_6, x_7, x_8, x_9\}$，$C = \{c_1, c_2, c_3, c_4\}$，$D = \{d\}$。试求 $U/\{c_1, c_2\}$ 和 $U/\{d\}$。

表 11-9　乳腺癌患者结局与预后因素定义

术后结局与预后因素	数据离散化
年龄（c_1）	青年（<45 岁）=1，中年（45—59）=0
组织学类型（c_2）	低分化 =1，高分化 =0
淋巴结转移（c_3）	有转移 =1，无转移 =0
浸润程度（c_4）	突破浆膜层 =1，未突破浆膜层 =0
结局（d）	复发 =0，截尾 =1

表 11-10　乳腺癌术后病例决策表

U	c_1	c_2	c_3	c_4	d	U	c_1	c_2	c_3	c_4	d
x_1	0	0	1	0	1	x_6	1	0	1	1	1
x_2	0	1	1	1	0	x_7	1	0	0	0	0
x_3	0	1	1	0	0	x_8	1	1	0	0	0
x_4	1	0	0	1	1	x_9	0	1	0	1	0
x_5	0	1	0	0	0						

2. 设有集合 $X = \{x_1, x_3, x_5, x_7\}$，属性集 $R = \{c_1, c_4\}$。试根据表 11-10 提供的决策表，分别计算 R 上近似集 $\overline{R}(X)$、R 下近似集 $\underline{R}(X)$、R 正域 $POS_R(X)$、R 负域 $NEG_R(X)$、R 边界域 $BND_R(X)$ 以及确定度 $k_R(X)$。

3. 试分别利用属性依赖度和条件信息熵属性约简算法，计算表 11-10 中决策表的属性核和相对约简，并用 SQL 语句上机操作实现。

4. 试采用 SQL 语句上机操作，分别实现例 11-6 和例 11-7 中求解过程。

5. 试利用属性依赖度属性约简算法,计算表 11-6 中决策表的属性核和相对约简,并用 SQL 语句上机操作实现。

6. 试利用条件信息熵属性约简算法,计算表 11-8 中决策表的属性核和相对约简,并用 SQL 语句上机操作实现。

第十二章

人工神经网络及应用

什么是人工神经网络？它与人类大脑神经系统又有什么关系？人工神经网络又是如何在计算机上用于实践临床诊断、决策与支持的？本章就这些问题将展开讨论。

第一节　人工神经网络概述

一、生物神经系统简介

从医学研究结果可知，人的大脑大约含有超过 10^{10} 个生物神经元。单个生物神经元在结构上由细胞体、树突、轴突和突触四部分组成。每个神经元均可与一千多个其他神经元连接（总连接数可达 6×10^{13}）构成一个通信网络，用来完成神经元间信息的接收、传递和处理。

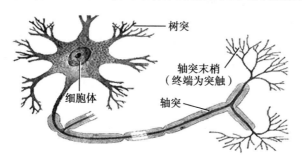

图 12-1　单个生物神经元示意图

（一）生物神经元的组成（图 12-1）

1. 细胞体　神经元的主体。由细胞核、细胞质和细胞膜 3 部分构成。其作用是接收并处理从其他神经元传递过来的信息。

2. 树突　从细胞体向外延伸出许多突起的神经纤维。树突接收来自其他神经元的输入信号，相当于细胞体的输入端。

3. 轴突　由细胞体伸出的最长的一条突起的神经纤维。其功能是用来传出细胞体产生的输出电化学信号，相当于细胞体的输出端。

4. 突触　轴突末梢的终端。神经元之间通过一个神经元的突触和其他神经元的细胞体或树突进行通信连接,这种连接相当于神经元之间的输入/输出接口。

(二) 生物神经网络系统

神经元之间相互连接构成了大脑神经网络。通过突触(输入/输出接口)将信号送入细胞体,这些信号在细胞体里被综合,其中有的输入信号起刺激作用,有的起抑制作用。当细胞体中接收的累加刺激超过一个阈值时,细胞体就被激发,此时它沿轴突通过树突向其他神经元发出信号。在这个系统中,每一个神经元都通过突触与系统中很多其他的神经元相联系。同一个神经元通过由轴突发出的信号是相同的,而这个信号可能对接收它的不同神经元有不同的效果,这一效果主要由相应的突触决定。突触的连接强度越大,接收的信号就越强,突触的连接强度越小,接收的信号就越弱。突触的连接强度可以随着系统受到的"训练"而被改变。也可以认为,学习发生在突触之处,一个神经元和另一个神经元的连接权值或是反应强度可受刺激改变,为学习功能打了基础。

总之,生物神经网络系统通过感觉器官和神经接受来自身体内外的各种信息,以此来实现机体与内外环境的联系,协调全身的各种功能活动。

(三) 生物神经系统与一般计算机系统比较

现代的计算机有很强的计算和信息处理能力,但是它解决像模式识别、感知、评判和决策等复杂问题的能力却远不如人,特别是它只能按人事先编好的程序机械地执行,缺乏向环境学习、适应环境的能力。过去,人们就已知道人脑的工作方式与现在的计算机不同,人脑是由极大量的基本单元(神经元)经过复杂的互相连接而成的一种高度复杂、非线性、并行处理的信息处理系统。单个神经反应速度是在毫秒级,比起计算机的基本单元——逻辑门(反应时间在 10^{-9} s)慢 $5 \sim 6$ 个数量级。由于人脑的神经元数量巨大($>10^{10}$ 个),每个神经元可与数千个其他神经元连接,对有些问题的处理速度反而比计算机快得多。它的能耗约为每一运算 10^{-16} J/s(计算机每一运算为 10^{-6} J/s),由此可见其性能要比现代计算机高得多。

因而,人们自然会想到,大脑的组织结构和运行机制必有其绝妙之处,从模仿人脑智能的角度出发,来探寻新的信息表示、存储和处理方式,设计全新的计算处理结构模型,构造一种更接近人类智能的信息处理系统来解决传统的计算机难以解决的问题,必将大大促进科学进步,并会在人类生活的各个领域引起巨大的变化,这就促使人们研究人工神经网络系统。

二、人工神经网络简介

(一) 人工神经网络定义

人工神经网络(artificial neural network,ANN),亦称为神经网络(neural network,NN),是一种旨在模仿人脑结构及其功能的信息处理系统。简言之,就是为模仿人脑工作方式而设计的一种机器,它可用电子或光电元件实现,也可用软件在常规计算机上仿真,或者说是一种具有大量连接的并行分布处理器,它具有通过学习获取知识并解决问题的能力,且知识是分布存储在连接权(对应于生物神经元的突触)中,而不是像常规计算机那样按地址存在特定的存储单元中。

也可以认为,ANN 是由大量处理单元(神经元,Neurons)广泛互连而成的网络,是对人脑的抽象、简化和模拟,反映人脑的基本特性。人工神经网络的研究是从人脑的生理结构出发来研究人的智能行为,模拟人脑信息处理的功能。它是基于神经科学、数学、统计学、物理学、计算机科学及工程等学科的一种技术。

显然,人工神经网络止今为止已经取得长足的发展,但还是没有统一的定义。目前国际上还有其他几种定义。

1. 美国神经网络学家 Hecht Hielsen 认为:人工神经网络是由多个非常简单的处理单元彼此按某种方式相互连接而形成的计算系统,该系统是靠其状态对外部输入信息的动态响应来处理信息的。

2. 美国国防高级研究计划局关于人工神经网络的解释:人工神经网络是一个由许多简单的并行工作的处理单元组成的系统,其功能取决于网络的结构、连接强度以及各单元的处理方式。

(二) 人工神经网络研究发展简史

1. 产生时期(M-P 模型) 20 世纪 40 年代初,美国的心理学家 MeCulloch 和数学家 Pitts 在分析和研究了人脑细胞神经元后,用电路构成了简单的神经网络 M-P 理论数学模型,为研究 ANN 开辟了道路。1949 年心理学家 Hebb 提出了著名的神经网络连接强度变化的 Hebb 学习规则,为人工神经网络的学习机制研究指明了方向。

2. 高潮时期(Perceptron 感知机模型) 20 世纪 50 年代至 60 年代,Rosenblatt 和 Widrow 就 M-P 模型中权值是固定的、无法调节,并且只能取代表兴奋的 +1 和代表抑制的 -1,提出并设计了感知机(Perceptron)模型,第一次使得人工神经网络从理论研究转入人工程序实现阶段,从而掀起了人工神经网络研究的高潮。最简单的感知机网络由 3 层神经元细胞组成,来自第一层的输入通过部分的或随机的基底节连接到细胞的中间层或关联层,然后这些神经元以随机的方式连接到感应层的神经元。感应神经元产生网络的输出。

感知机模型已经具备了并行处理、分布式存储、连续计算和可学习性等功能,可模拟人脑处理视觉信息、学习辨认物体的过程,因此,人们通常将其看成第一个人工神经网络系统。

3. 低潮时期 20 世纪 60 年代末至 70 年代末,人工智能的先驱者 Misky 和 Papert 对感知器研究后认为,其功能以及局限性问题比较严重。高威望的学者作出了悲观的结论导致这个阶段 ANN 研究进入了低谷。

4. 热潮时期(BP 模型,Hopfiled 模型) 20 世纪 80 年代以后,芬兰学者 Kohonen 于 1981 年提出自组织映网络(self organization mapping,SOM)模型。在自组织映射里,神经元被放置在网格节点上,这个网格通常是一维或是二维的。在竞争学习过程中,神经元变化依不同输入模式刺激而选择性地调整。这样调整后神经元(获胜神经元)的位置彼此之间按一定顺序排列,这些排列反映了外部世界的物理特征。SOM 模拟了人脑神经元的这种特性,可通过网络结构的自组织从大量输入数据中发现并抽取其内在的特征,实现对任意连续输入模式数据的排序、映照、分类,并反映输入数据的某种分布规律。

美国加州理工学院生物物理学家 Hopfiled 博士在 1982 年和 1986 年先后发表了两篇十分重要的论文,提出的 Hopfiled 网络模型中首次引入了网络能量的概念,并给出网络稳定性的判定依据。Hopfiled 网络不仅在理论分析与综合上达到相当的深度,最有意义的是该网络可以用电子电路来实现。1984 年,AT&T 和 Bell 实验宣布利用 Hopfiled 理论研制成功了第一个神经网络芯片,再次掀起了神经网络研究的高潮。

1986 年 Rumelhart 和 McCelland 及其研究小组提出的平行分布处理(parallel diatributed processing,PDP)网络思想,则为神经网络的发展起到了推波助澜的作用。尤其是提出的误差反向传播算法,即 BP 算法,已成为迄今影响最大、应用最广泛的一种网络学习算法。

(三) 人工神经网络应用领域及基本功能

人工神经网络是近年来的热点研究领域,涉及医学、电子科学与技术、信息与通信工程、计算机科学与技术、电气工程、控制科学与技术等诸多学科。目前在医学上,主要用于临床诊断、预后研究、临床决策分析及医学信号分析等方面。

尽管目前人们对大脑神经网络的结构、运行机制,甚至单个神经网络的工作原理的了解还很肤浅,但是基于生物神经系统的分布式存储、并行处理、自适应学习这些现象,已经构造出具有一些低级智慧的人工神经网络系统。它在一些科学研究和实际工程领域中已显示了很大的威力。在理论上,对它的计算能力、对任意连续映射的逼近能力、学习理论及动态网络的稳定性分析等都取得了丰硕的成果。其基本功能概括如下:

1. 联想记忆功能　由于神经网络具有分布存储信息和并行计算的性能,因此它具有对外界刺激信息和输入模式进行联想记忆的能力。联想记忆有自联想记忆与异联想记忆两种基本形式。

2. 非线性映射功能　在客观世界中,许多系统的输入与输出之间存在复杂的非线性关系,对于这类系统,往往很难用传统的数理方法建立其数学模型。设计合理的人工神经网络通过对系统输入输出样本对进行自动学习,能够以任意精度逼近任意复杂的非线性映射。人工神经网络的这一优良性能使其可以作为多维非线性函数的通用数学模型。该模型的表达是非解析的,输入输出数据之间的映射规则由人工神经网络在学习阶段自动抽取并分布式存储在网络的所有连接中。具有非线性映射功能的人工神经网络应用十分广阔,几乎涉及所有领域。

3. 分类、模式识别与图像处理功能　人工神经网络对外界输入样本具有很强的识别与分类能力。对输入样本的分类实际上是在样本空间找出符合分类要求的分割区域,每个区域内的样本属于一类。传统分类方法只适合解决同类相聚、异类分离的的识别与分类问题。但客观世界中许多事物(例如,不同的图像、声音、文字等等)在样本空间上的区域分割曲面是十分复杂的,相近的样本可能属于不同的类,而远离的样本可能同属一类。人工神经网络可以很好地解决对非线性曲面的逼近,因此比传统的分类器具有更好的分类与识别能力。例如,印刷体和手写体字符识别,语音识别,签字识别,指纹识别,人脸识别,癌细胞检测,心电图和脑电图分类,RNA 和 DNA 识别,油气储藏勘测,加速器事故检测,目标检测与识别,图像压缩,图像复原等。

4. 控制与优化计算功能　优化计算是指在已知的约束条件下,寻找一组参数组合,使由该组合确定的目标函数达到最小值。某些类型的人工神经网络可以把待求解问题的可变参数设计为网络的状态,将目标函数设计为网络的能量函数。人工神经网络经过动态演变过程达到稳定状态时对应的能量函数最小,从而其稳定状态就是问题的最优解。这种优化计算不需要对目标函数求导,其结果是网络自动给出的。例如,化工过程控制,机械手运动控制,电弧炉电极控制,半导体生产中掺杂控制,石油精炼和食品工业中优化控制,VLSI(超大规模集成电路)布线设计等。

5. 知识处理功能　知识是人们从客观世界的大量信息以及自身的实践中总结归纳出来的经验、规则和判据。人工神经网络获得知识的途径与人类似,也是从对象的输入输出信息中抽取规律而获得关于对象的知识,并将知识分布在网络的连接中予以存储。人工神经网络的知识抽取能力使其能够在没有任何先验知识的情况下自动从输入数据中提取特征,发现规律,并通过自组织过程将自身构建成适合于表达所发现的规律。另一方面,人的先验知识可以大大提高人工神经网络的知识处理能力,两者相结合会使人工神经网络智能得到进一步提升。例如,股票市场预测,有价证券管理,借贷风险分析,信用卡管理,机票管理等。

（四）人工神经网络与一般计算机系统比较

ANN 与人脑的相似之处主要为两个方面:一是通过学习过程利用人工神经网络从外部环境中获取知识;二是内部神经元(突触权值)用来存储获取的知识信息。因此,人工神经网络也经常被称为神经计算机(Neurocomputer)。

ANN 与一般计算机的区别主要表现如下:

1. ANN 的信息存储与处理(计算)是合二为一的,即信息的存储体现在神经元互连的分布上;传统计算机的存储与计算是独立的,因而在存储与计算之间存在着瓶颈。

2. ANN 以大规模模拟计算为主,数字计算机是以串行离散符号处理为主。

3. ANN 具有很强的鲁棒性和容错性,善于联想、概括、类比和推广,任何局部的损伤不会影响整体结果。

4. ANN 具有很强的自学习能力,能为新的输入产生合理的输出,可在学习过程之中不断完善自己,具有创新特点。

5. ANN 是一大规模自适应非线性动力系统,具有集体运算的能力。

6. 在现有条件下,ANN 是通过计算机软件系统实现智能化处理。

三、人工神经元模型

ANN 基本单元(神经元)模型,有 3 个基本要素(图 12-2):

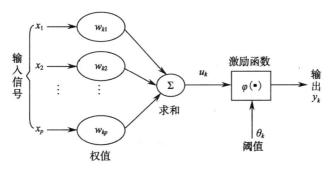

图 12-2　人工神经元模型

1. 一组连接权(对应于生物神经元的突触),连接强度由各连接上的权值表示,权值为正表示激励,为负表示抑制。

2. 一个求和单元,用于求取各输入信息的加权和(线性组合)。

3. 一个非线性激励函数,起到非线性映射作用并限制神经元输出幅度在一定的范围之内,一般限制在 $[0,1]$ 或 $[-1,+1]$ 之间。

此外还有一个阈值 θ_k(或偏置 $b_k = -\theta_k$)。以上作用可以用数学式表达为

$$u_k = \sum_{j=1}^{p} w_{kj} x_j \tag{12-1}$$

$$v_k = u_k - \theta_k \tag{12-2}$$

$$y_k = \varphi(v_k) \tag{12-3}$$

式中，$x_1, x_2, x_3, \cdots, x_p$ 为输入信号；$w_{k1}, w_{k2}, w_{k3}, \cdots, w_{kp}$ 为神经元 k 的权值；u_k 为线性组合结果；θ_k 为阈值；$\varphi(\cdot)$ 为激励函数；y_k 为神经元 k 的输出。

可以把输入的维数增加一维，从而把阈值 θ_k 包括进去，如

$$v_k = \sum_{j=0}^{p} w_{kj} x_j \tag{12-4}$$

$$y_k = \varphi(v_k) \tag{12-5}$$

此处增加了一个新连接，其输入为 $x_0 = -1(+1)$，其权值为 $w_{k0} = \theta_k(b_k)$，如图 12-3 示。

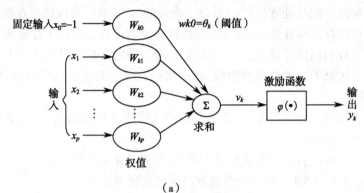

（a）

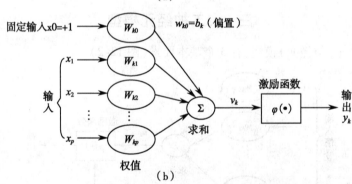

（b）

图 12-3　输入扩维后的两种神经元模型

激励函数 $\varphi(\cdot)$ 可以有如下几种形式。

1. 阈值函数

$$\varphi(v) \begin{cases} 1 & v \geqslant 1 \\ 0 & v < 0 \end{cases} \tag{12-6}$$

通常称此神经元为 M-P 模型，ANN 最基本构件。

2. 分段线性函数

$$\varphi(v) \begin{cases} 1 & v \geqslant 1 \\ v-1 < v < 1 \\ 0 & v < 0 \end{cases} \tag{12-7}$$

它类似于一个带限幅的线性放大器，当工作于线性区时，放大倍数为 1。

3. Sigmoid 函数

该函数具有平滑和渐近性,并保持单调性,最常用的函数形式为

$$\varphi(v) = \frac{1}{1 + \exp(-av)} \tag{12-8}$$

参数 a 可控制其斜率。另一种常用的是双曲正切函数:

$$\varphi(v) = \tanh(\frac{v}{2}) = \frac{1 - \exp(-v)}{1 + \exp(-v)} \tag{12-9}$$

应该指出,在三种函数中,Sigmoid 函数最为常用。

四、人工神经网络结构及工作原理

除单元特性外,网络的拓扑结构也是 ANN 的一个重要的特征,如今已有数十种类型的神经网络。根据神经元之间连接方式,可将神经网络结构分为层次型网络结构和互连型网络结构两大类。根据神经元之间信息的流向,可将神经网络结构分为前馈型网络和反馈型网络两大类。

(一)前馈型神经网络

反向传播算法(Back-Propagation,BP 算法)构成的 B-P 神经网络模型是一种前馈型的多层网络,也有称之为多层感知器。医学中 BP 神经网络应用比较广泛,本章第二节实践案例就是主要根据此原理。其特点是在训练过程中将输入值误差异不断地反传给网络,调整各层之间的权重大小,以求使理论值与实际值的误差最小。各神经元接受前一层的输入,并输出给下一层,没有反馈,如图 12-4 所示。结点分为两类,即输入单元和计算单元,每一计算单元可有任意多个输入,但只有一个输出(它可耦合到任意多个其他结点作为输入)。前馈网络可分为不同的层,第 i 层的输入只与第 $i-1$ 层输出相连,输入和输出结点与外界相连,而其他中间层称为隐层。

从输出层到输入层无反馈,因而结构简单,易于编程,也不使网络的输出陷入从一个状态到另一个状态的无限转换之中,因此,网络的稳定性较好,人们只需对它着重进行学习方法的研究。但是前馈网络缺乏动态处理能力,似乎计算能力不够强。

在神经网络中,多层前馈型神经网络是最有力的工具。图 12-5 给出一粗略的多层前馈型神经网络结构。

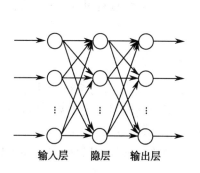

图 12-4　具有一个隐层的前馈神经网络

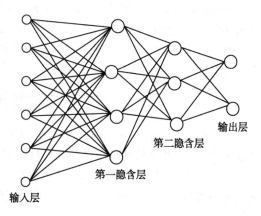

图 12-5　多层前馈型神经网络

反向传播算法(BP算法)是一种监督式的学习算法。其主要思想是对于若干个输入学习样本,已知与其对应的输出样本,学习的目的是用网络的实际输出与其目标矢量之间的误差来修改其权值,使输出与其期望值尽可能接近。也就是说,使网络输出层的误差平方和达到最小。它是通过连续不断地在相对于误差函数斜率下降的方向上计算网络权值和偏差的变化而逐渐逼近目标的。

具体数学推演此处不打算赘述,有兴趣的读者可以参考有关人工智能等方面的书籍。

(二) 反馈型神经网络

所有结点都是计算单元,同时也可接受输入,并向外界输出。它可画成一个无向图,如图12-6(A)所示,其中每个连接线都是双向的,也可画成图12-6(B)形式,若总单元数为 n,则每一结点有 $n-1$ 个输入和1个输出。

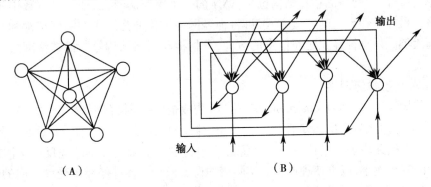

（A）　　　　　　　　　　　（B）

图12-6　单层全连接反馈型网络

ANN的工作过程主要分为两个阶段:第一个阶段是学习期,此时各计算单元状态不变,各连线上的权值通过学习来修改;第二阶段是工作期,此时连接权固定,计算单元状态变化,以达到某种稳定状态。

从作用效果看,前馈型神经网络主要是函数映射,可用于模式识别和函数逼近。按对能量函数的所有极小点的利用情况,可将反馈型神经网络分为两类:一类是能量函数的所有极小点都起作用,主要用做各种联想存储器;另一类只利用全局极小点,它主要用于求解优化问题。

Hopfield模型是一种带反馈的人工神经网络,从输出层到输入层有反馈存在,这种网络中,输出要反复地作为输入再送入到网络中,这就使得网络具有动态性,网络的状态不断在改变中。所以Hopfield模型是一种带动态反馈系统,比前馈网络具有更强的计算能力,但网络的稳定性不如前馈型的B-P网络。

五、人工神经网络的学习方法

神经网络是模拟人类大脑结构的数学模型,具有自我学习能力的系统。神经网络的学习也称为训练,指的是神经网络在外界环境的刺激作用下调整网络自由参数,并以新的方式来响应外部环境的过程。像大脑一样,神经网络从一组输入数据中进行学习,根据这一新的认知调整参数以发现数据中的模式。所以,神经网络的工作过程可以分成学习和工作两个阶段。

学习是对网络进行训练,主要是调整网络神经元的连接权值和连接方式等。神经网络的信息存储和计算的处理能力主要由连接方式和连接权值(长期记忆)决定,并影响整个工作阶段。训练好的网络可用于实际工作,此时网络的连接权值和连接方式固定不变,工作过程表现为输入数据在状态空间的映像和变化过程,神经网络的最终的稳定状态即是工作输出。与学习阶段所用的时间相比,工作阶段的速度相对较快。因为神经元的状态在工作阶段经常发生变化(短期记忆)。

人工神经网络通过学习不断调整权值,调整权值的过程就是学习的过程。在训练最初,权值一般是(0,1)间的随机数。学习方法是由学习方式和学习规则的确定。不同的学习方法其学习方式和学习规则是不同的。

(一)学习方式

1. 监督学习(有教师学习) 这种学习方式需要外界存在一个教师,他可对给定一组输入提供应有的输出结果(正确答案),即已知的输入。输出数据称为训练本集,学习系统(ANN)可根据已知输出与实际输出之间的差值(误差信号)来调节系统参数。

2. 非监督学习(无教师学习) 非监督学习时不存在外部教师,学习系统完全按照环境提供数据的某些统计规律来调节自身参数或结构(一种自组织过程),以表示出外部输入的某种固有特性(如聚类或某种统计的分布特征)。

3. 再励学习(强化学习) 这种学习介于上述两种情况之间,外部环境对系统输出结果只给出评价信息(奖惩)而不是给出正确答案。学习系统通过强化那些受奖的动作来改善自身的性能。

(二)学习规则

1. 误差纠正学习。

2. Hebb学习 由神经心理学家Hebb提出的学习规则可归纳为"当某一突触(连接)两端的神经元同步激活(同为激活或同为抑制)时,该连接的强度应为增强,反之应减弱"。

3. 竞争(competitive)学习 顾名思义,在竞争学习时,网络各输出单元互相竞争,最后达到只有一个最强者激活,最常见的一种情况是输出神经元之间有侧身抑制性连接,原来输出单元中如有某一单元较强,则它将获胜并抑制其他单元,最后只有此强者处于激活状态。

(三)学习与自适应

当学习系统所处环境平稳时,即统计特性不随时间变化时,从理论上讲通过监督学习可以学到环境的统计特性,这些统计特性可被学习系统作为经验记住。如果环境是非平稳的,即统计特性随时间变化时,通常的监督学习没有能力跟踪这种变化,为解决此问题,需要网络有一定的自适应能力,此时对每一个不同输入都作为一个新的例子来对待。

归纳B-P算法的学习过程如下:

1. 选择一组训练样例,每一个样例由输入信息和期望的输出结果两部分组成。

2. 从训练样例集中取一样例,把输入信息输入到网络中。

3. 分别计算经过神经元处理后的各层节点的输出。

4. 计算网络的实际输出和期望输出的误差。

5. 从输出层反向计算到第一个隐层,并按照某种能够使误差向减小方向发展的原则,调整网络中个神经元的连接权值。

6. 对训练样例集中的每一个样例重复(3)~(5)的步骤,直到对整个训练样例集的误差达到要求时为止。

第二节　基于电子表格(Excel)实践人工神经网络算法

许多年来,人们一直对人工神经网络怀有浓厚的兴趣,历史上有过高潮期,由于技术条件和各方面的原因也出现过低潮。目前很多统计学软件中内置人工神经网络算法,例如MATLAB软件提供的神经网络工具箱(neural network toolbox)、StatSoft公司的Statistics Neural Networks、SPSS公司的Clementine系统内置的神经网络挖掘算法、Neuralware公司的Neuralworks软件包等。当然,人们也可以根据人工神经网络的算法自行设计开发小型的神经网络模拟软件。正是有了这些软件包的存在,使得我们能够更加方便快捷地利用人工神经网络进行数据挖掘的研究。

Excel 2010数据挖掘外接程序是Microsoft提供的支持Excel进行数据挖掘的加载项文件,安装该外接程序允许用户连接到SQL Server Analysis Servicse服务器,直接操作多种数据挖掘算法。其中含有利用人工神经网络算法基本原理进行数据挖掘,通过构造多层感知器网络创建分类和回归挖掘模型。

下面就举两个例子来说明其应用方法。案例数据源仅就解释如何使Excel 2010数据挖掘功能而设计,并不是数据挖掘要求的数据仓库中实际海量数据。本章案例使用SQL Server 2008 R2数据库结合Excel 2010数据挖掘外接程序实践人工神经网络算法。(外接程序下载地址:http://www.microsoft.com/zh-cn/download/details.aspx? id = 29061)。

一、人工神经网络在临床诊断乙肝病中的模拟应用

(一) 案例背景

乙型肝炎是由乙肝病毒(HBV)引起的、以肝脏炎性病变为主并可引起多器官损害的一种传染病。本病广泛流行于世界各国,主要侵犯儿童及青壮年,少数患者可转化为肝硬化或肝癌。因此,它已成为严重威胁人类健康的世界性疾病,也是我国当前流行最为广泛、危害性最严重的一种传染病。据预计,中国约有1.2亿乙型肝炎病毒携带者,其中乙肝患者有3000万。利用Excel 2010数据挖掘功能中的人工神经网络算法对乙肝的影响因素进行分析,具体是根据个体的体检结果及生活习惯来分析造成乙肝的重要原因,并根据数据挖掘结果对个体的不良生活习惯提出建议。

(二) Excel 2010 数据挖掘功能操作步骤

1. 建立神经网络模型,并做相应处理

(1)输入神经元:29个(表12-1)。

表12-1　输入神经元

各输入属性	各输入属性可能取值				数据类型	产生神经元个数
劳累度	极度	轻微	中等	良好	DISCRETE	5
饮食情况	厌油腻		不厌油腻		DISCRETE	3
是否抽烟	经常		无		DISCRETE	3
是否喝酒	经常		无		DISCRETE	3

续表

各输入属性	各输入属性可能取值		数据类型	产生神经元个数
是否带抗体	是	否	DISCRETE	3
小三阳	是	否	DISCRETE	3
大三阳	是	否	DISCRETE	3
转氨酶	正常	高	DISCRETE	3
体力近况	乏力	正常	DISCRETE	3

（2）输出神经元：由于本网络输出只有一个属性，"是否乙肝"，且其取值为离散值"是"或"否"，故输出神经元为 3 个。

2. 数据挖掘连接配置

（1）设定连接数据挖掘服务器，必须设定连接到 Analysis Services 数据库。操作如下：

运行 SQL Server 2008 R2 Management Studio，选择服务器类型为 Analysis Services，服务器名称为"localhost"，单击【连接】按钮，如图 12-7 所示。

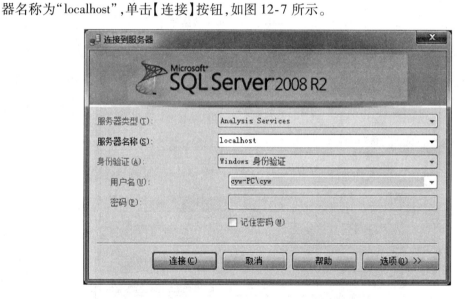

图 12-7 Analysis Services 服务器连接

新建 Analysis Services 数据库，如图 12-8 所示，本例数据库命名为"NeuralNetworkTest"。Analysis Services 数据库用于存储 Excel 2010 数据挖掘模型。

（2）Excel 2010【数据挖掘】选项卡中单击【连接】标签，打开 Analysis Services 连接窗口，单击【新建】，打开【连接到 Analysis Services】窗口，在【服务器名称】文本框中填入"local-host"。【目录名称】选择 NeuralNetworkTest，对应的【友好名称】自动选择 NeuralNetworkTest（localhost）。如图 12-9 所示。

单击【测试连接】，出现【测试连接成功】提示框（如图 12-10 所示），则新增连接成功。

3. 选择数据源 数据源为乙肝影响因素调查数据表。在 Excel 2010 中输入源数据，本节仅为说明软件使用的过程，只列出了部分源数据（表 12-2）。在实际研究中，数据量越多，运用人工神经网络预测的结果越准确。

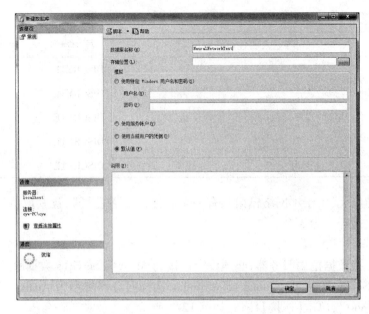

图 12-8 新建 Analysis Services 数据库

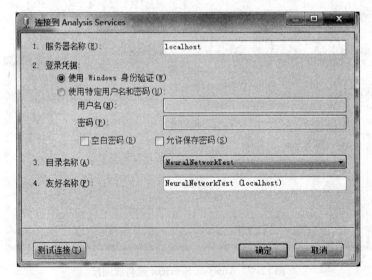

图 12-9 Excel 2010 连接 Analysis Services 服务器

图 12-10 Analysis Services 服务器连接成功

表12-2 乙肝影响因素调查数据表

ID	劳累度	饮食情况	是否抽烟	是否带抗体	是否喝酒	小三阳	大三阳	转氨酶	体力近况	是否乙肝
1	良好	不厌油腻	无	是	无	是	否	正常	正常	否
2	良好	不厌油腻	无	是	无	否	否	正常	正常	否
3	良好	厌油腻	经常	否	无	是	是	高	正常	是
4	良好	不厌油腻	无	否	无	否	否	正常	正常	否
5	中等	不厌油腻	经常	是	无	否	否	正常	正常	否
6	良好	厌油腻	无	无	无	否	否	正常	正常	否
7	良好	厌油腻	无	否	经常	否	是	高	正常	是
8	中等	厌油腻	经常	否	经常	是	是	高	正常	是
9	轻微	不厌油腻	无	是	无	否	否	正常	正常	否
10	中等	厌油腻	无	是	无	否	否	正常	正常	否
11	中等	厌油腻	无	是	无	否	否	正常	正常	否
12	中等	不厌油腻	经常	是	无	否	否	正常	正常	否
13	轻微	厌油腻	经常	否	无	否	是	高	正常	是
14	中等	不厌油腻	无	是	无	否	否	正常	正常	否
15	中等	厌油腻	无	是	无	否	否	正常	正常	否
16	极度	厌油腻	无	是	无	否	否	正常	乏力	否
17	极度	不厌油腻	无	是	无	是	否	正常	乏力	否
18	极度	不厌油腻	无	是	无	否	否	正常	乏力	否
19	中等	厌油腻	经常	否	经常	否	是	高	正常	是
20	中等	不厌油腻	无	是	无	否	否	正常	正常	否

4. 创建挖掘结构

(1)单击【数据挖掘】下的【高级】按钮,选择【创建挖掘结构】,进入到【创建挖掘结构向导入门】窗口,开始建立数据挖掘模型。点击【下一步】进入到选择源数据窗口,可以选择当前工作表中的数据,也可以访问外部数据源,本例中选择当前工作表中的乙肝影响因素调查数据表数据,单击【下一步】如图12-11所示。

(2)进入到选择列窗口,将ID值设置为"键"值,其他值默认包括,如图12-12所示。单击【下一步】。

(3)进入到将数据拆分为定型集和测试集窗口,该窗口选项选择默认值,单击【下一步】,本例将结构名称定义为"乙肝",单击【完成】。

5. 将模型添加到结构 "将模型添加到结构"可以帮助用户将新建的挖掘模型添加到现有的挖掘结构中。

(1)单击数据挖掘【高级】按钮,选择【将模型添加到结构】,单击【下一步】,进入到选择结构或模型窗口。此处选中乙肝结构模型,单击【下一步】,进入选择挖掘算法窗口,在【算法】下拉列表中列出了多种数据挖掘算法,此处选择"Microsoft 神经网络"算法,如图12-13所示。单击【下一步】。

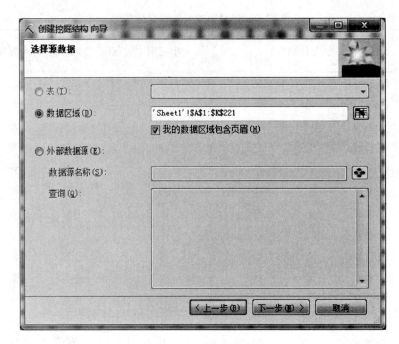

图 12-11　选择数据源

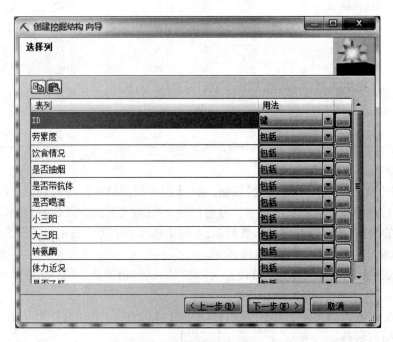

图 12-12　列属性设置

　　（2）在选择列窗口中，将"是否乙肝"设置为"仅预测"，如图 12-14 所示，单击【下一步】。

　　（3）将模型名称命名为"乙肝-神经网络"，单击【完成】。开始构建数据挖掘模型。弹出如图 12-15 所示的【浏览】窗口。

　　6. 模型解释　使用"输入"选项卡，可以选择神经网络模型将用作输入的属性和属性值。该查看器打开时，默认设置是包含所有属性。这表示询问该模型哪些属性值对确定所

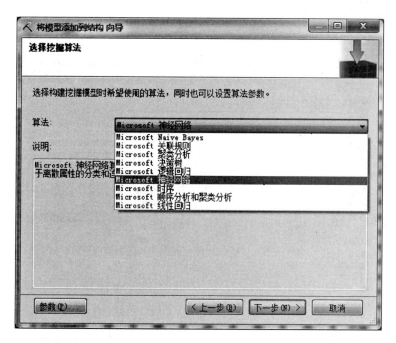

图 12-13　选择数据挖掘算法

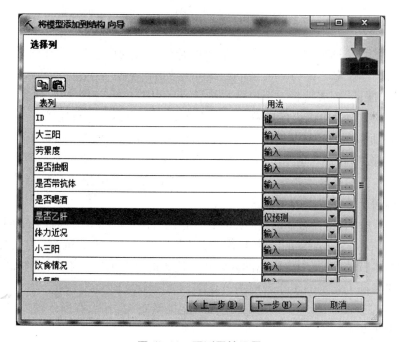

图 12-14　预测属性设置

选输出的属性的值最重要。

　　若要选择输入属性,在"输入"网格的"属性"列内部单击,再从下拉列表中选择一个属性。该列表中只包含在该模型中包含的属性。第一个非重复值出现在"值"列下。单击默认值将显示一个包含关联属性的所有可能状态的列表。可以选择要调查的状态。可以根据需要选择多个属性。

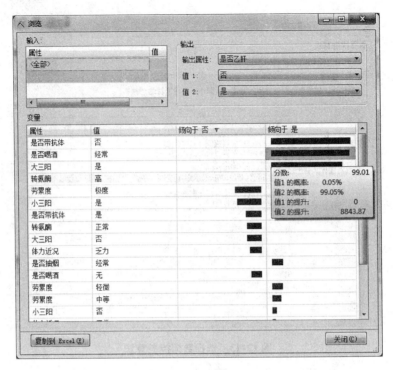

图 12-15　分析结果图

可以使用"输出"选项卡指定要使用输出的神经网络的属性,以及要比较的两个状态。只能从模型中选择被定义为 predict 或 predict only 列的属性。

使用"输出属性"列表选择一个属性。然后,可以从"值 1"和"值 2"列表中选择两个与该属性关联的状态。输出属性的这两个状态将在"变量"窗格中进行比较。

"变量"选项卡中的网格包含下列各列:属性、值、倾向于[值 1]和倾向于[值 2]。默认情况下,这些列按"倾向于[值 1]"强度进行排序。单击列标题将更改所选列的排序顺序。

位于属性右侧的条显示指定的输入属性状态倾向于哪个输出属性状态,该条的大小表示输出状态倾向于输入状态的强度。

如图 12-15 所示,从查看器的"倾向于是"列可以看出,对乙肝的确诊影响因素最大的是"不带抗体",其次是"经常喝酒",排在第三位的是"大三阳",第四位为"转氨酶"高等。这里可能是取样本量较少,其中常喝酒的人数较多造成的分类结果。单击【复制到 Excel】可以将分析的结果复制进指定的工作表中。

7. 挖掘模型预测　Excel 2010 数据挖掘功能提供查询功能,有助于使用现有挖掘模型生成数据挖掘预测查询。

(1)单击数据挖掘菜单栏中的【查询】按钮,进入【查询模型向导入门】窗口,单击【下一步】,进入到选择模型窗口,本例选择先前制订好的"乙肝-神经网络"模型,单击【高级】按钮进入到如图 12-16 所示的【数据挖掘高级查询编辑器】窗口。

(2)如果仅需要为单个事例创建预测,选择"单独预测"较合适。本例中仅需预测"是否为乙肝",故选择"单独预测"。单击【DMX 模板】,选择【预测】功能中的【单独预测】,此时DMX 查询编辑器出现如图 12-17 所示的单独预测编辑窗口(默认状态下是标准预测)。

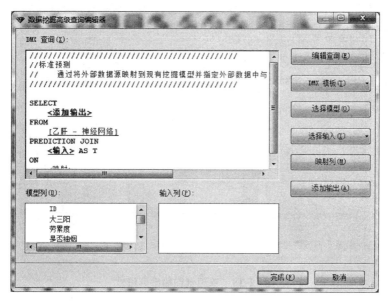

图 12-16 数据挖掘预测查询

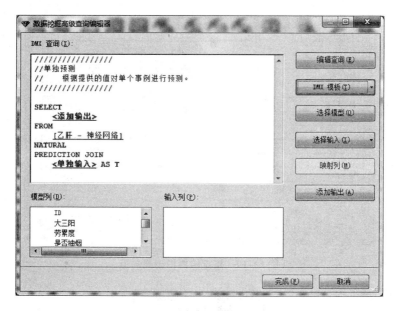

图 12-17 单独查询设置

（3）单击 DMX 查询文本域中的【添加输出】或者直接单击【添加输出】按钮进行输出列添加，如图 12-18 所示。将"是否乙肝"选择作为输出列。点击【确定】。

（4）单击 DMX 查询文本域中的【单独输入】，进入到【指定挖掘模型列的值】窗口。指定好挖掘列属性所对应的值，如图 12-19 所示，单击【确定】。

（5）单击【完成】在新工作表中生成预测结果，如图 12-20 所示。

预测结果表明，经常抽烟喝酒、感觉乏力、转氨酶高且是大三阳者，其患有乙肝的可能性较大。

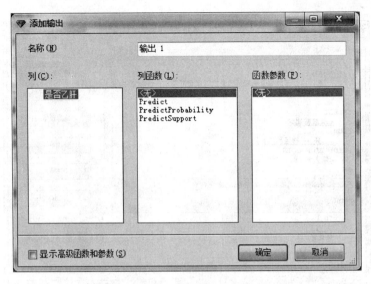

图 12-18　单独查询输出列设置

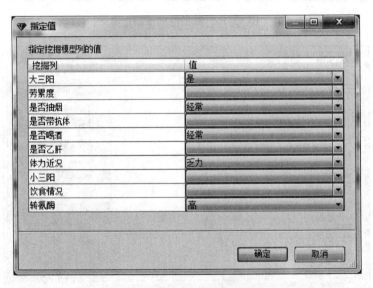

图 12-19　指定挖掘模型列的值

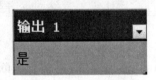

图 12-20　查询结果图

二、利用 Excel 构建中医舌诊八纲辨证神经网络知识库

（一）案例背景

近几年,曾有专家学者使用 MATLAB 工具实现中医舌诊八纲辨证神经网络知识库的构建,把病症、舌色、舌形、舌态、舌苔进行了分类(表 12-3),对病"症"进行数据化(表 12-4)。

训练样本输入/输出格式为【舌色,舌形,舌态,苔色,苔质】/【八纲辨证】,每种输入对应一个输出。

表 12-3 舌象病"症"及设定的病症对应值

病症	对应值	舌象				
		舌体			舌苔	
		舌色	舌形	舌态	苔色	苔质
表证	1	淡红	少变化	无变化	白、黄	薄
里证	2		多变化	多变化		厚
寒证	3	淡白			白	润滑
热证	4	红绛			黄	燥
虚证	5	淡白、红绛	嫩			剥
实证	6	青紫	老			厚、腻
不详	7					

表 12-4 设定的病症对应值

舌色	淡红(1)	淡白(2)	红绛(3)	青紫(4)		
舌形	少变化(1)	多变化(2)	嫩(3)	老(4)		
舌态	无变化(1)	多变化(2)				
舌苔色	白(1)	黄(2)				
舌苔质	薄(1)	厚(2)	润滑(3)	燥(4)	腻(5)	剥(6)

同样,利用 Excel 数据挖掘功能也可以实现所述解决方案。因为患者的舌象可能是多种表征的综合,例如患者的苔质可能是"厚、腻、偏苔",病症也可能是几种症状的综合,例如"脾胃虚寒"就既是"寒证"也是"虚证"。所以,下面我们考虑把每种输入对应可能的多种输出。

(二)构建中医舌诊八纲辨证神经网络知识库

1. 建立数据模型 将病证用八位二进制数表示("0"表示没有此"病证","1"表示有此"病证",如表 12-5),这样任意种"病证"都可以组合,例如"脾胃虚寒"可表示为"01010000"对应的十进制数为80(二进制编码的最低位对应病症编码表的第 1 位,依次类推)。

表 12-5 病症编码

八纲辨证							
第1位	第2位	第3位	第4位	第5位	第6位	第7位	第8位
阴(0/1)	阳(0/1)	表(0/1)	里(0/1)	寒(0/1)	热(0/1)	虚(0/1)	实(0/1)

按照同样的方法将舌象也分类编码(表 12-6),其中舌神只有两种互斥状态,不存在组合,所以只用一个二进制位表示。编码形式可以将输入中的某一小项表示为几种表征的组

合,输出也可以是多种"病证"的组合,符合中医舌诊理论。

表 12-6　舌象编码

舌诊	舌质	舌神 (1 位二进制数表示)	荣(0)	
			枯(1)	
		舌色 (6 位二进制数表示)	淡白(0/1)	
			淡红(0/1)	
			红(0/1)	
			绛(0/1)	
			青(0/1)	
			紫(0/1)	
		舌形 (5 位二进制数表示)	老、嫩舌(0/1)	老(1)
				嫩(0)
			胖、瘦舌(0/1)	胖(1)
				瘦(0)
			点、刺舌(0/1)	
			裂纹舌(0/1)	
			齿痕舌(0/1)	
		舌态 (6 位二进制数表示)	痿软(0/1)	
			强硬(0/1)	
			歪斜(0/1)	
			颤动(0/1)	
			吐弄(0/1)	
			短缩(0/1)	
	舌苔	苔质 (12 位二进制数表示)	薄、厚苔	薄(0/1)
				厚(0/1)
			润、燥苔	润(0/1)
				滑(0/1)
				燥(0/1)
			腻、腐苔	腻(0/1)
				腐(0/1)
			剥苔(0/1)	
			偏、全苔	全苔(0/1)
				偏苔(0/1)

续表

舌诊	舌苔	苔质 （12 位二进制数表示）	真、假苔	真苔（0/1）
				假苔（0/1）
		苔色 （3 位二进制数表示）	白（0/1）	
			黄（0/1）	
			灰黑（0/1）	

2. 准备数据　根据中医诊断学相关理论设计临床常见舌象辨证简表（附录 12），将所有的临床数据编码，构建二进制码组，将其对应的 10 进制数作为输入值。

3. 数据挖掘连接配置（基本操作步骤同案例一）。

4. 创建数据挖掘结构

（1）选择 Excel 2010【数据挖掘】菜单栏【高级】选项中的【创建挖掘结构】，进入到【创建挖掘结构向导入门】窗口，单击【下一步】，进入到【选择源数据】窗口，选择好指定的数据区域之后，单击【下一步】，进入到【选择列】，对表列属性的用法进行设置，将除键值之外所有的表列属性的内容类型设置为"Discrete"，单击【确定】，如图 12-21 所示。单击【下一步】。

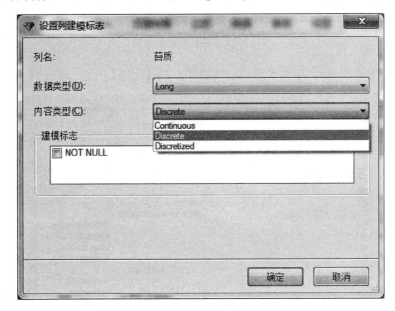

图 12-21　设置列建模标志

（2）进入到【将数据拆分为定型集和测试集】窗口，选择默认设置，单击【下一步】，将【结构名称】设置为"中医舌诊"，单击【完成】。

5. 将模型添加到结构

（1）选择 Excel 2010【数据挖掘】菜单栏【高级】选项中的【将模型添加到结构】，进入到【将模型添加到结构向导入门】窗口，单击【下一步】，进入到【选择结构或模型】，选择"中医舌诊"模型，单击【下一步】进入到【选择挖掘算法】，选择"Microsoft 神经网络"算法，单击【下一步】，进入到【选择列】窗口，将"八纲辨证"列的"用法"设置为"仅预测"，如图 12-22 所示,其他值默认设置。单击【下一步】。

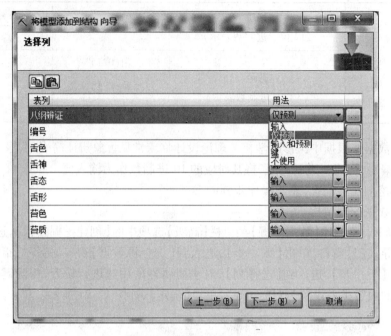

图 12-22 预测列属性设置

(2)将模型名称设置为"中医舌诊-神经网络",点击【完成】。生成如图 12-23 所示结果。

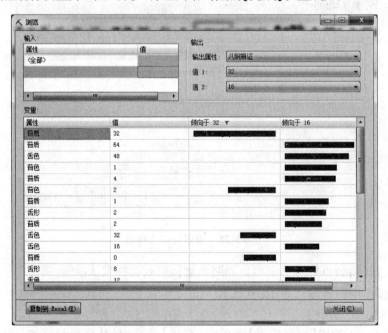

图 12-23 分析结果图

6. 解释模型 如图 12-23 所示,"八纲辨证"中值 1 设为 32,对比病症编码(00100000),其表示的是"热证",值 2 设为 16,对比病症编码(00010000),其表示的是"寒证"。"八纲辨证"值为 32(热证)影响较大的为:"苔质"值为 32(000000100000)、"苔色"值为 2(010)。对应的舌象分别为:腻苔、黄苔。中医解释为:黄腻苔多主湿热证。"八纲辨证"值为 16(寒证)影响较大的为:"舌色"值为 48(110000)、"苔色"值为 1(001)。对应的舌象分别为:青紫舌、白苔。中医解释为:舌质青紫而润滑者为阴寒证,白苔一般属肺,主表证、寒证。

　　7. 挖掘模型预测(基本操作步骤同案例一)　指定挖掘模型列的值,设置"舌色"值为 4(000100)、"舌形"值为 1(00001)、"苔色"值为 2(010)、"苔质"值为 64(000001000000),对应的舌象解释分别为:舌色为红色、舌形老、苔质为腐苔、苔色为黄苔。如图 12-24 所示。单击【确定】。

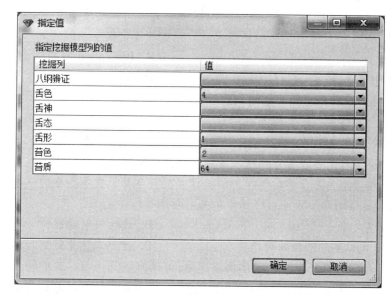

图 12-24　指定挖掘模型列的值

单击【完成】进行预测,输出"八纲辨证"值,如图 12-25 所示。

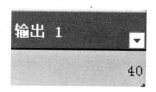

图 12-25　查询结果图

　　"八纲辨证"预测值为 40(00101000),对应的"八纲辨证"为热证、里证,与中医解释非常接近,所以利用 Excel 2010 数据挖掘功能构建中医舌诊八纲辨证神经网络知识库具有一定的意义。

■■■ 习　题　12 ■■■

一、单选题

1. 以下对生物神经元的描述中,正确的是(　　　　)

A. 细胞体作用是接收发出信息

B. 树突的作用是感受其他神经元的传递信号,相当于细胞体的输出端

C. 轴突的功能是传出从细胞体来的神经信息,相当于细胞体的输入端

D. 突触相当于神经元之间的输入/输出接口

2. 以下对生物神经系统和一般计算机系统的描述中,正确的是(　　　　)

A. 计算机系统在解决模式识别、感知、评判和决策等复杂问题的能力比人强

B. 计算机系统具有向外界环境学习、适应环境的能力

C. 生物系统的单个神经反应速度比计算机的基本单元逻辑门反应快

D. 生物神经系统是一种高度复杂、非线性、并行处理的信息处理系统

3. 以下选项中,不属于人工神经网络发展进程中的理论模型是(　　　　)

A. M-P 模型　　　　　　　　　　　　B. Perceptron 感知机模型

C. 贝叶斯模型　　　　　　　　　　　　D. BP 模型

4. 以下对人工神经网络的理解中,错误的是(　　　　)

A. 人工神经网络就是计算机网络

B. 人工神经网络是对人脑的抽象、简化和模拟,反映人脑的基本特性

C. 人工神经网络是一种旨在模仿人脑结构及其功能的信息处理系统

D. 人工神经网络是基于神经科学、数学、计算机科学及工程等科学的一种技术

5. 以下选项中,不属于人工神经网络的基本功能是(　　　　)

A. 联想记忆功能　　　　　　　　　　　B. 线性映射功能

C. 分类、模式识别与图像处理功能　　　　D. 控制与优化计算功能

6. 下列 ANN 与一般计算机的区别的描述中,错误的是(　　　　)

A. ANN 的信息存储与处理(计算)是独立的,传统计算机的存储与计算是合二为一的

B. ANN 以大规模模拟计算为主,数字计算机是以串行离散符号处理为主

C. ANN 具有很强的鲁棒性和容错性,善于联想、概括、类比和推广,任何局部的损伤不会影响整体结果

D. ANN 是一大规模自适应非线性动力系统,具有集体运算的能力

7. 以下选项中,不属于人工神经元的基本要素是(　　　　)

A. 突触　　　　　　　B. 加法器　　　　　　C. 偏置　　　　　　D. 激励函数

8. 以下选项中,不属于激励函数的是(　　　　)

A. 阈值函数　　　　　　　　　　　　　B. 分段线性函数

C. Sigmoid 函数　　　　　　　　　　　D. 期望误差函数

9. 以下选项中,不属于主要的神经网络学习方法的是(　　　　)

A. 监督学习　　　　　B. 分类学习　　　　　C. 非监督学习　　　　D. 再励学习

10. 以下选项中,不属于神经网络典型的学习规则的是(　　　　)

A. Hebb 学习　　　　　B. 强化学习　　　　　C. 误差纠正学习　　　　D. 竞争学习

二、是非题

1. 生物神经网络系统通过感觉器官和神经接受来自身体内外的各种信息,以此来实现机体与内外环境的联系,协调全身的各种功能活动。

2. 现代的计算机在数据计算、信息处理、评判和决策等方面的能力都超过了人类。

3. 人工神经网络(artificial neural networks, ANN)是指模拟人脑神经系统的结构和功能，运用大量处理部件，完全由计算机建立起来的网络系统。

4. ANN 是对人脑的抽象、简化和模拟，反映人脑的基本特性。

5. ANN 基本单元模型有三个基本要素，分别为一组连接权、一个求和单元、一个非线性激励函数。

6. 根据神经元之间信息的流向，可将神经网络结构分为前馈型网络和反馈型网络两大类。

7. 前馈型神经网络所有结点都是计算单元，同时也可接受输入，并向外界输出。

8. 反馈型神经网络可分为不同的层，第 i 层的输入只与第 $i-1$ 层输出相连，输入和输出结点与外界相连，而其他中间层称为隐层。

9. 非监督学习时不存在外部教师，学习系统完全按照环境提供数据的某些统计规律来调节自身参数或结构。

10. 强化学习介于"有教师学习"和"无教师学习"两种方式之间。

三、问答题

1. 何谓人工神经网络？它有哪些特征？

2. 生物神经元由哪几部分构成？每一部分的作用是什么？

3. 简述人工神经元模型。

4. 简述 B-P 算法的主要思想和具体学习过程。

5. 根据本章第二节介绍的方法模拟一临床诊断数据的 ANN 分析。

附录12　中医舌诊八纲辨证格式化数据

编号	舌象						八纲辨证
	舌质				舌苔		
	舌神	舌色	舌形	舌态	苔质	苔色	
1	0	000010(2)	00000(0)	000000(0)	000000000001(1)	001(1)	00010100(18)
2	0	000100(4)	00000(0)	000000(0)	000000000000(0)	001(1)	00100100(36)
3	0	000010(2)	00000(0)	000000(0)	000000000000(0)	100(4)	00101000(40)
4	0	000010(2)	00000(0)	000000(0)	000001000000(64)	001(1)	00100000(32)
5	0	000010(2)	00000(0)	000000(0)	000000000000(0)	011(3)	00100100(36)
6	0	000010(2)	00000(0)	000000(0)	000000100000(0)	001(1)	00010000(16)
7	0	000010(2)	00000(0)	000000(0)	000000000001(1)	010(2)	00101000(40)
8	0	000010(2)	00000(0)	000000(0)	000000000000(0)	010(2)	00101000(40)
9	0	000010(2)	00000(0)	000000(0)	000000000100(4)	100(4)	01010010(82)
10	0	000100(4)	00000(0)	000000(0)	000000000000(0)	001(1)	00101000(40)
11	0	000100(4)	00000(0)	000000(0)	000001000000(64)	001(1)	01100001(97)
12	0	000100(4)	00000(0)	000000(0)	000000000000(0)	001(1)	01100001(97)

续表

编号	舌象						八纲辨证
	舌质				舌苔		
	舌神	舌色	舌形	舌态	苔质	苔色	
13	0	000100(4)	00000(0)	000000(0)	000000010001(17)	010(2)	00101000(40)
14	0	000100(4)	00000(0)	000000(0)	000000100000(32)	010(2)	00100000(32)
15	0	000100(4)	01000(8)	000000(0)	000000010000(16)	100(4)	10100000(160)
16	0	001000(8)	00000(0)	000000(0)	000000000000(0)	010(2)	00100000(32)
17	0	001000(8)	00000(0)	000000(0)	000000000000(0)	100(4)	00100010(34)
18	0	001000(8)	00000(0)	000000(0)	000000001000(4)	000(0)	01100001(97)
19	0	001000(8)	00000(0)	000000(0)	000000000000(0)	100(4)	00100000(32)
20	0	100000(32)	00000(0)	000000(0)	000000000100(4)	001(1)	00010010(18)
21	0	000001(1)	00000(0)	000000(0)	000000001000(8)	000(0)	01000010(66)
22	0	000001(1)	00000(0)	000000(0)	000000001000(8)	000(0)	01010000(80)
23	0	000001(1)	00000(0)	000000(0)	000000000000(0)	000(0)	01000001(65)
24	0	000001(1)	00000(0)	000000(0)	000000000000(0)	001(1)	01000010(66)
25	0	000001(1)	00000(0)	000000(0)	000000100000(32)	001(1)	01000000(64)
26	0	000001(1)	00000(0)	000000(0)	000000000100(4)	100(4)	00011000(24)
27	0	000010(2)	00000(0)	000000(0)	000000000000(0)	001(1)	00100100(36)
28	0	000010(2)	00000(0)	000000(0)	000000000000(0)	010(2)	00100100(36)
29	0	000010(2)	00000(0)	000000(0)	000000000000(0)	001(1)	00000100(4)
30	0	000010(2)	00000(0)	000000(0)	000000000000(0)	001(1)	00100000(32)
31	0	000100(4)	00000(0)	000000(0)	000000000001(1)	000(0)	00101000(40)
32	0	000100(4)	00000(0)	000000(0)	000000000001(1)	000(0)	00001000(8)
33	0	000100(4)	00000(0)	000000(0)	000000000001(1)	000(0)	00100000(32)
34	0	000100(4)	00000(0)	000000(0)	000000010000(16)	000(0)	00001000(8)
35	0	000100(4)	00000(0)	000000(0)	000000010000(16)	000(0)	00100000(32)
36	0	000100(4)	00000(0)	000000(0)	000000010000(16)	000(0)	00101000(40)
37	0	000010(2)	00000(0)	000000(0)	000000000001(1)	001(1)	00000100(4)
38	0	000010(2)	00000(0)	000000(0)	000000000001(1)	001(1)	00010000(16)
39	0	000100(4)	00000(0)	000000(0)	000000000000(0)	001(1)	00000100(4)
40	0	000100(4)	00000(0)	000000(0)	000000000000(0)	001(1)	00100000(32)

续表

| 编号 | 舌象 | | | | | | 八纲辨证 |
| | 舌质 | | | | 舌苔 | | |
	舌神	舌色	舌形	舌态	苔质	苔色	
41	0	000010(2)	00000(0)	000000(0)	000000100000(32)	000(0)	00001000(8)
42	0	000010(2)	00000(0)	000000(0)	000000100000(32)	000(0)	00100000(32)
43	0	000010(2)	00000(0)	000000(0)	000000000001(1)	010(2)	00001000(8)
44	0	000010(2)	00000(0)	000000(0)	000000000001(1)	010(2)	00100000(32)
45	0	000010(2)	00000(0)	000000(0)	000000000000(0)	010(2)	00001000(8)
46	0	000010(2)	00000(0)	000000(0)	000000000000(0)	010(2)	00100000(32)
47	0	000010(2)	00000(0)	000000(0)	000000000100(4)	100(4)	00000010(2)
48	0	000010(2)	00000(0)	000000(0)	000000000100(4)	100(4)	00010000(16)
49	0	000010(2)	00000(0)	000000(0)	000000000100(4)	100(4)	01000000(64)
50	0	000100(4)	00000(0)	000000(0)	000000000001(1)	001(1)	00001000(8)
51	0	000100(4)	00000(0)	000000(0)	000000000001(1)	001(1)	00100000(32)
52	0	000100(4)	00000(0)	000000(0)	000000000001(1)	001(1)	01000000(64)
53	0	001000(8)	00000(0)	000000(0)	000000000000(0)	000(0)	00000001(1)
54	0	001000(8)	00000(0)	000000(0)	000000000000(0)	000(0)	00100000(32)
55	0	001000(8)	00000(0)	000000(0)	000000000000(0)	000(0)	01000000(64)
56	0	000010(2)	00000(0)	000000(0)	000000000001(1)	001(1)	00000100(4)
57	0	000010(2)	00000(0)	000000(0)	000000000001(1)	010(2)	00000100(4)
58	0	000000(0)	10000(16)	000010(2)	000000000010(2)	000(0)	00001000(8)
59	0	000001(1)	00000(0)	000000(0)	000000001000(6)	001(1)	00010000(16)
60	0	000100(2)	00000(0)	000000(0)	000000010000(16)	010(2)	00100000(32)
61	0	001000(8)	00000(0)	000000(0)	000000010000(16)	010(2)	00100000(32)
62	0	001100(12)	00000(0)	000000(0)	000000010000(16)	010(2)	00100000(32)
63	0	000001(1)	00010(2)	000000(0)	000010000000(128)	000(0)	01000000(64)
64	0	000100(4)	00010(2)	000000(0)	000010000000(128)	000(0)	01000000(64)
65	0	001000(8)	00010(2)	000000(0)	000010000000(128)	000(0)	01000000(64)
66	0	001100(12)	00010(2)	000000(0)	000010000000(128)	000(0)	01000000(64)
67	0	010000(16)	00001(1)	000000(0)	000000000010(2)	000(0)	10000000(128)
68	0	100000(32)	00001(1)	000000(0)	000000000010(2)	000(0)	10000000(128)

续表

编号	舌象						八纲辨证
	舌质				舌苔		
	舌神	舌色	舌形	舌态	苔质	苔色	
69	0	110000(48)	00001(1)	000000(0)	000000000010(2)	000(0)	10000000(128)
70	0	010000(16)	00001(1)	000000(0)	000000100000(32)	000(0)	10000000(128)
71	0	100000(32)	00001(1)	000000(0)	000000100000(32)	000(0)	10000000(128)
72	0	110000(48)	00001(1)	000000(0)	000000100000(32)	000(0)	10000000(128)

注:括号内为十进制数

（周金海）

第十三章

卫生决策支持系统

决策支持系统是辅助决策者通过数据、模型和知识,以人机交互方式进行半结构化或非结构化决策的计算机应用系统。它是管理信息系统向更高一级发展而产生的先进信息管理系统。近些年计算机科学与信息技术在医学领域的广泛应用,改变了过去卫生信息匮乏的状况,大量医学信息被精确地记录下来,信息系统中累积了大量数据资源。然而信息的海量增长也使决策者难以判断使用何种信息来支持决策。卫生决策支持系统应运而生。以数据仓库、联机分析处理和数据挖掘等相关技术构建的新型决策支持系统为卫生决策支持提供了一种新的解决方案,从而使卫生决策支持系统的发展跃上一个新台阶。

第一节　卫生决策支持系统的概念及其典型系统

医学科技的快速发展,卫生行业分工的细化,业务流程日益复杂以及社会经济的发展对卫生决策者提出了更高的要求。决策者常常需要在紧迫而复杂的环境下以更快的速度作出高质量的决策,而传统的信息管理系统已经无法满足现实需要,卫生决策支持系统应运而生。

一、卫生决策支持系统概念

卫生决策支持系统(health decision support system,HDSS)是决策支持技术在医药卫生领域的具体应用,即利用决策支持相关理论和技术,面向医疗卫生人员决策活动的具有智能作用的人机交互式信息系统。卫生决策支持系统是卫生信息系统发展的高级阶段,是信息系统和决策支持技术相互融合的产物。

广义的卫生决策支持系统是指在医学信息系统基础上发展起来的,以支持各级卫生医疗人员辅助决策为目的的计算机信息系统。例如:公共卫生信息系统基础上的公共卫生决策支持系统、社区卫生服务信息系统基础上的社区卫生决策支持系统、临床信息系统基础上的临床决策支持系统等等。

狭义的卫生决策支持系统是指一种通过计算机进行模型计算、知识推理以及从医学数据中获取诊断信息和诊断知识,以支持医学诊断辅助决策为目的的计算机信息系统。常见的包括医疗专家系统和临床决策支持系统两种。

二、医疗专家系统

在 20 世纪 70 年代,决策支持系统与专家系统在局部领域取得的成功激发了医学、计算机与系统设计等方面的专家对医疗专家系统开发的热潮。

医疗专家系统就是运用专家系统的设计原理、方法,模拟医学专家诊断、治疗疾病的思维过程而编制相应的计算机程序,作为医生诊断和治疗的辅助工具。医疗专家系统主要有 4 种类型:咨询型医疗专家系统、教学辅助型医疗专家系统、临床诊断与治疗型专家系统和与医疗检测仪结合的自动诊断识别型医疗专家系统

开发最成功的医疗专家系统实例之一是 20 世纪 70 年代初美国斯坦福大学 E-. H. Shortiffe 等研制了血液感染病医疗诊断系统 MYCIN。MYCIN 主要用于协助医生诊断细菌感染性疾病,它采用产生式规则来表达知识,在其知识库中存放着约 450 条判别规则和 1000 条关于细菌感染方面的医学知识,通过与使用者交互,获取原始数据和信息进行推理诊断,从而给出用药建议。此外,世界上比较著名的医疗诊断系统还有青光眼医疗诊断系统 CASNET、内科病医疗诊断系统 INTERNIST、肾病医疗诊断系统 PIP、处理精神病的系统 PAR-RY 等。

虽然医疗专家系统有很多优点,但真正被医生接受并投入到实际使用的并不多,其主要原因包括技术问题,如:不确定知识的表示与推理的困难、知识更新的困难、知识库的透明性问题以及与其他 HIS 融合等问题。

三、临床决策支持系统

当医院信息系统发展到一定阶段,完成针对业务功能上的应用后,临床决策支持系统(clinical decision support system,CDSS)成为医院信息化建设的又一个目标,这将提高医疗水平,促进医学科学的发展,充分发挥数字化医院的效能,体现先进计算机技术和现代医学的完美结合。

临床决策支持系统是指将临床数据作为输入信息,将推论结果作为输出,有助于临床医生或其他卫生工作人员,并被认为具有一定“智能”的计算机软件。大量研究表明,CDSS 的应用可以有效解决临床医生的技术局限性,减少人为疏忽,相对降低医疗费用等,从而为医疗质量提供保证。

临床决策支持系统主要由三部分组成:患者数据、医学知识和针对具体病例的建议。

(一) 数据整合

在医院中,临床决策支持所需要的患者数据是通过电子病历系统完成数据采集后,再通过一个数据泵进行抽取和整理。为了使决策支持的结论更加准确,系统尽可能提供患者数据的完全整合,包括患者的基本信息、病历信息、病程信息、医嘱信息、检验信息、影像信息、护理信息,以及其他所需要的各类信息。

(二) 医学数据库

临床决策支持系统内核的推理程序可以根据知识库的知识和经验生成建议以支持决策。所以,临床决策支持系统应建有全面、完善、快速的医学知识库。该知识库包含词库、术语字典、模型结构和知识仓库四个部分。知识模型结构将这些术语相关的内容组成一种网状的结构,方便存储和调用。知识仓库就是所有这些知识信息的容器。以功能强大的数据库为架构

平台,辅助以智能的文字处理与检索系统。医学知识一般有两个来源:医学文献和某一领域的专家的临床经验。对于任何一种医学知识,系统都是先通过知识采集引擎把知识采集进来,然后通过解释引擎利用知识模型在知识库中查找相应的解决方案,逐步缩小目标范围,最后由知识库系统判定归于何种类别的医学知识,并存储于知识库中相应位置(图13-1)。

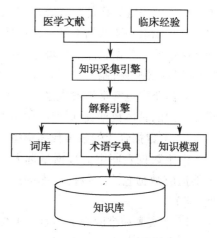

图 13-1　医学知识获取流程图

(三)决策支持

决策支持是临床决策支持系统最重要的一个步骤,也是最后一个步骤。其功能是将医学知识应用于患者数据的结果,进行分析、归纳,最终针对具体患者提出相应的决策和建议。临床决策支持系统的决策支持引擎要具备速度快、操作方便、数据准确的特点。这样临床医生可以通过简单的工具自己定义决策推理的逻辑关系。把决策推理用到的参数和数据项转换成逻辑表达式,然后由引擎解释定义过的逻辑关系,把其中数据间的关联解释成计算机能够理解的语言,再由计算机处理其中的逻辑关系,最后根据逻辑关系把数据结果通过表达式计算出来。

临床决策支持系统在很多方面还面临极大的挑战。其中之一是生物系统本身是无比复杂的,临床决策需要利用庞大的潜在的相关信息资源。例如,当向患者推荐治疗方案时,电子询证医学系统要考虑患者的症状和体征、既往疾病史、家族遗传史,以及疾病发生的历史和地理趋势,已发表的有效临床资料等。而且,最新发布的信息需要不断被整合到系统中去,以维持系统的实用价值,但目前为止这一平台信息整合技术至今仍不尽如人意。

第二节　DW + OLAP + DM 的卫生决策支持技术

数据仓库(data warehouse,DW)技术是一种新的决策支持系统解决方案,包括数据仓库、联机分析处理和数据挖掘三个方面的内容。其中,数据仓库用于数据的存储和组织;联机分析处理用于数据的分析;数据挖掘用于从数据中自动发现知识。

一、数 据 仓 库

世界公认的数据仓库概念创始人是美国著名信息工程学家 W. H. Inmon,1991 年他的《Building the DataWarehouse》一书对数据仓库给出了定义:"数据仓库是一个面向主题的、集成的、时变的、非易失的数据集合,用以支持管理活动的决策过程。"也就是说,数据仓库是一个信息提供平台,为用户提供各种手段从数据中获取知识。数据仓库既支持海量存储,也为决策分析提供解决方案。

数据仓库的主要特点有:①面向主题:关注决策者的数据建模与分析,而不是集中于组织机构的日常事务处理和操作,排除对于决策没有帮助的数据,提供特定主题的简明视图。比如本章关注医院的医疗费用构成、医院的人力资源等。②数据集成:数据仓库是集成多个异种数据源。③随时间而变化:数据仓库的时间范围比操作数据系统要长很多。数据仓库中的每一个关键结构都隐式或显式地包含时间元素,而操作数据库中的关键结构可能就不包括时间元素。④数据不易丢失:尽管数据仓库的数据来自操作数据库,但它们在物理上是分离保存的。数据仓库的环境不会出现类似操作数据库的更新操作,也不需要事务处理、恢复和并发控制等机制。数据仓库只需两种数据访问:数据的初始转载和数据访问(读操作)。

数据仓库也常常被看成是一种体系结构,通过将异种数据源中的数据集成在一起,支持预先未知的具体数据查询操作,使得操作人员能够进行快速、灵活地分析。

(一)数据仓库的多维数据模型

由于数据仓库中的数据量远大于数据库的存储量,数据库的关系数据模型(二维表)不能适应数据仓库。数据仓库的逻辑数据模型是多维结构的数据视图,也称多维数据模型(集)。

1. 事实表和维度表事实表是多维数据模型的核心,它存放决策者关心的实际业务数据以及多个维度表的键值,这些键的组合构成事实表的主键。维度是人们观察数据的角度,是数据的视图。维度表存放了维度的键值及描述键值的其他非键属性。由于事实表包含基本的业务数据,可能包括成千上万条记录,而维度表包括可作为查询条件的业务属性,一般比较小。

多维数据模型是数据的集合,并将这些数据组织、汇总到一个由一组维度和度量值所定义的多维结构中,使得用户可以从不同角度(维度)、通过不同的度量值来观察分析所关心的事实数据,从而逐步摆脱对固定报表的依赖。

例如,医院管理者在分析患者住院情况时,总是从不同的时间、科室、费别、治疗效果等角度加以分析,并通过对住院人次数、手术人次数、住院总费用、药费、床位费、诊疗费、手术费、检验费、其他费用等事实数据加以分析,获取决策信息。这样,可以考虑设计的维度有时间维(年、季度、月、日)、科室维(外科、内科、妇产科等)、费别维(公费、自费、医保)、治疗效果维(治愈、好转、无效、死亡)、入院病情维(危、急、一般)等等。图13-2所示是根据某医院住院人次按时间、科室和职业等维度表示第四季度公务员到内科住院人次为35人。这样,决策者可以了解某科室某时间段某职业患者的住院次数。

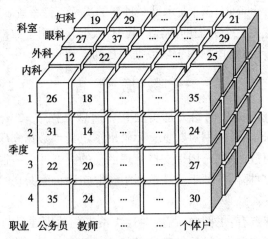

图13-2　住院人次数据立方体

2. 多维数据模型　对于数据仓库的逻辑数据模型,可以使用不同的存储机制和表示模式来实现多维数据模型。目前,常用的多维数据模型有星型模式、雪花模式和事实星座等。

(1)星型模式:大多数的数据仓库都采用星型模式。星型模式是由一个事实表和多个维表组成的,维表围绕在事实表的周围。图13-3所示是一个以流行病患者数量分布为主题的数据仓库星型模式示例,该模型包括一个事实表(即时间维、地区维、职业维、年龄维、性别维和疾病维)。疾病分布事实表中的6个维表相联系的键,患者数量构成了该表的实质性成分,可以通过多个维度来观察患者数量分步情况。每个维可以由相关一组属性组成一个层次。

(2)雪花模式:雪花模式是对星型模式的扩展,雪花模式是通过对星型模式的维表进一步层次化形成的,原来的各维表可能被扩展为小的事实表,形成一些局部的层次区域。例如:图13-3中地区的层次结构为县→市(地区)→省→国家;时间的层次结构为日→周→月→季→年。若对地区维和时间维按层次结构进行扩展,则形成如图13-4所示的雪花模式。

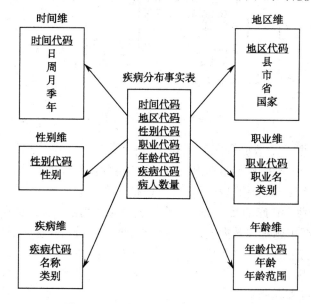

图13-3 疾病分布数据仓库星型模式

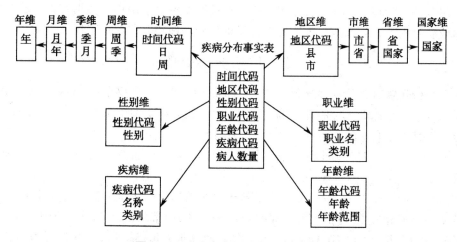

图13-4 疾病分布数据仓库雪花模式

(3)事实星座:每个数据仓库都包含了多个星型模式的结构。每个星型模式都在事实表中保存了一些业务指标,为特定的决策主题服务。多个相关的星型模式通过相同的维表连接起来形成网状结构,称为事实星座。在大多数事实表中共享的维表是时间维。

(二)数据仓库系统的结构

数据仓库是一种可以高效率地进行复杂分析的分析型查询系统。从用户角度看,一个完整的数据仓库系统主要包含数据源、数据集成、数据仓库和数据查询分析工具四个层次构成的体系结构。如图13-5所示。

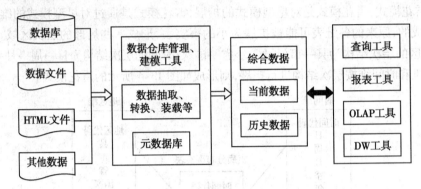

图13-5 数据仓库系统结构

1. 数据源 数据源是数据仓库的基础,是整个数据仓库系统的数据源泉,通常包括内部信息和外部信息。内部信息是指在 RDBMS 中的各种业务处理数据和各类文档数据,外部信息是指各类法律法规、市场信息和竞争对手信息等等。

2. 数据集成 数据仓库的数据来自多个异构的数据源,在数据装载到数据仓库之前要进行数据集成。按照主题确定数据仓库信息需求,进行数据建模(元数据),确定源数据并进行抽取、清理和转换,最后划分维及确定数据仓库的物理存储结构。

3. 数据仓库 数据仓库是存储数据集合的地方,其数据组织方式可采用基于关系表的存储方式或多维数据卡存储形式。

4. 数据查询与分析工具 提供一套功能很强的查询与分析工具集来实现从数据仓库中获取知识,提供辅助决策信息,并将数据以直观形式提供给用户。数据查询工具包括用户查询和报表生成工具。数据分析工具则有联机分析处理和数据挖掘工具。

二、联机分析处理

人们分析问题时总是从多个角度考虑。例如:卫生机构为了监测流行病分布情况,总是从不同的疾病、地区、时间、职业等加以分析。联机分析处理(on-line analysis processing,OLAP)系统是数据仓库的一种重要的分析工具,它能够根据决策者的需要从某一个或多个角度(维)对数据集合进行比较和分析,并能够根据决策者最能接受的视觉方式来操作与取得信息。

OLAP 是 E. F. Code 在 1993 年提出的基于多维数据库和多维分析的一类技术,是专门用于支持复杂决策分析、支持信息管理和业务管理人员决策活动的一种决策分析工具。目前,最权威的 OLAP 定义是由 OLAP 委员会给出的:使分析人员、管理人员和执行人员能够从多种角度对比原始数据转化出来的,能够真正为用户所理解的并真实反映企业多维特性的信息进行快速、一致、交互的存取,从而获得对数据更深入了解的一类软件技术。

OLAP 技术先对数据进行汇总,再分离为"维度"和"度量",然后在维度和度量上分析,最后以直观的方式将结果呈现给用户。

(一) OLAP 的数据模型

OLAP 以多维数据模型存储数据。多维数据模型的存储可以有多种不同的形式,主要包括 MOLAP、ROLAP 和 HOLAP 等形式。MOLAP(multi- dimension OLAP)是基于多维数据库的 OLAP,简称多维 OLAP,它是以多维数组(立方体)表示和存储数据的。ROLAP(relation OLAP)是基于关系数据库的 OLAP,简称关系 OLAP,它是以关系模型进行多维数据的表示和存储的。HOLAP(hybrid OLAP)是混合 OLAP,具有更好的灵活性。

(二) OLAP 的多维数据分析

OLAP 多维数据分析主要涉及事实表和维表的连接、聚集汇总运算,目的是进行跨维、跨层次的计算和建模。多维数据分析包括切片、切块、旋转、上钻和下钻等五个基本操作。在多维数据模型中,按二维进行切片,按三维进行切块,对片或块或整个多维数据集在维数不变的前提下通过改变维的层次或位置,进行数据旋转或钻取(上钻或下钻),提取有价值的信息。

1. 切片(slice) 切片是指选取多维数据集的一个二维子集的操作,即选定多维数据集中的两个维,在这两个维上取某一区间或任意维成员,而其余的维都取定一个维成员,则得到的就是在多维数据集上的一个二维子集,称这个二维子集为多维数据集的一个切片。例如,选取多维数据集(如时间维、地区维、职业维和疾病维等)中的地区维和疾病维,而时间维取值为"2007 年 9 月",职业维取值为"所有职业",这样得到一个二维切片表示:2007 年 9 月所有职业中各地区、各疾病的患者数量。

2. 切块(dice) 切块是指选取多维数据集的一个三维子集的操作。切块可看成是在切片的基础上,再进一步确定若干个维成员的区间得到的片段体,即由多个切片叠合起来。例如,选取多维数据集(如时间维、地区维、职业维和疾病维等)中的地区维和疾病维,而时间维取值为"2007 年 9 月—2007 年 12 月",职业维取值为"所有职业",这样得到一个三维切块表示:2007 年 9 月—2007 年 12 月连续 4 个月内每月所有职业中各地区、各疾病的患者数量。

3. 旋转(pivoting) 又称为"转轴",是一种目视操作,是指改变维度的位置关系,使决策者可以按不同角度来观察。如将横向时间维和纵向地区维进行交换,从而形成横向为地区维、纵向为时间维的报表。

4. 上钻(roll up) 有些人称之为"上卷"。有些时候得到的数据太过具体,而我们需要更高层次上的概括信息,上钻操作正是为了满足这一的要求。上钻是沿维的层次向上或减少维数聚集汇总数据。维是具有层次性的。例如,时间维层次结构的顶层可以是年,下一层是季度,然后是月、周,最后位于层次结构底层的是日。维的层次实际上反映了数据的综合程度。钻取是根据维的层次提升所关心的数据或降低观察层次,钻取的深度与维所划分的层次相对应。

5. 下钻(drill down) 下钻是上卷的逆操作。下钻是沿维的层次向下或增加维数,从汇总数据深入到细节数据进行观察更详细的数据。和上卷相比而言,下钻更适用于将信息细化分解。

三、数据挖掘

数据仓库从事物型数据抽取并集成得到分析型数据后，需要各种决策分析工具对这些数据进行分析和挖掘，得到有用的决策信息。数据挖掘技术具备从大量数据中发现有用信息的能力，其根本任务是将大量数据转化为有用的信息，并让信息变为知识。例如，数据挖掘可以通过公共卫生数据，发现某一区域的居民分布和人口学特征，不同地区的疾病流行模式，分析气候、交通、居民迁移等因素对疾病危险因素的影响，根据流行性疾病所发生的区域的大小、形状，描述其发生、发展和演变趋势。

（一）数据挖掘的定义和任务

数据挖掘（data mining，DM）是指从数据库或数据仓库的数据中提取人们感兴趣的知识，且这些知识是隐含的、事先未知的、潜在有用的信息，有时也称为数据库中的知识发现（knowledge discovery in database，KDD）。

数据挖掘的任务是从数据中发现模式。模式按功能可分为预测型模式和描述型模式两大类。预测型模式是可以根据数据项的值精确确定某种结果的模式。挖掘预测型模式所使用的数据也都是可以明确知道结果的。描述型模式是对数据中存在的规则做一种描述，或者根据数据的相似性把数据分组。它不能直接用于预测。在实际应用中，任务往往根据其实际作用细分为关联任务、聚类任务、时间序列分析、偏差分析、分类和预测等六类。

（二）数据挖掘的主要技术

数据挖掘方法和技术涉及多个学科，是由人工智能、机器学习的方法发展而来，结合传统的统计分析方法、模糊数学方法以及科学计算可视化技术，以数据库和数据仓库为研究对象，形成的数据挖掘方法和技术。目前，数据挖掘技术主要包括：统计方法，聚类分析，关联规则，人工神经网络，决策树，遗传算法，粗糙集，模糊技术，支持向量机，可视化技术等。

第三节　数据准备

医学信息呈现多样性、复杂性等特点，既包括：纯数据（如化验结果），信号（如脑电信号、肌电信号等），图像（如彩超、CT等），文字（如患者症状描述、诊断结果等），还有一些视频信息（如做心脏支架的影像）。医学信息的多模式特性是它区分于其他领域最显著的特征，而这种多模式并存的特征加大了医学数据挖掘的难度。

医学数据库中含有海量的原始信息，但其中包含大量模糊的、不完整的、带有噪声的信息。而数据的质量直接关系到数据挖掘的结果，因此在数据挖掘之前，必须对这些信息进行清理和过滤，即数据准备。数据准备也是进行数据挖掘最关键的一步。

数据准备包含两个方面：一是从多个数据源中整合数据挖掘所需要的数据，保证数据的综合性、易用性，数据的质量和数据的时效性；二是如何从现有数据中衍生出所需要的指标。

数据准备是一个反复的过程，包括数据选择、清洗、转换、集成等步骤。

一、数据选择

数据选择是在对挖掘任务和数据本身内容理解的基础上，辨别出需要进行分析的数据集合，寻找有利于挖掘目标的数据的有用特征以缩减数据规模，从而在尽可能保持数据原貌的前提下最大限度地精简数据量。数据挖掘通常并不需要用到所拥有的全部数据。这些数据可能存储在数据仓库、数据集市或现有其他数据库中。而选择多少数据以及选择什么样的数据对于数据挖掘来说是非常重要的。

这个阶段需要数据挖掘分析员、IT 技术人员和业务分析员的共同参与,确定选择哪些属性和记录,如果数据量非常庞大的话,还必须使用数据抽样技术,保证样本数据对整个数据总体具有良好的代表性。此外还要考虑数据的可靠性和质量。

二、数 据 清 洗

数据清洗是指去除或修补源数据中的不完整、不一致、含噪声的数据。

数据挖掘算法只适用于无空缺值的数据库,常见的修补不完整数据的方法包括:

1. 忽略或直接删除空值记录,这是最快速但也是最危险的方法。

2. 计算数据集中空缺值域属性的平均取值,并用平均值来填充空缺项。

3. 利用同类对象的属性平均值填补空缺项。

4. 利用回归分析、贝叶斯计算公式或工具预测最可能的值,并用来填充空缺项。

数据不一致可能是在原始数据采集和输入过程中的错误,或者由于源数据库中对相同属性数据所使用的数据类型、度量单位等不同而导致的。修补这类数据需要定义它们的转换规则,并在挖掘前统一形式。

噪声是测量变量中的随机错误或误差。修补这类数据常用的方法是数据平滑技术,主要有:

1. 利用分箱方法检测周围相应属性的值来进行局部数据平滑。

2. 利用聚类技术检测孤立点,进行修正。

3. 利用回归函数探测和修正噪声数据。

三、数 据 转 换

之所以要进行数据转换是因为数据格式不一致。数据不一致有多种情况:计量单位不一致,数据类型不一致,名称不一致等。由于定义不同,所以从多个不同的数据源整合数据时,很容易产生数据不一致的问题。

具体的转换方法往往依赖于数据挖掘的类型、所使用的数据挖掘工具软件和数据挖掘技术。典型的转换方法包括:数据离散化(将体重划分为偏瘦、正常、超重)、新建变量、转换变量等,其中转换变量有:把符号变量转换为数值变量、重组分类变量、拆分数据、数学变换等,而数学变换又包括:乘方运算、对数变换、数据标准化和派生新的变量等。

四、数 据 集 成

由于数据可能来源于不同的部分、不同的数据库系统、异构的、甚至是外部数据,而且不同的数据库之间在数据定义和使用上都存在很大的差异,所以要把来自不同数据源的数据合并到一起才能进行数据挖掘,这就是数据的集成。数据集成首先要识别实体,即使来自多个数据源的现实时间的实体互相匹配,这需要找出不同数据源数据属性之间的关系,然后判定其是属于相同实体或不同实体。其次要处理数据的冗余问题,若一个属性能从其他属性中推演出来,则此属性为冗余属性,或者数学命名不一致也会造成属性冗余。此外,由于表示、编码、比例等的不同,现实时间中的同一实体,在不同的数据源中的属性值可能不同,比如价格属性。

对得到的经过转换的数据进行挖掘,除了选择合适的挖掘算法外,其余工作则由数据挖掘工具自动完成。但是得到数据挖掘的结果后,必须评价其结果、解释它的价值。一旦数据挖掘的结果通过验证后,就可以提供给分析人员做参考了,由他们分析结果之后提出行动方案建议,或者将分析得到的知识集成到业务系统的组织结构中去,使数据挖掘得到的知识在分析决策中得到应用。

第四节　案例:阑尾切除术医疗费用构成分析

医院信息系统存储了丰富的数据资源,包括诊疗、药品使用、护理、物资、财务、科研、教学等日常活动的所有信息,但却是数据过剩,有效知识匮乏。如何对这些海量的数据进行加工,发现数据背后的规律,从而为医院制订更合理的指导政策,成为研究的热点。但传统的数据库系统,即联机事物处理(OLTP)不能满足终端用户的分析需求。用户的决策分析需要对关系数据库中的数据进行大量计算才能得到结果,数据仓库技术和数据挖掘技术的成熟和普及使这一问题有望得到解决。本节用 SQL Server 2012 为工具构建某医院数据仓库的解决方案,支持医院管理负责决策。Microsoft SQL Server 2012 是 Microsoft 推出的首个可用于云的信息平台。该平台为企业提供了有效的工具,用来保护、释放并扩展企业数据的强大功能。此外,该平台可跨越多种设备和数据源工作,从台式机、手机和平板电脑到数据中心乃至私有云和公有云,适用范围极广。Microsoft Office2010 办公软件中的 Access 和 Excel 可以作为其多维数据集展现工具。

一、数据仓库的源数据准备

医疗费用关系到医院收入和患者的切身利益,也成为社会关注的特点。对患者的医疗费用构成进行分析,发现药费过高的原因,从而有针对性地约束药品所占整个医疗费用的比例。此外,对医院科室同期的各种费用或不同费用类别进行对比分析,找出医院收入变化的原因,还可以把费用与门诊量或住院量进行对比分析。

(一) 建立数据仓库

建立数据仓库,首先需要明确建立数据仓库的目的,即为解决什么问题,从而确立主题,主题是对数据进行综合、归类和分析利用的一个抽象概念;其次是为了解决主题设立分析问题的角度和维度,是考虑问题时的一类属性,这些属性的集合构成一个维;再次是为了解决主题而设立分析问题的目标点,即度量的确立,度量是具体考察的数量值。本案例以患者住院费用构成分布情况为主题进行决策分析,首先确定数据仓库为星型模式,并完成住院患者费用事实表和相关维表的设计。

1. 事实表　住院患者费用事实表收集了有关患者费用分析的所有信息,包括:检查费、材料费、护理费、西药费、中成药费、中草药费、化验费、床位费、治疗费、手术费、氧气费、麻醉费、其他费用以及总费用等度量值。方便决策分析人员求和、平均值以及百分比等操作。

2. 维表　从不同角度分析患者住院费用构成分布。可以考虑的维有:时间维、入院方式维、费用类别维、住院科室维、治疗结果维等,都可从医院信息系统不同的业务数据库中抽取相应的数据。

（二）设计数据仓库

医院信息系统收集患者住院的业务数据非常全面。只是本章案例教学只需要部分数据，因此只抽取了医院 2012 年度阑尾切除术患者的数据来创建数据库，用于本案例医疗构成分析的决策分析。

1. 数据库结构设计　案例数据仓库中包括 1 个事实表和 4 个维表，事实表中设计的字段信息如表 13-1 所示。

表 13-1　案例数据仓库中数据表字段信息

	字段中文名称	字段名	字段类型	字段宽度
住院患者费用事实表	性别代码	Sex_id	char	1
	费别代码	Charge_id	char	1
	年龄代码	Age_id	char	1
	住院总费用	Total	money	8
	药费	Pharm	money	8
	治疗费	Treat	money	8
	化验费	laboratory	money	8
	护理费	Nurse	money	8
	其他费用	Other	money	8
时间维	时间代码	Time_id	char	8
	出院日期	the_date	datetime	8
	所属月份	the_month	char	2
	所属季度	the_quarter	char	2
	所属年份	the_year	char	2
性别维	性别代码	Sex_id	char	1
	性别名称	Sex_name	char	2
费别维	费别代码	Charge_id	char	1
	费别名称	Charge_name	char	4
年龄维	年龄代码	Age_id	char	1
	年龄名称	Age_name	char	4

2. 住院患者费用事实表和 4 个维表的资料分别见表 13-2～13-6 所示。

表 13-2　住院患者费用的事实表

Time_id	Sex_id	Charge_id	Age_id	Total	Pharm	Laboratory	Nurse	Other
2012007	1	1	3	4150.33	1349.6	271	252.21	2278.52
2012012	2	2	5	4242.81	1091.7	763	556.21	1831.9
2012016	1	1	5	4562.68	1736.45	732	276.35	1817.88
2012018	1	1	2	3890.08	1091.7	350	265.21	2183.17

续表

Time_id	Sex_id	Charge_id	Age_id	Total	Pharm	Laboratory	Nurse	Other
2012033	2	2	3	16284.68	2536.68	1722	848.18	11177.82
2012041	2	1	3	5296.14	1298.02	1544	390.07	2064.05
2012046	1	1	4	6626.65	1220.65	537	383.82	4485.18
2012046	2	1	3	4477.87	1091.7	582	190.64	2613.53
…	…	…	…	…	…	…	…	…
2013361	1	2	5	7297.52	1202.97	1793	724.35	3577.5
2013363	1	2	3	3515.96	1091.7	545	271.35	1607.91

表 13-3　时间维表中资料表

Time_id	the_date	the_month	the_quarter	the_year
2012001	2012-1-1	1	Q1	2012
2012002	2012-1-2	1	Q1	2012
2012003	2012-1-3	1	Q1	2012
…	…	…	…	…
2012364	2012-12-30	12	Q4	2012
2012365	2012-12-31	12	Q4	2012

表 13-4　性别维表中资料

Sex_id	Sex_name
1	男
2	女

表 13-5　费别维表中资料

Charge_id	Charge_name
1	自费
2	医保

表 13-6　年龄维表中资料

Age_id	Arge_name
1	童年
2	少年
3	青年
4	中年
5	老年

（三）创建数据仓库物理数据库

在 SQL Server 2012 中创建物理数据库,其中包括事实表和维表。单击"开始"按钮,依次指向"所有程序""Microsoft SQL Server 2012""SQL Management Studio",启动后,出现选择界面,此处选择:数据库引擎。然后在"数据库"单击右键,选择"新建数据库",创建名称为"第十三章案例数据库"的数据库,并根据表 13-2～13-6 提供的资料建立相关的事实表和 4 个维表。如图 13-6 所示。

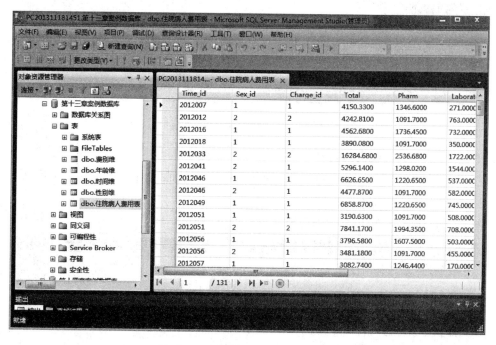

图 13-6　创建第十三章案例数据库

二、数据仓库的多维数据集创建

（一）创建新的 Analysis Services 项目

单击"开始"按钮,依次指向"所有程序""Microsoft SQL Server 2012""SQL DATA TOOLS",将打开 Microsoft Visual Studio 开发环境。在 Visua Studio 的起始页上,单击"新建项目"。在"新建项目"对话框中,在"安装的模板"窗格中展开"商业智能",然后选择 Analysis Services,选择"Analysis Services 多维和数据挖掘项目"模板,将项目名称更改为"第十三章案例教学",然后单击"确定"(图 13-7)。

（二）定义数据源

在解决方案资源管理器中,右键单击"数据源",然后单击"新建数据源",在"欢迎使用数据源向导"页上,单击"下一步",打开"选择如何定义连接"页。

在"选择如何定义连接"页上,可以基于新的连接,现有连接或以前定义的数据源对象来定义数据源,在此,选择"基于现有连接或新连接创建数据源",单击"新建"。

在"连接管理器"对话框中,为数据源定义连接属性,在"提供程序"列表中,选择"本机 OLE DB\SQL Server Native Client 11.0",在"服务器名称"文本框中,输入计算机名称,本案

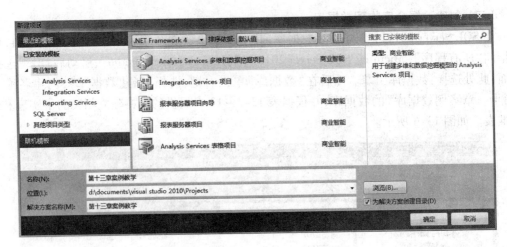

图 13-7　新建 Analysis Services 项目

例采用计算机名称为:PC201311181451。

在"登录到服务器"选项上选择"使用 Windows 身份验证"。在"连接到一个数据库"选项中选择"第十三章案例数据库"。

单击"测试连接"以测试与数据库的连接。单击"确定",然后单击"下一步"(图 13-8)。

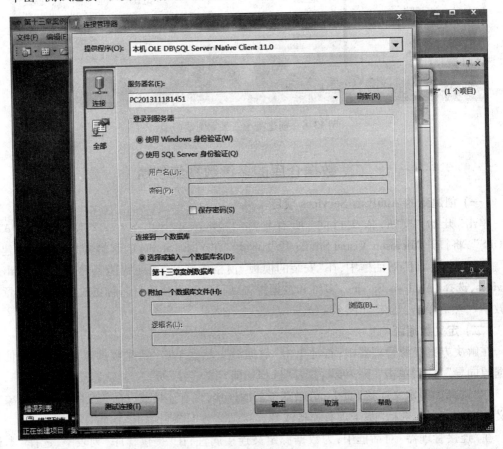

图 13-8　连接管理器

在"模拟信息"页上,可以定义 Analysis Services 用于连接数据源的安全凭证,在此选择"使用服务账户"或"继承"。不能选择"Windows 身份验证",因为模拟会影响用于连接数据源的 Windows 账户。然后单击"完成",创建新数据源。

(三)定义数据源视图

在"解决方案资源管理器"中,右键单击"数据源视图",然后单击"新建数据源视图"。在"欢迎使用数据源视图向导"页中,单击"下一步"。然后显示"选择数据源"页,"关系数据源"下的第十三章案例数据库已经被选中,单击"下一步"(图 13-9)。

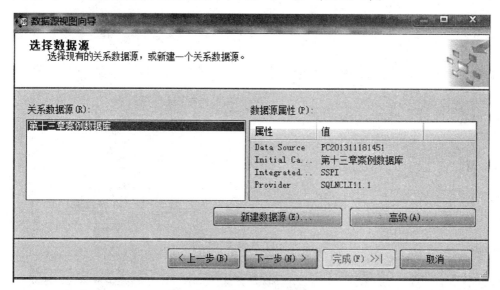

图 13-9 选择数据源

连续两次单击"下一步"按钮,出现"选择表和视图"页,从选定的数据源提供的对象列表中选择表和视图。在"可用对象"列表中分别选择"费别维(dbo)""时间维(dbo)""性别维(dbo)""年龄维(dbo)""住院患者费用表(dbo)",单击" > ",将选中的表添加到"包含对象"列表中(图 13-10)。单击"下一步"。

在名称字段中键入"第十三章案例数据库",从而完成数据源视图定义,参见图 13-11。

(四)定义维度

在"解决方案资源管理器"中,右键单击"维度",然后单击"新建维度",在"欢迎用维度向导"页上,单击"下一步"。在"选择创建方法"页上,验证是否选择了"使用现有表"选项,然后单击"下一步"。在"指定源信息"页上,验证是否选择了"第十三章案例数据库"数据源视图。在"主表"列表中,选择"时间维"(图 13-13)。在"选择维度属性"页上,选中 **the date**、**the month**、**the quarter**、**the year**,然后将 **the date** 属性的"属性类型"列的设置从"常规"更改为"日期"。为此,单击"属性类型"列中的"定期",然后单击箭头展开选项,接下来"日期" > "日历" > "日期",单击"确定"。重复这些步骤,将 **the month** 更改为"月份",**the quarter** 更改为"季度",**the year** 更改为"年"(图 13-12)。

单击"下一步"。单击"完成"按钮,完成向导(图 13-13)。同样的方法建立"费别维""性别维"和"年龄维"。

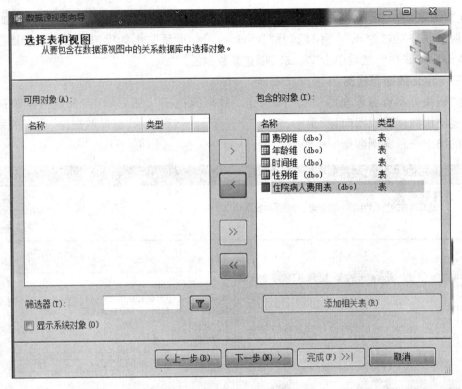

图 13-10　选择表和视图

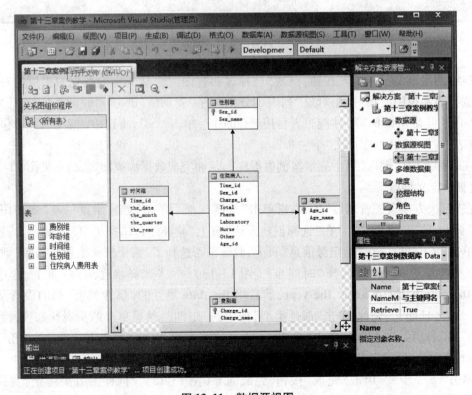

图 13-11　数据源视图

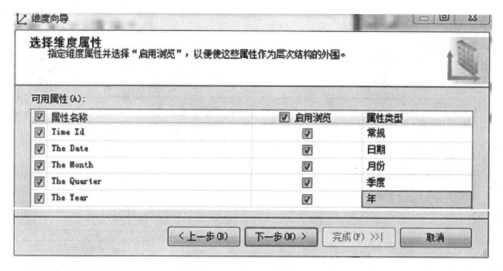

图 13-12　选择维度属性

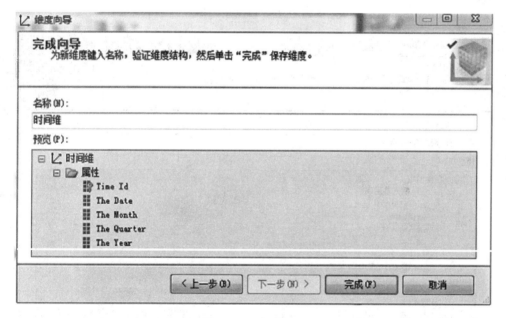

图 13-13　完成向导

（五）定义多维数据集

在"解决方案资源管理器"中,右键单击"多维数据集",然后单击"新建多维数据集"。显示"多维数据集向导",在"欢迎使用多维数据集向导"页上,单击"下一步"。在"选择创建方法"页上,选中"使用现有表"选项,然后单击"下一步"。在"选择度量值组表"页上,选择"第十三章案例数据库数据源视图",单击"建议"允许多维数据集向导建议要用来创建度量值组的表。单击"下一步",在"选择度量值"页上(图 13-14)选择需要的度量值。本案例中选择全部的度量值。

单击"下一步",在"完成向导"页上"预览"窗格中,可以看到住院病人费用表的度量值和"时间维""费别维"和"性别维"(图 13-15)。将多维数据集命名为:住院病人费用构成分布。

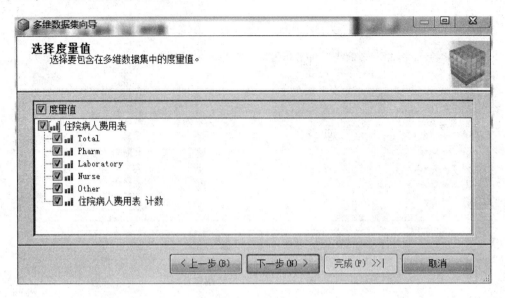

图 13-14 选择度量值

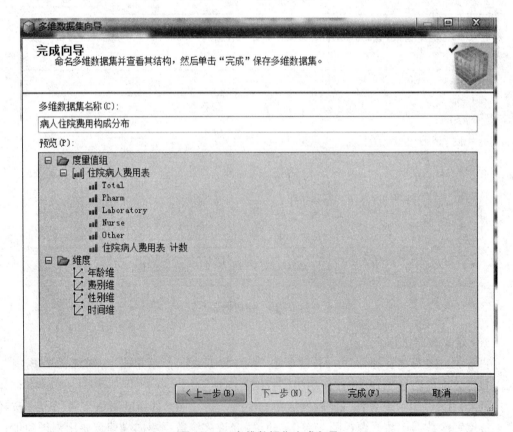

图 13-15 多维数据集完成向导

（六）部署 Analysis Services 项目

若要查看位于第十三章案例教学项目的住院病人费用构成分布的多维数据集和维度数据,必须将该项目部署到指定的 Analysis Services 实例中。然后再处理该多维数据集及其维度。部署 Analysis Services 项目将在 Analysis Services 实例中创建定义的对象,实例对象将基础数据源中的数据复制到多维数据集对象中。

部署 Analysis Services 项目操作步骤如下:在"解决方案资源管理器"中,右键单击"第十三章案例教学"项目,然后单击"属性",在左窗格的"配置属性"节点中,单击"部署"。默认情况下,Analysis Services 项目模板将 Analysis Services 项目配置为将所有项目增量部署到本地计算机上的默认 Analysis Services 实例,以创建一个与此项目同名的 Analysis Services 数据库,并在部署后使用默认选项处理这些对象。单击"确定"。然后在"解决方案资源管理器"中,右键单击"第十三章案例教学"项目,然后单击"部署"。这样就成功地将"第十三章案例教学"项目部署到本地实例,并对多维数据集进行了处理(图 13-16)。

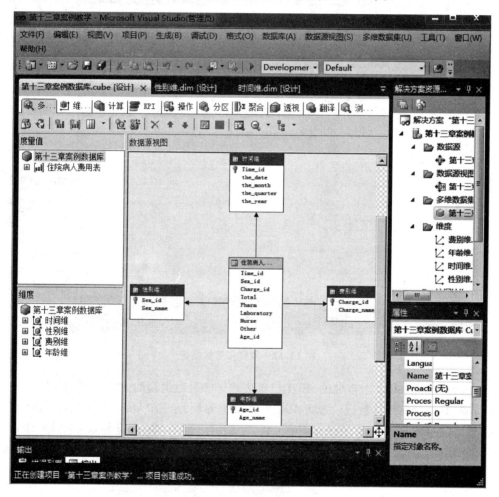

图 13-16　第十三章案例教学部署

三、数据仓库的联机分析处理

可以使用多维数据集设计器中的"浏览器"选项卡浏览多维数据集中的维度、度量值。在 SQL Server 2012 中,Analysis Services 多维数据集浏览器与 MDX 查询设计器继承,提供图形用户界面。

（一）浏览多维数据集

1. 多维数据集浏览器打开 单击浏览器选项卡，左侧窗格以元数据树结构显示 SSAS 数据库中的对象。树顶部的节点表示多维数据集。展开 Measures 节点及其包含的文件夹以查看所有可用的度量值，还可以展开时间维、性别维、费别维节点查看这些维度的属性。若要查看多维数据集的数据，将对象从元数据树种拖动到设计器的中心窗格。图 13-17 就显示了住院病人其他费用、药品费用、护理费用。

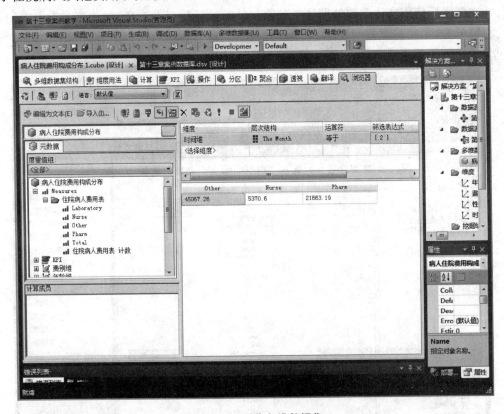

图 13-17 浏览多维数据集

2. SQL-Server-2012 中自带的 SSDT 已经废除了多维数据集的浏览功能，同时在 SSMS 也同步废除，只能浏览单维数据。也可以在维度浏览界面，点击"Analyze in Excel"，在相应的 Excel 界面完成浏览。使用"在 Excel 中分析"功能可以打开 Microsoft Excel（图 13-18），创建到模型工作区数据库的数据源连接，以及自动将数据透视表添加到工作表。

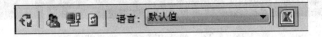

图 13-18 多维数据集中的 Excel 菜单

在 Excel 中可以根据需要从不同的角度和维度来分析数据。

（1）从费别角度分析：如图 13-19 显示的是 2012 年自费和医保病人的费用构成分布的情况，可以发现超过三分之二的费用来源是自费患者。这主要是与医院的地理位置有关，该医院在城市远郊，毗邻农村，且附近有两所高校。

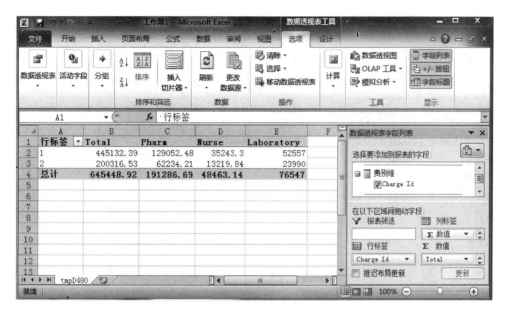

图 13-19 从费别角度分析病人费用构成情况

（2）从性别角度分析：从图 13-20 中可以看出男性病人的费用比女性病人的费用多。是不是男性更容易患此病，还需要做进一步的分析。

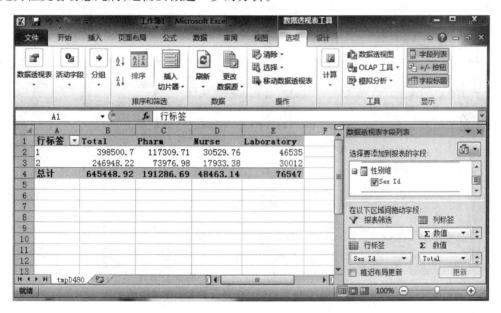

图 13-20 从性别角度分析病人费用构成

（3）从时间角度分析：从图 13-21 中可以看出春夏两季的病人数量多于秋冬两季的病人，说明此病的发生与季节有一定的关系。

（4）当然我们也可以根据需要从多个角度和维度来分析数据，图 13-22 就是从性别和年龄两个角度分析的，从中可以看出每个年龄段来自男性病人的费用都比来自女性病人的费用多。

291

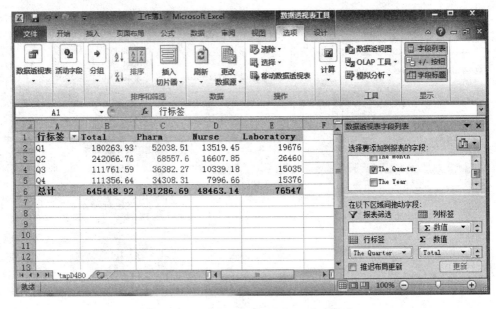

图 13-21　从时间角度分析病人费用构成

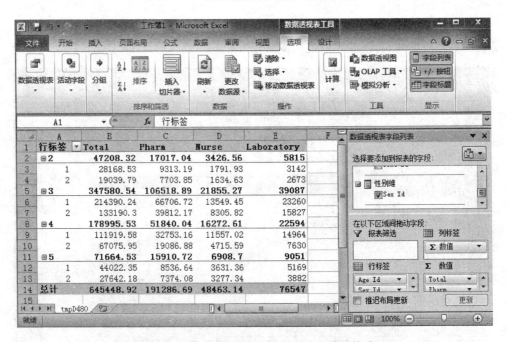

图 13-22　从性别和年龄角度分析病人费用构成

　　总之,用户可以根据需要从时间、费别、性别等不同角度分析病人的住院总费用、药品费用等构成分布情况,进而分析背后的原因。

（二）计算成员操作

　　计算成员是指将多维数据集数据、算术运算符、数字、函数等组合起来创建自定义的度量值或维度成员。通过计算机计算成员可将原始数据定义成有意义的业务指标数据,从而增强分析的价值。例如:为进一步分析病人住院费用分布构成情况,可创建"药品费用构成比"计算成员。

计算成员创建:若要创建计算成员,在多维数据集设计器的"计算"选项卡中,单击工具栏中的"新建计算成员"图标(图13-23)。该命令显示了一个窗体。在此窗体中可以指定计算成员选项。

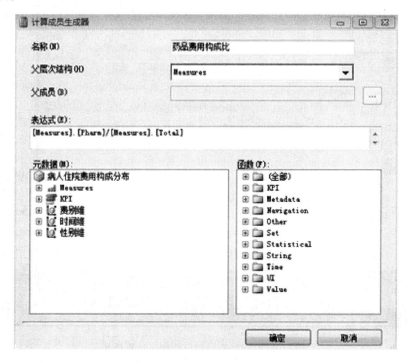

图13-23　计算成员生成器

(1)在名称一栏中输入"药品费用构成比"。

(2)父层次结构选项用于选择包含计算成员的父层次结构。层次结构是一些说明性的维度类别,通过这些类别,可以对多维数据集中的数字数据进行划分以便分析。在表格格式浏览器中,当最终用户浏览多维数据集中的数据时,层次结构提供显示给最终用户的列标题和行标题,而在图形浏览器中,提供的则是其他类型的说明性标签。

(3)父成员本案例中只有一个级别层次,所以"Measures"作为父维度,不可更改。

(4)表达式指定生成计算成员值的表达式。选择"计算工具"的"元数据"选项卡,展开病人住院费用构成分布,拖动"Pharm"将其放入"表达式"框中,然后输入"/"运算符,然后拖动"Total"将其放入"表达式"框中。

(5)单击"确定"按钮,计算机成员生成器关闭。在"浏览器"选项卡的"计算成员"窗口中显示新创建的计算成员变量"药品费用构成比"(图13-24)。同样可以创建"检查费用构成比""护理费用构成比"和"其他费用构成比"等计算成员。

需要注意的是"计算成员"的计算工作是在工作中进行的,即从来不存储由"计算成员"表达式得出的数据,每次分析都需要"计算机成员"实时计算。

本节案例完整地展示了以 SQL Server 2012 为工具的医院数据仓库的构建和对数据的处理过程。但由于本书篇幅的关系,我们只选用了部分数据,在病人住院费用构成分析中可分析的方面还有很多,请参考以上过程进行。

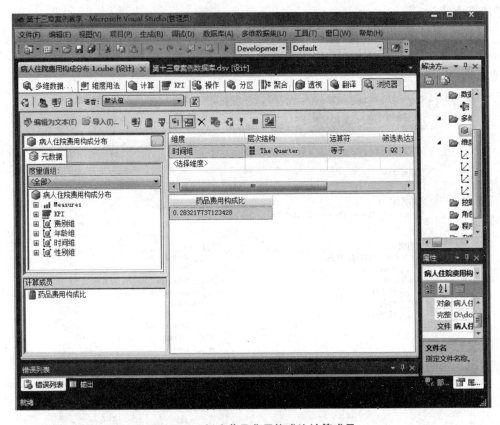

图 13-24　新建药品费用构成比计算成员

了解医疗过程中医疗费用结构的合理性、分布及变化趋势和处理变动数据的方法有利于有效地控制医疗费用过快增长,减轻患者负担,也为理论研究提供依据。

■■■ 习　题　13 ■■■

一、单选题

1. 卫生决策支持系统的简写是(　　)

A. WDSS　　　　　　B. HDSS　　　　　　C. DSS　　　　　　D. HIS

2. 开发最成功的医疗专家系统实例是(　　)

A. MYCIN　　　　　B. HELP　　　　　　C. PIP　　　　　　D. PARRY

3. 医疗专家系统的主要类型有(　　)

A. 2 种　　　　　　B. 4 种　　　　　　C. 6 种　　　　　　D. 8 种

4. 下列选项中,不属于数据仓库特点的是(　　)

A. 面向主题　　　　　　　　　　　　B. 数据集成

C. 数据不易丢失　　　　　　　　　　D. 不随时间变化

5. 多维数据模型中,下列模式不属于多维模式的是(　　)

A. 星型模式　　　　　B. 雪花模式　　　　C. 事实星座　　　　D. 网型模式

6. 多维数据模型的核心是(　　)

A. 维度表　　　　　　　B. 度量值　　　　　　C. 事实表　　　　　D. 模型

7. 下列操作中,可以使用户更加直观地从不同角度观察数据立方体中不同维之间的关系是(　　)

A. 上卷　　　　　　　　B. 下钻　　　　　　　C. 切片　　　　　　D. 旋转

8. KDD 是指(　　)

A. 数据挖掘与知识发现　　　　　　　　B. 领域知识发现

C. 文档知识发现　　　　　　　　　　　D. 动态知识发现

9. 下列处理过程中,不属于在数据清洗阶段完成的是(　　)

A. 空缺值处理　　　　　　B. 噪声数据　　　　C. 不一致数据处理　　D. 规范化处理

二、是非题

1. 决策支持系统是管理信息系统向更高一级发展而产生的先进信息管理系统。

2. 临床决策支持系统现在已经很成熟。

3. 临床决策支持所需要的病人数据主要是通过电子病历系统完成数据采集。

4. 多维数据模型只有一种存储模式。

5. 星型模式是对雪花模式的扩展。

6. 数据挖掘的主要任务是从数据中发现潜在的规则,从而能更好地完成描述数据、预测数据等任务。

7. OLAP 多维数据分析目的是进行跨维、跨层次的计算和建模。

8. 数据源中的数据不需要经过集成就可直接用于数据挖掘。

9. 数据选择、清洗、转换、集成等步骤,不需要反复。

三、简答题

1. 什么是卫生决策支持系统?

2. 简述临床决策支持系统的组成。

3. 简述数据仓库的定义、基本特征和结构。

4. 简述多维数据分析都有哪些操作。

5. 简述数据准备的过程。

四、利用第四节的案例,在 SQL Server2012 中完成下列操作题。

1. 创建多维数据集。

2. 创建"检查费用构成比""护理费用构成比"和"其他费用构成比"计算成员。

（余　芳）

参考文献

[1] 周怡. 医学信息决策与支持系统[M]. 北京:人民卫生出版社,2009.

[2] 王国华,梁樑. 决策理论与方法[M]. 合肥:中国科学技术大学出版社,2006.

[3] 徐玖平,吴巍. 多属性决策的理论与方法[M]. 北京:清华大学出版社,2006.

[4] 刘冬生,林瑞英. 用 TOPSIS 法综合评价医院工作质量[J]. 中国医院统计,1994,1(3):134-136.

[5] 徐玖平,吴巍. 多属性决策的理论与方法[M]. 北京:清华大学出版社,2006.

[6] 章玲,周德群. 多属性决策分析方法与应用:基于属性间关联的研究[M]. 北京:科学出版社,2013.

[7] (美)丹尼尔斯德鲁克(Strook,D. W). Markov 过程导论[M]. 林正炎,张立新,苏中根,译. 北京:高等教育出版社,2007.

[8] 陈水义. 马尔可夫链—理论,应用与算法[M]. 兰州:兰州大学出版社,1993.

[9] 刘奇志. 基于 Markov 链的网络决策分析方法[M]. 合肥:中国科技大学出版社,2011.

[10] 施仁杰. 马尔科夫链基础及其应用[M]. 西安:西安电子科技大学出版社,1992.

[11] 王振龙. 时间序列分析[M]. 北京:中国统计出版社,2000.

[12] 李道苹. 医学信息分析[M]. 北京:人民卫生出版社,2009.

[13] 孙振球. 医学统计学[M]. 第 3 版. 北京:人民卫生出版社,2011.

[14] 何书元. 应用时间序列分析[M]. 北京:北京大学出版社,2003.

[15] Kathryn Montgomery. 医生该如何思考,临床决策与医学实践[M]. 郑明华,等译. 北京:人民卫生出版社,2010.

[16] 粟载福,谢正详, 郭必贵,等. 模糊数学与医学[M]. 重庆:科学技术文献出版社重庆分社,1989.

[17] 苈庐. 实用模糊数学[M]. 北京:科学技术文献出版社,1989.

[18] 李鸿吉. 模糊数学基础及实用算法[M]. 北京:科学出版社,2005.

[19] 崔雷. 医学数据挖掘[M]. 北京:高等教育出版社,2006.

[20] 毛国君,段立娟,王实,等. 数据挖掘原理与算法[M]. 第 2 版. 北京:清华大学出版社,2005.

[21] 王桂强. 运筹学上机指南与案例导航用 Excel 工具[M]. 上海:格致出版社,上海人民出版社,2010.

[22] 韦斯坦(Weistein,M. C.). 临床决策分析(哈佛版)[M]. 曹建文,译. 上海:复旦大学出版社,2005.

[23] 伯纳德 W. 泰勒著. 数据、模型与决策[M]. 侯文华,等译. 北京:机械工业出版社,2008.

[24] 朱道立,徐庆,叶耀华. 运筹学[M]. 北京:高等教育出版社,2006.

[25] 秦侠. 卫生管理运筹学[M]. 北京:人民卫生出版社,2005.

[26] 弗雷德里克. S. 希利尔,马克. S. 希利尔. 数据、模型与决策[M]. 任建标,译. 北京:中国财政经济出版社,2004.

[27] 龚著琳,陈瑛,章鲁,顾顺德,等. 生物医学数据挖掘[M]. 第 2 版. 上海,上海科学技术出版社,2011.

[28] 李雄飞,董元方,李军,等. 数据挖掘与知识发现[M]. 第 2 版. 北京,高等教育出版社,2010.

[29] 蔡丽艳. 数据挖掘算法及其应用研究[M]. 成都:电子科技大学出版社,2013.

[30] 陈志泊. 数据仓库与数据挖掘[M]. 北京,清华大学出版社,2009.

[31] JiaweiHan,MichelineKamber,JianPei. 数据挖掘概念与技术[M]. 范明,孟小峰,译. 第3版. 北京:机械工业出版社,2012.
[32] 林盛,刘金兰,宋文俊. 门诊患者满意度影响因素研究[J],中华医院管理杂志,2006,22(10):683-684.
[33] 孙震球. 医学统计学[M]. 第2版. 北京:人民卫生出版社,2005:510-514.
[34] 杜栋,庞庆华,吴炎. 现代综合评价方法与案例精选[M]. 北京:清华大学出版社,2005:9-33.
[35] 朱庆华. 信息分析基础、方法及应用[M]. 北京:科学出版社,2004:206-218.
[36] 王文智,张栓虎,等. 层次分析法对医院综合消毒效果的评价[J]. 河南医科大学学报,1999,34(4):55-57.
[37] 潘传中. 医用高等数学[M]. 成都:四川大学出版社,2007.
[38] 李大治,丁勇. 医用高等数学[M]. 南京:东南大学出版社,2001.
[39] 周怀梧. 医药应用数理统计[M]. 济南:山东教育出版社,1986.
[40] 杨继泰. 医药应用数理统计[M]. 郑州:河南大学出版社,1995.
[41] 韩可勤,杨静化,张望松. 医药应用数理统计[M]. 南京:东南大学出版社,2004.
[42] 郭祖超. 医用数理统计[M]. 北京:人民卫生出版社,1988.
[43] 高祖新. 医用数理统计[M]. 北京:科学出版社,2005.
[44] 于洪彦. Excel统计分析与决策[M]. 北京:高等教育出版社,2001.
[45] 米登海,罗好曾,聂蓬,等. 武威市胃癌遗传因素研究[J]. 肿瘤防治杂志,2004,11(11):1137-1141.
[46] 尹增谦,管景峰,张晓宏,等. 蒙特卡罗方法及应用[J]. 物理与工程,2002,12(3):45-48.
[47] 吴海霞,刘潞锋. 蒙特卡罗方法在实际问题中的应用[J]. 太原师范学院学报(自然科学版),2009,8(1):76-79.
[48] 王士同. 人工智能教程[M]. 第2版. 北京:电子工业出版社,2006.
[49] 张仰森. 人工智能原理与应用[M]. 北京:高等教育出版社,2004.
[50] Joy Mundy,Warren Thomthwaite,Ralph Kimball. 数据仓库工具箱[M]. 阎雷鸣,冯飞译. 北京:清华大学出版社,2007.
[51] 朱文锋. 中医诊断学[M]. 北京:中国中医药出版社,2002.
[52] 吴芸,周昌乐,张志枫. 中医舌诊八纲辨证神经网络知识库构建[J]. 计算机应用研究. 2006. 23(6):188-189.
[53] 周金海. 人工智能学习辅导与实验指导[M]. 北京:清华大学出版社,2008.
[54] 戴汝为. 人工智能[M]. 北京:化学工业出版社,2002.
[55] 中华人民共和国卫生和计划生育委员会.《2011中国卫生统计年鉴》. http://wsb.moh.gov.cn/htmlfiles/zwgkzt/ptjnj/year2011/index2011.html.
[56] 戴鲁男. 基于数据包络分析方法的某市民营医院服务效率实证研究[J]. 第二军医大学学报,2008,29(11):1375-1379.
[57] 马占新. 数据包络分析方法的研究进展[J]. 系统工程与电子技术. 2002,24(3):42-46.
[58] 周伟. 基于DEA方法的研究型大学科研绩效实证研究[D]. 天津:天津大学,2010.